成人高等专科教育临床医学专业系列教材

神经精神病学

主　编　张颖冬　侯　钢
副主编　狄　晴　喻东山

编　者(以章节顺序为序)
霍晓丽　石静萍　张玲如
赵薛旭　陈惠玲　陈道文
张心保　彭昌孝　张晓斌
陈　进　王民洁　郭　强

东南大学出版社

内 容 提 要

上篇神经病学共13章。根据教学大纲的要求，全篇内容主要介绍了常见神经系统疾病的病因、发病机制、临床表现及诊断、治疗和预防，包括神经系统检查和定位诊断、辅助诊断检查、周围神经病、脑血管疾病、锥体外系疾病、癫痫、中枢神经系统感染性疾病、头痛、脱髓鞘性疾病、肌肉疾病、运动神经元病、神经系统变性疾病等。

下篇精神病学共11章，除精神病学总论外，主要介绍了精神科的常见病和多发病，包括精神分裂症、情感性精神障碍、癔症、神经症与应激障碍、阿尔茨海默病、酒精所致精神障碍，以及儿童期常见精神障碍等，最后简要介绍了精神疾病的两种特殊治疗方法，即电休克治疗和精神外科治疗。

根据成人高等专科教育教学大纲要求，参阅了全国高等医药院校统编教材及中华医学会对疾病命名及诊疗规范要求等，并根据近年学科的发展编写了全书内容，可供成人高等医学专科教学和自学参考使用。

图书在版编目(CIP)数据

神经精神病学/张颖冬等编著. —南京：东南大学出版社，2001.12(2019.1重印)
成人专科教育临床医学专业系列教材
ISBN 978—7—81050—911—4

Ⅰ. 神… Ⅱ. 张… Ⅲ. ①神经病学-成人教育：高等教育-教材②精神病学-成人教育：高等教育-教材 Ⅳ. R74

中国版本图书馆CIP数据核字(2001)第080013号

东南大学出版社出版发行
(南京四牌楼2号 邮编210096)
出版人：江建中
江苏省新华书店经销 常州市武进第三印刷有限公司印刷
开本：787mm×1092mm 1/16 印张：18 字数：449.3千字
2002年1月第1版 2019年1月第12次印刷
ISBN 978-7-81050-911-4/R·100
印数：20001—21000册 定价：25.00元
(凡因印装质量问题，可直接向发行科调换。电话：025-83792327)

成人高等专科教育临床医学专业系列教材编辑委员会名单

序

成人高等教育是我国高等教育的重要组成部分。改革开放以来,随着科学技术的进步和我国社会主义现代化建设事业的迅速发展,社会对高素质、高层次专业技术人材的需求日益增大。近几年来,就学历教育而言,全国参加成人高考者骤增,我省也一直保持逐年较大幅度递增的态势。成人高等教育积极为广大在职者提供接受高等教育的机会,使学历缺憾者得到补偿,从事岗位工作的素质得到提高,从而推进社会学习化和终身教育。

我省是人口大省,医疗事业的发展需要高层次专门人才,其一方面来源于医学院校全日制毕业生的补充,同时更热切期冀已在医疗岗位,特别是基层医疗岗位工作的从业者提高科学文化素质和学历层次,以较好地适应医疗科学技术飞跃发展,胜任本职岗位工作。因此,成人高等医学专业教育的发展有着广阔的空间。

我省成人高等医学专科教育已开办10余年,遗憾的是至今尚未有一套专门为成人高等医学专科教育教学所用的配套系列教材,这既与成人高等医学专科教育蓬勃发展的形势不相称,也影响了成人高等医学专科教育自身的教育质量,体现不出在职从业者学习的特色。为了保证成人高等医学专科教育的教学质量,我们组织省成人高等教育教学指导委员会医学指导组进行了高等医学专科临床医学专业人才培养目标和培养规格的研究,修订了教学大纲,并委托省内8所高等医学院校共同承担编写教材的任务。八校团结协作,并得到东南大学出版社的鼎力相助,这套成人高等专科教育临床医学专业系列教材终于得以较快问世。

在本套教材编写过程中着力体现成人高等医学专科教育的特点,从在职从业者岗位学习的实际出发,妥善处理以下几个方面的关系,使其有着较为鲜明的特色。

1. 继承和创新的关系　教材在具科学性、完整性、系统性的前提下,精心选择,有机融合,尤其注意吸收了最新医学发展的科技基础知识和临床实践的基础知识,既继承又推陈出新,具有一定的先进性和创新性。

2. 基础与提高的关系　教材使用者定位为高等专科层次,从教材角度保证已有中专学历的学员真正学有新得。

3. 理论与实用的关系　根据临床岗位工作之必需,注意理论和实践的紧密结合。对基本理论、基础知识，坚持以必需、够用力度，尽量避免繁琐的理论推导与验证，既突出概念，同时又突出理论知识的实际应用，加强对临床工作的指导性和对实际工作能力的培养。

4. 面授与自主学习的关系　成人学习以业余时间自学为主，教材编写力求精练，所以许多学科还在有关章节后面附加了紧密结合临床的教学病例和配套的思考题，使学者通过病例和思考题的学习与思考，深化对理论知识的理解。因此，本套教材除作为成人高等医学专科教育的教科书外，也可作为自学丛书和基层医师的进修参考书。

本套教材的问世曾得到各方面的关心和支持，包括编者所在的医学院校、医院，特别是各医学院校的成教院(处)，在此一并谨表谢意。尽管编写者力求教材科学、创新、质量上乘，但不足之处仍在所难免。我们恳请广大师生和读者提出批评和建议，以便再版时改进。

江苏省教委成人教育办公室

1998 年 10 月

前　言

根据全国成人高等专科教育临床医学专业系列教材编写要求，本着教材要体现思想性、科学性、启发性、先进性、适用性和易掌握性的原则，制订出本书编写计划，并编写了相关内容。为方便教学和自学，本书分为上、下两篇，分别介绍了神经病学和精神病学教学内容，侧重对神经、精神疾病基础理论、基础知识、基本技能的教学，并根据近年学科发展适当介绍相关知识新进展，便于学习者对神经精神病学知识入门的基础上，了解学科发展方向，非常适合成人医学专科学者对神经、精神系统疾病基本概念和知识掌握和进入临床后对相关临床知识的自学。

全书包括上篇神经病学 13 章和下篇精神病学 11 章，主要介绍神经、精神病学的基本概念和相关技能，以及常见病和多发病的诊治，重在学科知识入门，并适当反映近年来国内外的新进展和新成就。所用疾病诊疗名词采用中华医学会最新命名法。章节按照教学大纲顺序进行排列，既突出了重点，又便于教学。同时，本教材将神经、精神疾病的病因学和治疗学分散到各疾病单元中介绍，避免了大量的重复，并使每种疾病的教学更具有系统性，便于学员掌握。

张颖冬　侯钢

2001 年 8 月

目 录

上篇 神经病学

下篇　　精神病学

上篇 神经病学

第一章 神经系统检查和定位诊断

神经病学是从内科学中派生出的一门临床学科,是研究神经系统疾病与骨骼肌疾病的病因、发病机制、病理、症状、诊断、治疗、预后及预防的学科。神经疾病包括由于感染、血管病变、肿瘤、外伤、中毒、免疫障碍、变性、遗传、代谢障碍等原因所致的神经肌肉系统功能障碍,临床主要表现为意识、运动、感觉、反射等异常,与主要研究认知、情感和行为等精神活动异常的精神病学不同。但大脑半球损害等神经疾病也常见有精神症状。

神经疾病相对其他学科疾病,多有其独特的病理改变和好发的特定部位,所以在此类疾病诊断过程中要注意对神经疾病的定病、定位和定性诊断。定病诊断是要明确所表现临床症状是否为神经肌肉系统病变引起,如骨、关节、周围血管和结缔组织等病患也会引起运动、感觉障碍,类似神经受损。确定为神经疾病后,根据神经系统解剖、生理和病理特征分析体检所得临床资料,推断神经系统受损部位,进行定位诊断。在定位诊断的基础上,结合病史和辅助检查,辨别病变的性质和发病的原因,以实现定性诊断。定位及定性诊断的结合有助临床疾病诊断。

第一节 病史采集和神经系统检查

一、病史采集

神经疾病的病史采集也应遵循诊断学的基本内容、方法和原则。要在全身整体观点的基础上,着重神经系统疾病症状的采集。对有意识障碍、精神症状或儿童患者,应向对患者病情最了解的知情者调查。

(一)主诉

主诉是促使病人就医的原因,是对病人第一诊断的简要描述,也是治疗的主要对象。一般应包括述说的主要症状和其存在的时间。

(二)现病史

现病史是病史中最重要的主体部分,应详细记录起病的形式、时间、诱因,以及主要症状的特点、病情的发展和演变、伴发症状和相应的诊疗过程。对神经系统常见症状应重点采集。

1. 头痛　包括头痛发生的缓急、部位、程度、性质(如钝痛、跳痛、胀痛、炸裂样痛等)、规律性(如持续性或发作性、持续的时间或发作的频度等)、伴发症状(如恶心、呕吐、耳鸣、视力障碍、倦睡、昏迷等)、头痛发作及加重或减轻的诱因等。最剧烈的头痛常见于蛛网膜下腔出血、脑膜炎等。

2. 疼痛　与对头痛询问相似，采集疼痛分布的部位、性质、程度，引发及诱发疼痛出现及加重或减轻的原因，与体位、活动等的关系，伴发症状等。

3. 感觉异常　其性质(如麻木、冷热感、蚁爬感、针刺感、电击感、重压感等)、分布部位、相应皮肤伴发表现(如皮肤颜色、出汗、皮疹等)、发作性或持续性、引发原因。要与感觉减退、感觉过敏、感觉消失等区别。

4. 抽搐　初次发病的年龄，发作的状况(如强直性、阵挛性、不规则性等)、持续时间、频率，伴发症状，发病的诱因、先兆等，每次发病抽搐的身体顺序、意识障碍情况，发作间期情况，诊疗经过等。

5. 瘫痪　发生的缓急、部位、进展过程、性质(痉挛性或弛缓性)，伴发症状(有无意识障碍、麻木、疼痛、不自主运动、失语、大小便失禁等)等。

(三) 过去史、个人史、家族史

同对待一般内科疾病一样，要了解患者个人过去疾病史、生活特殊嗜好、家族性疾病等情况，特别是了解与现病史有密切关系的疾病史、生活特点等。如脑血管病患者要了解有无高血压、糖尿病、心脏病史、家族及个人卒中史、抽烟酗酒史等。脑囊虫病、钩端螺旋体脑动脉炎等病要询问有无疫区接触史等。神经系统疾病中有遗传史者较多，所以要特别注意家族中相似疾病发生情况的询问和记录。

二、神经系统检查

临床神经系统检查是一项细致的工作，必须认真、耐心、正确、熟练。体检一般以先健侧后患侧、先进行对患者无不适刺激后有不适刺激的操作等原则，并按一般检查、脑神经、运动、感觉及反射等项目依次记录。

(一) 一般检查

1. 意识状态　可相对分为：

(1) 意识清楚：对外界刺激有正常反应，对周围环境(时间、地点、人物)有健全的定向能力，对事物有正确的分析、判断、理解力。

(2) 嗜睡：为病理性的睡眠状态。患者在无刺激时入睡，刺激后能醒，且可正确回答问题，但无刺激时又入睡。

(3) 昏睡：较嗜睡意识障碍程度又深一步。患者需在强呼唤或强刺激时可唤醒，回答问题含糊，反应及判断多不正常。

(4) 浅昏迷：意识活动及精神活动丧失，仅对强疼痛刺激(如压眶上神经点)出现表情或运动反应，但不能唤醒。瞳孔对光反应正常，深浅反射存在。

(5) 深昏迷：较浅昏迷更深一步。对任何强刺激均无反应，大小便失禁，眼球固定，瞳孔对光反射消失或迟钝，深浅反射消失，呼吸、循环功能不全。

(6) 谵妄：是一种轻度意识障碍或昏迷的前兆。除了意识水平有一定程度降低，记忆、时间和地点定向障碍外，表现有错觉、幻觉现象，以视听幻觉为常见，并有情绪和行为异常。

(7) 特殊类型的意识障碍

a. 去皮质综合征(decorticate 或 apallic syndrome)：各种脑损伤特别是缺血缺氧性脑损害在恢复过程中，皮质下中枢及脑干因受损较轻而先恢复，而大脑皮质仍处于受损的抑制状态。患者表现无意识地睁闭眼，眼球能活动，瞳孔对光反射、角膜反射恢复，四肢肌张力增高，各病理反射阳性，甚至喂其进食时也可出现无意识的吞咽动作，但患者无自发动作，对外界刺激也不能产生有意识的反应，大小便失禁，存在觉醒和睡眠周期。患者身体姿势呈双上肢屈曲、双下肢伸性强直，故又称去皮质强直。

b. 运动不能性缄默症(akinetic mutism)：又称睁眼昏迷(coma vigil)、醒状昏迷等。为脑干上部或丘脑的网状激活系统损害而大脑半球及其传出通路正常所致。患者表现能正常注视环境，貌似清醒，但不能言语，不能活动，大小便失禁，肌肉松弛，无锥体束征，刺激之也不能使其真正清醒，脑电图存在睡眠清醒周期。

c. 闭锁综合征(locked - in syndrome)：又称去传出状态。多由于脑血管病、肿瘤等致脑桥基底部受损所致。患者表现四肢及脑桥以下脑神经均瘫痪，仅能以眼球上下活动表示其意图。因大脑半球及脑干被盖部的网状激活系统未受损，所以患者意识清楚，但因身体不能活动，不能言语，会被误认为昏迷。

2. 精神状态　有无认知、情感和行为方面异常，如幻觉、错觉、妄想、情感淡漠或兴奋躁动等，以及有无智能障碍。

3. 头颈部　注意头颅部大小、形态情况，有无压痛、叩痛、伤痕、血肿等，听诊叩击声及血管杂音，婴幼儿还要检查囟门、骨缝等。检查面部有无畸形，表情状况，皮肤有无异常色素沉着、血管瘤、皮脂腺瘤以及角膜缘有无色素环等；颈部姿态及活动状况，颈部长短、前后及发际高低，有无压痛处及颈部血管杂音等。

4. 躯干及四肢　了解脊柱、四肢有无畸形、活动状况，有无压痛、叩痛等。了解全身皮肤有无异常、四肢脉搏搏动情况等。

(二) 脑神经检查

1. 嗅神经　患者闭目，检查者以手指压闭其一侧鼻孔，用盛有各种气味但无刺激性溶液的各小瓶(如松节油、香水等)或物品(如香皂、牙膏等)分别置于患者另一侧鼻孔试之，让患者说出气味。一侧检查完后，再以同样方法检查另一侧。检查结果可为一侧或双侧正常、减退或消失。注意明确患者鼻部本身有无疾患。

2. 视神经

(1) 视力：用远近视力表分别检查双眼视力。视力严重减退时，可近距检查患眼的指数、指动，甚至用电筒检查有无光感。光感消失表明患眼失明。

(2) 视野：细查采用视野计。粗查方法：检查者与患者面对面坐，相距一臂长左右。检查左眼时，让患者用手或物遮其右眼，并注视检查者的鼻尖，用眼余光感受视野内物体活动。检查者则用左手遮住自己左眼，左眼注视患者鼻尖，并用右手持白色物体(如棉签)在两者之间从上下左右各方向的周围逐渐向中央移动，至患者能够看到时示意出。检查者以自己正常视野与患者比较，可粗略了解患者视野情况。以相似方法再检查患者右眼视野情况。

(3) 眼底：以眼底镜检查，一般不宜扩瞳，以防影响对瞳孔的观察。应注意眼底视神经乳头、血管及视网膜情况。正常眼底的视乳头呈圆形或卵圆形，边缘清晰，色淡红，颞侧较鼻侧稍淡，中央生理凹陷色淡白，有反光。动脉色鲜红，静脉色暗红，动静脉管径比例为2:3。检查时应注意有无视乳头水肿、出血、渗出物、苍白等变化，动静脉有无硬化、交叉、出血等。

3. 动眼神经、滑车神经、外展神经　三组脑神经主要管理眼球运动及眼瞳孔变化。

检查时注意双眼外观，双眼裂大小是否等大，有无眼睑下垂，有无眼球突出或内陷；直视时眼球位置是否正常，有无单眼或双眼斜视；双眼球上下左右等各方向随意运动情况，有无活动受限及程度，是否出现复视及眼球震颤等。正常瞳孔为圆形居中，边缘整齐，两侧等大，直径约3～4 mm。并需检查眼球对光反射及辐辏反射。检查对光反射时，嘱患者注视前方，用手或物分开两眼受光区，同时以手电筒光分别照射一侧瞳孔，可见瞳孔缩小。光照同侧瞳孔缩小为直接光反射，对侧瞳孔缩小为间接光反射，异常时可出现光反射消失或迟钝。检查辐辏反射时，嘱患者注视检查者在其眼前稍远处的手指或持物，并随检查者手指或持物较快速移向患者两眼之间追视，此时可见患者双眼球内聚，且双瞳孔缩小。

4. 三叉神经　包括感觉、运动、反射三方面功能检查。

(1) 感觉功能：用针、棉签分别检查面部各部位的痛觉、触觉，两侧对比，中心与外周对比，确定有无障碍及范围，并区别周围性与节段性感觉障碍。周围性为三叉神经干受损，表现其支配区感觉障碍；节段性为脑干内三叉神经脊束核受损，致同侧面部呈同心性葱皮样温痛觉障碍。检查三叉神经眶上点、眶下点及颏点有无压痛。

(2) 运动功能：先目测双侧颞咬肌有无萎缩，检查者再以双手按在该肌群上嘱患者作咀嚼运动，感受其力量是否正常及是否等称。嘱患者张口露齿，以上下门齿对齐为标准，如下颌偏向一侧，表明该侧三叉神经运动支受损致翼肌麻痹而健侧翼肌牵拉所致。

(3) 反射功能

角膜反射：以捻细的棉花轻触角膜边缘，正常可致迅速闭眼动作，同侧闭眼为直接角膜反射，对侧为间接角膜反射。注意在刺激角膜时，让患者侧视刺激侧的对侧，以避开视觉的躲避反射。如刺激眼结合膜也可引起同样反射，称为结合膜反射。

下颌反射：为病理反射。嘱患者将口略张开，检查者将拇指置于患者下颌中央并用叩诊锤轻叩之。正常无反应或轻微下颌上提，若明显下颌上提为下颌反射阳性，表明脑干上运动神经元病变，多见于假性延髓性麻痹。

5. 面神经　检查患者面部及表情是否对称正常，包括额纹、眼裂、鼻唇沟和口角，以及在作皱额、抬眉、闭眼、露齿、鼓气、伸舌等动作时的变化。一侧面神经周围性瘫痪时，该侧整个面肌均呈瘫痪状；而仅有眼裂以下的面肌瘫痪为中枢性面瘫。面神经含有支配舌前2/3的味觉的神经纤维，检查此功能时嘱患者伸舌，检查者以蘸有甜、咸、酸、苦等味溶液的棉签分别轻涂于舌前一侧，在让患者舌不回缩的前提下，请患者在纸上示意出味道。

6. 听神经　包括蜗神经及前庭神经功能检查。

(1) 蜗神经：主要检查患者的听力。粗查时，检查者根据自己的正常听力，用音叉、手表音、耳语或手指磨擦音等置于患者耳边，判断患者的听力。精确检查可采用电测听计。有听力下降则需进一步明确为传导性或神经性，可采用频率128 Hz的音叉检测，包括任内(Rinne)试验和韦伯(Weber)试验等。

a. 任内试验：将振动的音叉放在患者一侧耳旁及将音叉柄置于患者耳乳突部，让患者说出可听到声音的持续时间，以分别检测气导和骨导时间。正常为气导大于骨导，且持续时间同正常人。传导性耳聋时骨导大于气导，气导时间缩短；神经性耳聋时气导大于骨导，但时间均缩短。

b. 韦伯试验：将振动的音叉置于患者额顶部中央测试两耳听到声音的强弱或持续时间。神经性耳聋时声音偏向健侧，传导性耳聋时声音偏向患侧。

(2) 前庭神经：主要检测平衡功能。异常时出现眩晕、呕吐、眼球震颤及平衡失调。可采用对外耳灌冷热水进行变温试验或旋转试验等分析前庭功能，也可采用眼震图仪分析。

7. 舌咽神经、迷走神经　两对神经同司咽部感觉、运动功能。

询问有无饮水呛咳、吞咽困难、声音嘶哑、鼻音等。检查时嘱患者张口,并发出短暂“啊”声,正常时可见双侧软腭上提,悬雍垂居中。一侧咽部麻痹时,该侧软腭上提差,悬雍垂偏向健侧。必要时可用喉镜检查。咽部检查还要注意局部有无肌肉萎缩。咽反射检查有助明确神经肌肉传导功能。检查时嘱患者张口,用棉签轻刺激咽后壁,正常时表现软腭上提,并有恶心呕吐反应;异常时咽反射迟钝或消失。同样,刺激软腭也可表现类似反应,临床意义相似。

舌后1/3的味觉由舌咽神经支配,可用类似检查面神经的方法检查之。

8. 副神经　主要检查胸锁乳突肌和斜方肌上部的运动功能。观察相应肌肉有无萎缩现象,再让患者作耸肩(检查斜方肌)、转颈(检查胸锁乳突肌)等动作,并可给予一定阻力检查相应肌肉肌力。副神经受损时,可致同侧相应肌肉萎缩、无力。

9. 舌下神经　一侧舌下神经麻痹可致伸舌偏斜:核上性时为向健侧偏斜,核下性时为向病侧偏斜,并有病侧舌肌萎缩;核性时在核下性基础上还表现有舌肌束颤动。双侧舌下神经麻痹则不能伸舌。

(三) 运动系统

1. 肌肉形态　观察肌肉有无萎缩或假性肥大。肌萎缩见于下运动神经元、周围神经及肌肉疾病;假性肥大多发生于腓肠肌、三角肌,见于假性肥大性肌营养不良症。

2. 肌张力　指患者肌肉松弛状态下肌肉的紧张度,包括静态时检查者用手触摸肌肉感受的静态肌张力和使患者肢体被动运动时检查者感受的阻力判断的动态肌张力。肌张力减低时,肌肉弛缓软弱,被动运动阻力减弱或消失,关节活动范围扩大,见于下运动神经元以下病变、小脑病变等。肌张力增高时,肌肉较硬,被动运动阻力增大,关节活动范围缩小。具体表现形式包括:锥体束损害时的痉挛性肌张力增高,检查者在被动运动患者肢体时感到上肢屈肌及下肢伸肌张力增高更明显,活动启始时阻力大于终了时,故又称折刀样肌张力增高;锥体外系受损时的强直性肌张力增高,检查者在被动活动患者肢体时感到均匀性阻力增高,即患者肢体屈肌与伸肌等称增高,故称铅管样肌张力增高;若患者伴有震颤体征,被动运动可感到有规律的停顿,称为齿轮样肌张力增高。

3. 肌力　指肢体作随意运动时肌肉的收缩力量。对患者肢体各关节多个方向运动的力量,包括各关节屈肌、伸肌自身收缩和抗阻力收缩的力量。人为将肌力分为0~5级共六级:

0级:完全瘫痪;

1级:肌肉可收缩,但不产生运动;

2级:肌肉收缩能使肢体在支撑面上水平运动,但不能抬起;

3级:肌肉收缩可抵抗地球引力而抬起,但不能抗外加阻力;

4级:肌肉收缩可抗外加阻力,但未达到正常;

5级:正常肌力。

肌力轻度减低时,可采用轻瘫试验测定:嘱患者直立时双手平举以检查上肢;让患者平躺时双下肢抬起,髋、膝关节屈曲90°,以检查下肢。此姿势维持一定时间,肢体缓慢下垂则为轻瘫肢。

患者意识障碍,无法进行随意运动时,可根据肢体姿势和被动运动状态评定瘫痪肢。使患者平躺时,瘫痪下肢呈外旋,足下垂状,此称为Kennedy征。昏迷患者平躺,检查者抬起其上肢或下肢,再突然松开,正常肢体缓慢落下,而患肢则急剧落下,如落鞭状,称为落鞭征。

另外，对肌力的检查应注意对患者两侧肢体间、与正常人肌力的比较，还要考虑患者年龄、性别、体质因素等。

4. 共济运动　检查患者运动功能的协调性，此功能障碍即共济失调。除观察患者一般动作如穿衣、扣纽扣、取物、持物、步态等外，可行以下检查明确：

(1) 指鼻试验：嘱患者平举双上肢并伸直食指，双手食指反复交替指自己鼻尖，先在睁眼时指，尔后闭眼下进行，观察其动作协调性。共济失调时其动作笨拙、摇摆、震颤，动作过度，指不准鼻尖。

(2) 快复轮替动作：嘱患者双手稍前伸，反复、快速作旋前、旋后动作，或双手交替拍手背。异常时表现不协调，快慢不一，动作笨拙、缓慢。

(3) 跟膝胫试验：让患者仰卧，并嘱其按以下动作指令试验：一是抬起一侧下肢，二是将抬腿的足后跟放在对侧下肢的膝盖上，三是将足后跟沿胫骨前缘向下滑行。异常时，下肢抬起不稳、摇晃，足跟不能准确放在膝盖上，不能沿胫骨前缘直线下滑，呈摇晃状。

(4) Romberg 征（闭目难立征）：嘱患者足跟足尖并拢直立，双上肢平举前伸，先睁眼直立，片刻后闭眼直立。异常时，表现为左右摇摆不稳、倾倒。

(5) 反跳试验：嘱患者用力屈曲前臂，检查者则握住其腕部向外拉，然后突然松开。正常人可由于拮抗肌的作用使前臂屈曲停止，而小脑疾病患者此拮抗作用缺乏，导致屈曲前臂打击自己肩部。检查者应用手垫保护患者。

(6) 咽喉肌共济失调可致语言如吟诗状、爆破样。

5. 不自主运动　观察有无舞蹈样动作、手足徐动动作、震颤（静止性、动作性等）、扭转痉挛、肌阵挛、肌束颤、肌颤搐等不随意识决定的运动。

6. 姿势和步态　观察患者直立、坐位的姿势和行走时的步态，有助于了解其肌力、肌张力、深感觉、小脑、锥体外系等功能。常见步态障碍包括：

(1) 痉挛步态：为偏瘫患者行走步态。表现患侧上肢内收、旋前，指、腕及肘关节屈曲状，下肢伸直并外旋，行走时将骨盆抬高带动下肢，足跖屈致足尖着地，呈划圈样，故又称划圈样步态或偏瘫步态。

(2) 痉挛性截瘫步态：为双侧锥体束受损，如先天性痉挛性截瘫时行走步态。表现为双下肢伸直，双足向内交叉前进，步态僵硬，形如剪刀样，所以又称剪刀状步态或交叉步态。

(3) 共济失调步态：为小脑疾病、深感觉障碍患者行走步态。表现为双足过度分开，抬足过高，足落地过重，摇晃不稳，不能直线行走，如醉酒状，故又称酒醉步态。

(4) 慌张步态：为帕金森病患者行走步态。由于全身肌张力增高，行走时步伐细小而快速，足擦地而行，躯干前倾，双上肢无摆动，如同小步快跑，不能立即停止。

(5) 跨阈步态：为腓总神经麻痹致足下垂的步态。行走时为防足尖擦地而将下肢抬起过高，如跨门槛样，又称为公鸡步态。

(6) 摇晃步态：为进行性肌营养不良患者步态。由于骨盆带肌和腰肌无力致直立及行走时脊柱和腹部前凸，身体左右摇摆前进，如同鸭子走路，故又称鸭步。

（四）感觉系统

检查前向病人说明检查的意义和方法，检查时要耐心、细致，以取得病人的充分配合。检查程序应先从四肢躯干粗查，先患侧后健侧，四肢近远端、左右对比；从健侧至患侧，定出感觉异常范围。检查结果以正常、减弱、消失、过敏等表示。临床感觉检查异常情况多以绘图表示。

1. 浅感觉　温度觉检查可用盛有冷(5～10℃)、热(40～50℃)水的两只试管分别接触皮肤,让患者辨别说明。痛觉检查可用针尖刺激检查区皮肤,让患者比较。触觉检查可用棉签或毛笔尖等轻触检查区皮肤。

2. 深感觉

(1) 振动觉:用振动的音叉(128 Hz)柄端置于躯干四肢的骨突起部位,如指关节处、桡尺骨茎突、鹰嘴、足趾关节、内外踝、胫骨、膑骨、髂棘、锁骨、肋骨等处,让患者体会振动感,双侧对比,并注意此振动感持续时间。

(2) 位置觉:在遮住患者视线前提下,将其一肢体放于某位置,嘱其说明所放位置,或用另一肢体模仿。

(3) 运动觉:在遮住患者视线前提下,检查者轻轻夹住患者手指或足趾两侧并上下一定幅度移动,让患者说明移动的方向。

3. 复合感觉(皮层感觉)

(1) 形体觉:嘱患者闭目,让其触摸熟悉物品,如钢笔、钥匙等,并说出物品名称。

(2) 定位觉:嘱患者闭目,以棉签等物轻触其皮肤,让患者说明部位。

(3) 两点辨别觉:嘱患者闭目,以钝脚双规分开一定距离同时轻触患者皮肤,逐渐缩短双规间距,至患者感觉为一点为止,计算两规间距。比较肢体双侧相同部位间距。两点辨别觉减弱时,双规间距增大。身体各部位两点辨别觉敏感度不同,如手部敏感,躯干部较差。

(五) 反射检查

1. 深反射　包括腱反射、骨膜反射。

(1) 肱二头肌反射(颈5、6):患者前臂半屈曲,检查者左手拇指置于患者肘部肱二头肌肌腱处,以叩诊锤叩击自己拇指指甲。正常可引起肱二头肌收缩,前臂屈曲。

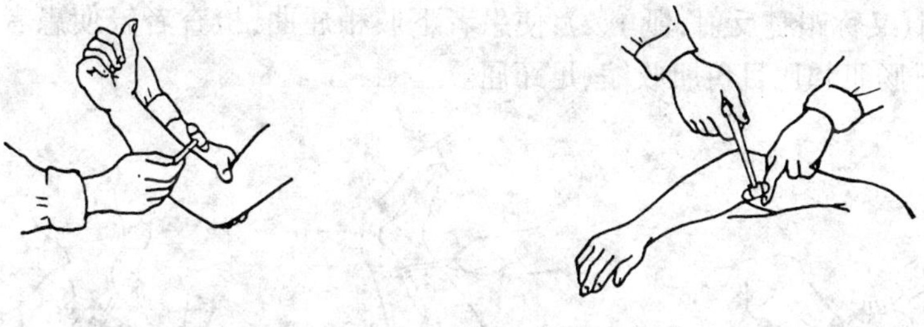

图1-1　肱二头肌反射检查法

(2) 肱三头肌反射(颈6、7):患者上臂稍外展、前臂稍屈曲,以叩诊锤叩击鹰嘴上方的肱三头肌肌腱。正常可引起肱三头肌收缩,前臂伸展动作。

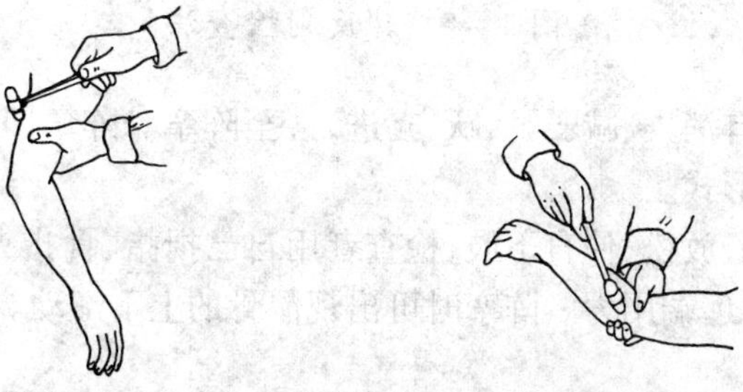

图1-2　肱三头肌反射检查法

(3) 桡反射(颈5、6):使患者前臂置于半屈曲、半旋前位置,叩击桡骨下端。正常可致肱桡肌收缩,引起肘关节屈曲、前臂旋前。

图1-3 桡反射检查法

(4) 膝反射(腰2~4):使患者下肢包括髋关节、膝关节均屈曲,以叩击膝盖下方股四头肌肌腱处,正常可引起股四头肌肌腱收缩、小腿伸展动作。患者紧张不能配合时,可在叩击时嘱患者双手紧拉,以便于引出膝反射。

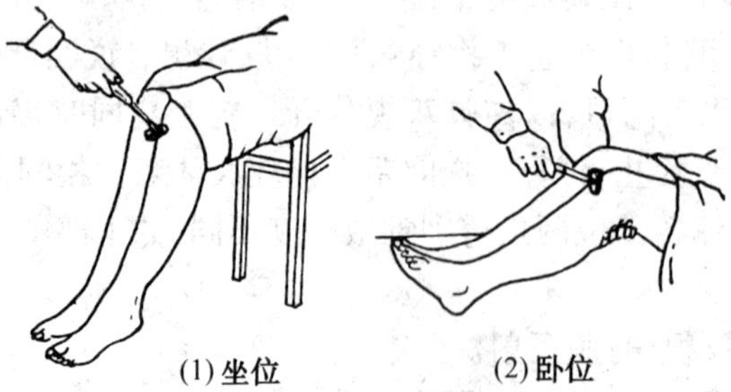

(1) 坐位　(2) 卧位

图1-4 膝反射检查法

(5) 踝反射(又称跟腱反射,骶1、2):使患者下肢稍屈曲,检查者轻使患者足背伸,叩击跟腱。正常出现腓肠肌和比目鱼肌收缩、足跖屈。

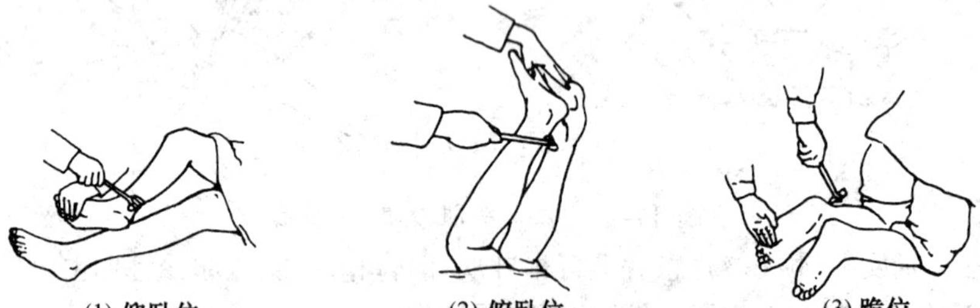

(1) 仰卧位　(2) 俯卧位　(3) 跪位

图1-5 踝反射检查法

深反射异常时表现有消失、减弱、活跃、亢进,甚至阵挛。阵挛即深反射的过度亢进,常见有髌阵挛及踝阵挛两种形式。

髌阵挛:嘱患者平躺、放松、伸直下肢,检查者用自己拇指、食指夹住患者的髌骨快速由近端向远端推动,并持续向远端用力。阵挛时可出现髌骨的上下颤动。

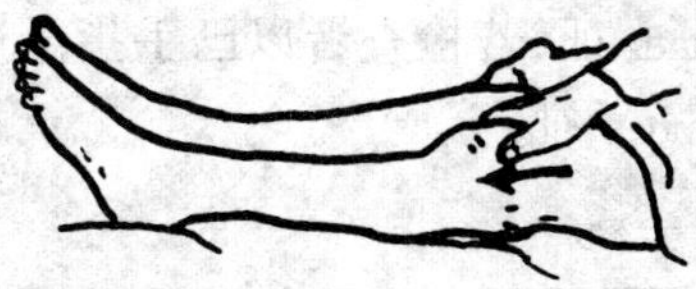

图 1－6　髌阵挛的检查法

踝阵挛：嘱患者下肢微曲，检查者左手托其腘窝，右手握住其足，快速、用力使其背伸，并持续用力使之不能跖屈。阵挛时可出现足伸屈性颤动。

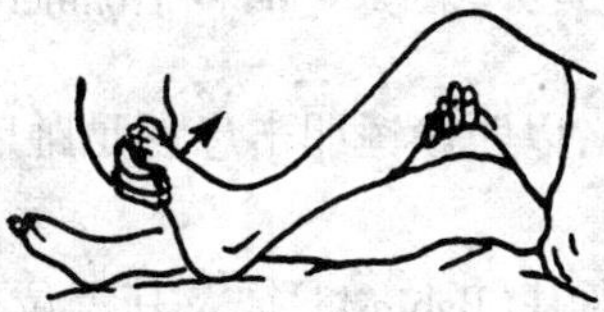

图 1－7　踝阵挛的检查法

2．浅反射

（1）腹壁反射（上腹壁：胸 7～8；中腹壁：胸 9～10；下腹壁：胸 11～12）：嘱患者仰卧、下肢略屈曲，用钝针在腹壁两侧由外至内，沿肋骨缘下（上腹壁）、平脐（中腹壁）、腹股沟上（下腹壁）轻划腹壁皮肤，正常为该侧腹肌收缩。

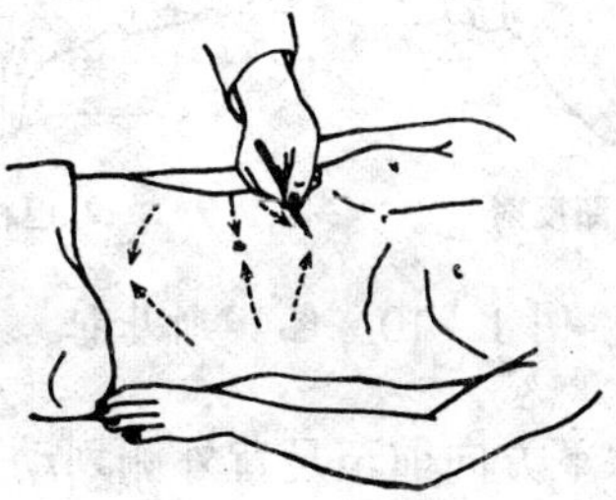

图 1－8　腹壁反射

（2）提睾反射（腰 1～2）：用钝针由下至上轻划患者大腿内侧上部皮肤，正常可引起同侧提睾肌收缩、睾丸上提。

（3）跖反射（骶 1～2）：用钝针沿患者足底外侧从足跟向前至小趾跟掌部再转向大足趾跟掌部轻划，正常可引起足趾跖屈。

（4）肛门反射（骶 4～5）：用钝针轻划肛门周围皮肤，正常可引起肛门括约肌收缩。

3．病理反射　正常情况下是没有病理反射的，其出现意味着锥体束受损。但在婴幼儿神经系统发育尚未成熟时，可引出病理反射。

（1）屈性病理反射：包括霍夫曼（Hoffmann）征、罗索利莫（Rossolimo）征等。这种病理反射也可在部分正常人中出现，但幅度较轻，所以此类病理反射在双侧肢体不对称时才最有病理意义。

a．Hoffmann 征：检查者以左手持患者微屈的手，右手以食、中指夹住患者中指，以拇指急速弹拨此中指指甲，患者手指出现屈曲现象为阳性反应。若检查者以己中指弹击患者此中指，可得出相同检查结果,称为 Trömner 征;若检查者以已手指急速弹拨患者食指至小指的掌面,也可得出相同结果,称为 Rossolimo 手征。

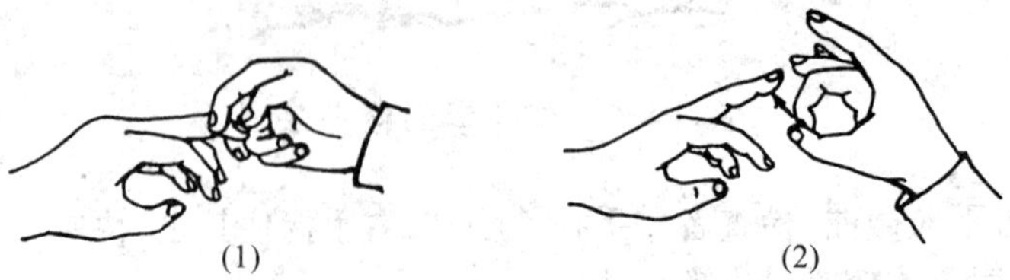

图 1-9 霍夫曼征和 Trömner 征

b. Rossolimo 征:嘱患者伸直腿,以叩诊锤叩击患者足趾底部跖面,或用手指掌面轻弹拨患者各足趾面,阳性表现为足趾跖屈。

(2) 伸性病理反射:包括巴宾斯基(Babinski)征及其等位征如查多克(Chaddock)征、奥本海姆(Oppenheim)征、戈登(Gordon)征、谢佛(Schäeffer)征、刚达(Gonda)征、普赛(Pussep)征等。

a. Babinski 征:患者平躺,腿伸直,检查者左手压住患者被检查足,右手持钝针在此足底沿外缘由后至前,在小趾跟部再转向内侧划动。阳性时表现为拇趾背屈(对此亦称伸性跖反射),多伴有其他四趾呈扇形展开,甚至膝、髋关节屈曲。其等位征表现及诊断意义相同。

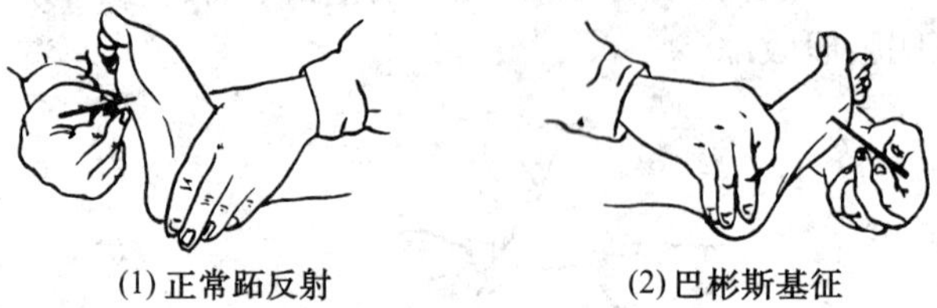

图 1-10 巴宾斯基征

b. Chaddock 征:以钝针沿外踝下方向前至足背外侧划动。

c. Oppenheim 征:以拇、食指分别沿患者胫骨两侧自上而下加压推动。

d. Gordon 征:用手挤压腓肠肌。

e. Gonda 征:用手下压第 4、5 足趾,片刻后突然放松。

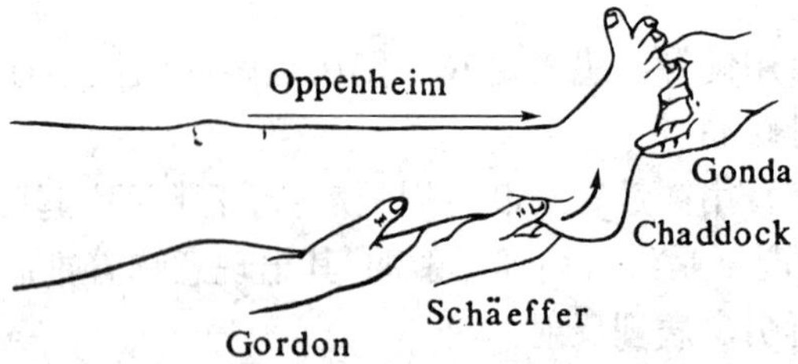

图 1-11 巴宾斯基等位征

f. Schäeffer 征:用拇、食指捏压跟腱。

g. Pussep 征:用钝针划足背外缘。

4. 脑膜刺激征 包括出现颈强直(颈抵抗)、Kernig(凯尔尼格)征及 Brudzinski(布鲁津斯基)征。

(1) Kernig 征:患者仰卧位,将髋、膝关节屈曲成角,检查者将患者小腿膝关节被动伸直。如伸直受限(<135°),或有明显抵抗,患者疼痛,即为阳性。

(2) Brudzinski 征:患者仰卧位,检查者屈曲其颈部时出现双膝、髋关节屈曲,为 Brudzinski 颈征阳性。叩压其耻骨联合处时出现双下肢屈曲及内收,为 Brudzinski 耻骨征阳性。抬起一侧下肢时出现另一侧下肢屈曲,为 Brudzinski 腿征阳性。

(六) 植物神经系统

1. 一般观察

(1) 皮肤粘膜:注意色泽(如苍白、潮红、色素沉着等)、水肿、溃疡、质地(如光滑、变硬、增厚、干燥等)。

(2) 出汗:有无全身或局部出汗过多、过少或无汗。

2. 括约肌功能　有无排尿及排便障碍,排尿障碍的性质(潴留、失禁等)。

3. 植物神经反射

(1) 眼心反射:嘱患者卧床休息片刻后,数其脉搏,然后用手压迫患者双眼外眦部 20~30 秒,再数其脉搏,正常人脉搏每分钟可减慢 4~12 次。迷走神经紧张者脉搏减慢更甚,迷走神经麻痹者则减慢不明显。

(2) 皮肤划痕试验:用钝针在胸腹部皮肤上划一条线,数秒种后呈现为白色,稍后变为红色条纹,为正常反应。交感神经兴奋时,呈现白色条纹持续时间较长;副交感神经兴奋或交感神经麻痹时,转变为红色条纹持续时间长,且变宽,甚至隆起。

(七) 言语功能检查

言语是人类大脑进化的体现,是思想交流的重要手段。言语功能异常包括大脑语言中枢异常造成的失语,和发音器官异常造成的构音障碍两方面。

1. 大脑语言中枢病变

(1) 失语:在优势半球的皮质运动、听觉、视觉中枢附近存在至少 4 个与语言功能有关的语言中枢。在额下回后部即中央前回下部为语言运动中枢;在额中回后部即中央前回中部为书写中枢;在颞上回后部、靠近颞横回听觉中枢处存在语言感觉中枢;在顶叶角回靠近视觉中枢处存在阅读中枢。

a. 运动性失语:又称布罗卡(Broca)失语,是由优势半球额下回后部的语言运动中枢病变引起患者语言表达障碍。表现为病人不能说话(完全性),或只能讲部分简单词语且不流利(部分性),对别人的话能理解,对自己用错词也知道,对书写的词语能理解,但读出困难。多见于右上肢为重的偏瘫患者。又称非流利性失语。

b. 感觉性失语:又称韦尼克(Wernicke)失语,是由优势半球颞上回后部的语言感觉中枢病变引起患者对语言理解障碍。表现为患者虽然仍能流利言语(又称流利性失语)且话语增多,但由于不能理解别人和自己的言语,所以话语中用词多错,甚至不知其所云。

c. 失写(书写不能):是由优势半球额中回后部病变引起。表现为患者虽然手部肌肉运动正常,但不能正常书写完整句子,而抄写能力仍保存。

d. 失读:由优势半球顶叶角回的阅读中枢病变引起。表现为患者虽然视觉正常,但不能识别视觉性符号,不能识别文字、图画,不能阅读,也不能抄写。

e. 命名性失语:又称遗忘性失语,是由优势半球颞中回及颞下回后部病变引起。表现为患者不能说出平时认识的物品的名字，但能描述该物品的用途；经别人提示，患者可以辨别何为该物品的名称。

(2) 失用(运用不能)：是指患者感觉和运动正常，且能理解检查者的指令，但却不能准确执行有目的的动作。虽然患者可自发做某动作如取物、开锁等，但要求其做时，患者却不能按要求执行，或不知所措，或错做非指令动作。失用主要定位于缘上回。

2. 构音障碍　指神经系统疾病致发音器官异常，不能正常发音。具体原因多样。

(1) 肌肉病变：重症肌无力、肌营养不良症等肌肉、肌－神经接头病变等可致发音器官无力发音，表现发声低、声嘶等。

(2) 下运动神经元病变：如运动神经元病、延髓空洞症、Guillain-Barre 综合征等疾病可累及迷走神经、舌咽神经及舌下神经或神经核，引起发音喉肌无力，可为双侧或单侧受累，即延髓性麻痹，或称球麻痹。

(3) 上运动神经元病变：脑血管病、多发性硬化等可致皮质延髓束受损而引起发音喉肌异常，表现发音不清等症状，即假性延髓性麻痹(假性球麻痹)。

(4) 锥体外系疾病：如 Parkinson 病可由于引起喉肌僵直，致使言语缓慢、发音不清楚等。

(5) 小脑病变：喉肌共济失调可致发音生硬，突然发音(爆发性语言)，言语声调高低不一，语音短续停顿不一，或过长如吟诗状，称为吟诗状语言。

第二节 神经系统损害的定位诊断

一、感觉系统

感觉系统是机体对外界各种刺激在人脑中的直接反映，包括一般感觉和特殊感觉。特殊感觉(视、听、嗅、味等)为脑神经传导。在此仅讨论一般感觉，包括浅感觉、深感觉和复合感觉。

(一) 感觉障碍的临床表现

感觉障碍为感觉的机能障碍，可归纳为抑制性和刺激性两大类症状。

1. 抑制性症状　感觉径路受损时，出现感觉缺失或减退。感觉障碍可为同一部位各种感觉均缺失，称为完全性感觉缺失；也可为某一部位只有某种感觉障碍而其他感觉保存(如浅感觉缺失而深感觉保存)，称为分离性感觉障碍。

2. 刺激性症状　感觉径路受到刺激或本身兴奋性增高时可出现以下症状：

(1) 感觉过敏：指轻微刺激即引起强烈的异常感觉。

(2) 感觉倒错：指一种感觉刺激引起另一种感觉症状，如轻触引起痛觉。

(3) 感觉过度：指感觉刺激阈值增高，导致反应剧烈、时间延长，有对刺激的性质、部位难以确定的、强烈不适的感觉，刺激还有扩散的趋势，多发生在有感觉障碍的基础上。

(4) 感觉异常：指在没有外界刺激时的自发的异常感觉，如麻感、木感、痒感、蚁行感、烧灼感、束带感等，多由于感觉系统不完全损害所致。

(5) 疼痛：由于痛觉神经纤维受损引起，不同疾病可有不同疼痛的分布、性质、程度、频度、持续形式以及影响因素。可表现为局部疼痛；也可由于神经干、根等病变，疼痛沿神经分布扩展的放射性疼痛；还可表现为由一个神经分布区疼痛扩散至另一神经分布区的扩散性疼痛；损伤性刺激损及含交感神经纤维丰富的周围神经如正中神经受损时,引起的疼痛有剧烈的烧灼感。

（二）感觉障碍的定位

根据感觉径路中受损的部位不同,感觉障碍可有不同的解剖分布。

1. 周围神经病损　致其支配区感觉障碍,可表现呈手套袜套状分布障碍的末梢型;沿神经干分布区感觉障碍并伴局部压痛的神经干型;神经丛的多个神经干受损致其支配区感觉障碍为神经丛型;而神经后根受损引起的感觉障碍呈节段性分布,常伴自发性疼痛,为神经后根型。

2. 脊髓病损　根据脊髓损伤的部位和程度,引起感觉障碍的表现亦有不同。

(1) 后角型:脊髓后角是温、痛觉神经纤维进入脊髓处,此部位受损致节段性温、痛觉障碍,而触觉和深感觉保存,呈现节段性分离性感觉障碍。

(2) 前连合型:脊髓前连合处是温、痛觉纤维交叉的部位,此区病变可致双侧节段性温、痛觉障碍,而触觉和深感觉保存,呈现双侧性节段性分离性感觉障碍。

(3) 后柱型:脊髓后柱是深感觉和部分触觉神经纤维的传导处,此部位受损导致深感觉和部分触觉障碍,可引起感觉性共济失调。

(4) 侧柱型:侧柱是传导温、痛觉的脊髓丘脑束部位,其受损引起对侧温、痛觉障碍。由于脊髓丘脑束纤维传导排列由内向外分别来自由颈向骶,所以当病变由脊髓自外向内发展时,温痛觉障碍有由下向上发展的特点。

3. 脑干病损　脑干解剖结构复杂,不同层面损伤可致不同的临床表现。在延髓交叉上部层面的损伤,可产生病灶侧面部感觉障碍和对侧肢体的温痛觉障碍;在桥脑和中脑的病变,可产生对侧面部及肢体的偏身感觉障碍。所以,脑干损伤所致感觉障碍的特征是交叉性感觉障碍。

4. 大脑病损　导致的感觉障碍均在对侧肢体。

(1) 丘脑病损:可致对侧偏身各种感觉障碍,但分布并不均匀,常深感觉障碍较温痛觉明显,且常伴有对侧偏身自发性疼痛或感觉过度症状。

(2) 内囊病损:内囊是神经纤维传导的主要通道,此部位受损除导致对侧偏身感觉障碍外,还可致对侧运动障碍,如累及视放射还可致偏盲,即“三偏”综合征。

(3) 大脑皮质病损:皮质感觉区域范围较广,局限性病灶常致对侧单肢(上肢或下肢)感觉障碍,且感觉障碍以皮质复合感觉和深感觉重于温痛觉为主。皮质感觉区刺激性病灶可致对侧支配区发作性感觉异常,即感觉性癫痫。

二、运动系统

运动机能包括随意运动和不随意运动。随意运动指有意识、能随自己意志而执行的动作,又称自主运动,主要是大脑皮质运动区和锥体束的功能;不随意运动指不经意识的、不受意志控制的动作,在正常情况下它常伴随随意运动而产生,协调着随意运动,使动作完成得准确、精细,主要是锥体外系统(包括小脑)的功能。运动系统可分为下运动神经元、上运动神经元、锥体外系统和小脑系统。

（一）下运动神经元

下运动神经元指脊髓前角细胞、脑神经运动核及其发出的神经轴突,其接受锥体束、锥体外系统和小脑系统传来的神经纤维及神经冲动。

下运动神经元径路病损所致的运动障碍称为下运动神经元瘫痪，或周围性瘫痪，特点为瘫痪肌肉肌张力降低，所以又称为弛缓性瘫痪。瘫痪肢体的腱反射减弱或消失，肌肉萎缩，无病理反射，肌电图示神经传导速度异常和失神经支配电位。

下运动神经元径路不同部位病损亦有不同特点。脊髓前角细胞病损时，引起其支配区的节段性弛缓性瘫痪，无感觉障碍；慢性病变由于仍有部分前角细胞存活，所以在受累肌群出现肉眼可见的肌纤维束跳动，称为肌束震颤(fasciculation)，或出现肉眼不能看见而在肌电图上可显示的肌纤维震颤(fibrillation)。脊神经前根病变时，所致瘫痪亦呈节段性，常伴有根性疼痛及节段性感觉障碍。神经丛病变时，引起其支配区周围性瘫痪以及感觉障碍和植物神经功能障碍。多发性周围神经病变时多致对称性瘫痪和肌萎缩，感觉障碍呈手套袜套型。

(二) 上运动神经元

上运动神经元起自大脑额叶中央前回运动区的巨锥体细胞，其轴突形成皮质脊髓束和皮质脑干束，经内囊、脑干、脊髓，终止于脑干神经核和脊髓前角。

上运动神经元瘫痪是由大脑运动皮质或锥体束受损引起，又称中枢性瘫痪，其特点是引起对侧肢体单瘫或偏瘫，瘫痪肢体肌张力折刀样增高，腱反射增强，浅反射消失，出现病理反射，瘫痪肌肉不萎缩，肌电图显示神经传导正常，无失神经电位，所以又称痉挛性瘫痪。但在急性严重病变时，由于断联休克作用，肢体瘫痪开始可表现为弛缓性，休克过后逐渐转为肌张力增高，腱反射增强等。

上运动神经元瘫痪与下运动神经元瘫痪的比较，见表1-1。

表1-1　上、下运动神经元瘫痪的鉴别

体　征	上运动神经元瘫痪 (中枢性瘫痪)	下运动神经元瘫痪 (周围性瘫痪)
瘫痪分布	整个肢体为主(单瘫、偏瘫)	肌群为主
肌张力	增高，呈痉挛性瘫痪	降低，呈弛缓性瘫痪
腱反射	增强	减低或消失
病理反射	有	无
肌萎缩	无或轻度废用性萎缩	明显
肌束震颤	无	可有
肌电图	神经传导正常，无失神经电位	神经传导异常，有失神经电位

上运动神经元瘫痪由于不同传导径路，不同部位病损可有不同具体临床表现：

1. 皮质　局限性病灶仅损伤皮质运动区部分时，可表现为一侧上肢、下肢或面部瘫痪，称为单瘫。当病变为刺激性时，可出现对侧支配区域的局限性阵发性抽搐，抽搐始发部位由病灶损伤支配区开始，很快向周围扩散致偏身抽搐，多由口角、手指开始，成为杰克逊(Jackson)癫痫。抽搐停止后，多由于局部皮质缺血致抽搐部位的瘫痪，称为托德(Todd)瘫痪。

2. 内囊　内囊是锥体束纤维传导集中之处，此处病变多致一侧锥体束全部受损而引起对侧肢体偏瘫。由于内囊尚有感觉神经纤维通过，以及视神经传导的视放射通过，所以除出现偏瘫外，多伴有偏身感觉障碍和偏盲，即“三偏”综合征。

3. 脑干　一侧脑干病损可损及同侧脑干运动神经核，又损及尚未交叉至对侧的皮质脊髓束和皮质脑干束，从而引起同侧下运动神经元性脑神经瘫痪和对侧上运动神经元性肢体瘫痪，即交叉性瘫痪。

4. 脊髓　脊髓病损多为双侧性，致病损平面以下的痉挛性截瘫。

（三）锥体外系统

锥体束以外的所有运动纤维通路统称为锥体外系统，协调上下运动神经元的运动功能。广义上锥体外系统包括纹状体系统和前庭小脑系统，在此仅讨论纹状体系统的运动功能。纹状体系统包括纹状体、红核、黑质、丘脑底核，又统称为基底节。纹状体包括尾状核和豆状核，后者又由壳核和苍白球组成。尾状核和壳核组织结构相似，所含神经细胞在发生学上较新，称新纹状体；而苍白球在发生学上较为古老，称为旧纹状体。

锥体外系统受损时，主要引起肌张力变化和不自主运动两大类症状。肌张力变化有增强、减低和游走性增强或减低；不自主运动有震颤、舞蹈样动作、手足徐动症、扭转痉挛、投掷症等。肌张力增高常伴运动减少，肌张力减低常伴运动增多。

1. 锥体外系统病损的临床表现

(1) 肌强直(rigidity)：锥体外系统病变所致肌张力增高为屈肌伸肌张力均增高，被动运动检查时各方向运动感受阻力一致，如折铅管样，故称"铅管样肌强直"；若伴有肢体震颤时，被动运动阻力有断续相间感，如转齿轮样，故称"齿轮样肌强直"。

(2) 震颤(tremor)：指肢体不自主的节律性振动。根据引发震颤时肢体的状态，可分为静止性(static)、姿位性(positional)和动作性(acting)震颤等。静止性震颤指肢体在静息状态时发生的震颤(每秒4~6次)，入睡后可消失，多见于上肢、手，致手在休息时出现"搓丸样"动作；姿位性震颤指肢体置于某一姿势时发生震颤；动作性震颤指肢体做某一主动运动时发生的震颤，又称"意向性"震颤。

(3) 舞蹈样动作(choreic movement)：肢体无目的、无节律、不规则的粗大、类似舞蹈的动作，一般上肢重于下肢，远端重于近端；面部可表现为挤眼、皱眉、撅嘴、吐舌等动作。

(4) 手足徐动症(athetosis)：四肢远端，以上肢多见，表现缓慢、间歇的扭曲样动作，有形容如蠕动样动作。

(5) 偏身投掷症(hemiballismus)：为一侧肢体猛烈、如投掷样大幅度动作，为对侧丘脑底核(Luys体)或纹状体至丘脑底核传导径路受损所致。

(6) 抽动症(tic)：为单个或多个肌群的快速收缩动作，可固定一处或游走多处，表现为挤眼、撅嘴、耸肩等，主要见于抽动秽语(Gilles de la Tourette)综合征。

(7) 扭转痉挛(torsion spasm)：又称变形性肌张力障碍，为围绕躯干或肢体长轴的缓慢、旋转性不自主扭动。痉挛性斜颈是颈部发生扭转痉挛的特殊类型。

2. 锥体外系统受损综合征

(1) 肌张力增高－运动减少：表现为肌张力增高，动作缓慢，静止性震颤等，多见于帕金森综合征。主要为旧纹状体(苍白球)受损所致。

(2) 肌张力减低－运动过度：表现为肌张力降低，不自主的多动动作(舞蹈、手足徐动症等)。主要见于新纹状体(壳和尾状核)受损所致。

（四）小脑系统

小脑功能定位常需结合小脑发生学。绒球小结叶和顶核为前庭结构向小脑延伸的部分，为原始小脑(archicerebellum)，是平衡中枢。此部位病损则致空间定向能力障碍，引起躯干和下肢共济失调。小脑前叶及后叶的蚓部、蚓垂为旧小脑(paleocerebellum)，接受脊髓小脑束传来的本体感觉，调节肌张力并维持身体姿势。小脑后叶为新小脑(neocerebellum)，接受皮质桥脑小脑传来的运动支配，对随意运动起调节作用，协同执行精细动作。

小脑病变最主要的临床表现是共济失调。共济失调可通过患者的日常生活活动观察评定，如穿衣、行走、取物等动作；也可通过对共济运动检查，包括指鼻试验、跟膝胫试验、快复运动等，以及对其他与共济失调有关体征如眼球震颤、意向性震颤、肌张力减低等的检查。小脑不同部位病变有不同的临床表现。

1. 小脑中线（蚓部）病变　为原始小脑及旧小脑受损，表现躯干及双下肢共济失调，致病人站立不稳，双足分开较宽，酒醉步态；相对双上肢共济失调不明显，可无眼震。

2. 小脑半球　为新小脑受损，表现同侧肢体小脑功能障碍，患者头及身体偏向病侧，行走不稳，易向病侧歪斜或倾倒，病灶侧肢体共济失调如指鼻试验、跟膝胫试验、快复运动异常等，一般上肢症状重于下肢，有眼球震颤等。

三、反射系统

反射是机体对刺激的非随意反应，是最简单也最基本的神经活动，由感受器、传入神经（感觉神经元）、连接神经元、传出神经元（运动神经元）和效应器构成反射弧。反射弧任一环节异常，即可造成反射异常。神经性休克（断联休克）也是由于反射暂时受到抑制而致反射丧失。

（一）深反射

1. 深反射减弱或消失　反射弧任何部位损伤即可致反射减弱或消失，如周围神经、脊髓前根、后根、脊髓前角、后角、脊髓后索等部位病变。反射减弱或消失是下运动神经元瘫痪的一个重要体征。肌肉疾病也可影响深反射。病人精神紧张及镇静药等亦可致深反射减弱。

2. 深反射增强　锥体束在正常情况下对深反射弧起抑制作用。在锥体束受损而反射弧完整时，可致深反射增强，即深反射增强是上运动神经元受损的重要体征。深反射增强常伴有反射区域扩大，并出现病理反射。神经症、甲状腺功能亢进、破伤风等也可出现深反射增强，但不会致反射区扩大及出现病理反射。

（二）浅反射

浅反射包括角膜反射、咽反射等脑神经支配的浅反射和腹壁反射、提睾反射、肛门反射、跖反射等躯干神经支配的浅反射。躯干浅反射的反射弧除了脊髓节段性的反射弧外，还有神经冲动随脊髓上达至大脑皮质，再沿锥体束传至脊髓前角。所以，脊髓反射弧的损伤或锥体束病变均可引起浅反射消失或减弱，即上运动神经元瘫痪及下运动神经元瘫痪均可致浅反射减弱或消失。婴幼儿、昏迷患者等浅反射亦低。

（三）病理反射

病理反射在正常生理状况下是不出现的，中枢神经系统受损时则出现，但在1岁以下的婴幼儿为正常的原始保护反射。Babinski 征是病理征的代表，其阳性即表明锥体束受损。

脊髓自动症反射是 Babinski 征的增强反应，也称为防御反射或回缩反射，见于脊髓完全横断性损伤，表现为刺激下肢任何一部位都会引起自发性 Babinski 征及膝髋踝关节的屈曲，甚至大小便失禁、阳举、射精、下肢竖毛出汗、皮肤发红等，为总体反射。

四、脑神经

脑神经共12对，一般采用罗马字按次命名。

(一) 嗅神经(Ⅰ)

鼻粘膜中双极嗅神经元的中枢支集合成约 20 小支为嗅神经,穿过颅底的筛板和硬脑膜,终于嗅球。嗅球的二级神经元发出神经纤维经嗅束、外侧嗅纹终于颞叶的钩回、海马回的前部及杏仁核即嗅中枢。

临床上,由于嗅觉中枢分布广泛及神经纤维联系较多,嗅中枢病变一般不引起嗅觉丧失,刺激性病变可引起幻嗅发作。嗅神经传导途径的病变可压迫、损及嗅神经致病侧嗅觉丧失,但应注意鼻腔本身病变也可致单侧或双侧嗅觉丧失。

(二) 视神经(Ⅱ)

视神经远端连接视网膜上视觉感受器圆柱细胞和圆锥细胞,近端位于视网膜鼻侧一半的神经纤维经视交叉与对侧视网膜颞侧一半的神经纤维结合,形成视束,终于外侧膝状体,在此交换神经元后发出神经纤维经内囊后肢形成视放射,止于枕叶视中枢皮质。

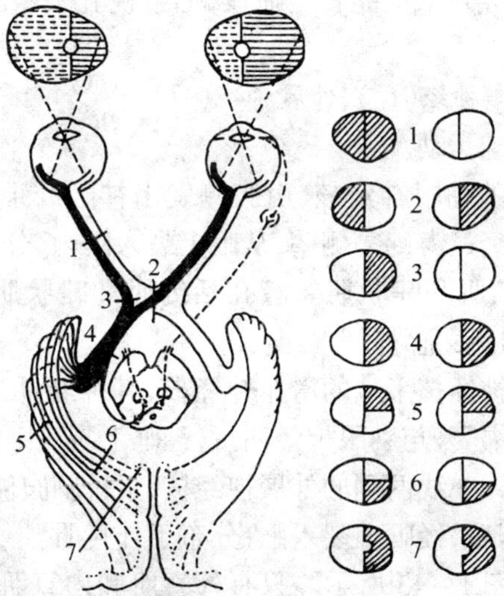

图 1-12 视神经传导径路及不同部位病变所致视野缺损

1. 视神经—左眼全盲 2. 视交叉中部—两眼颞侧偏盲 3. 一侧视交叉侧部——侧性鼻侧盲 4. 视束—右同向偏盲 5. 视辐射的下部—右上象限盲 6. 视辐射的上部—右下象限盲 7. 视辐射全部—右同向偏盲

视神经异常包括视觉障碍和视乳头异常两方面。

1. 视觉障碍 主要包括视力障碍和视野缺损。视觉传导途径中不同部位病损可致不同形式的视觉障碍。

(1) 视神经:原因有视神经本身病变、受压(肿瘤、颅内高压等),多表现为单眼视力障碍,程度多重于视网膜病变所致视力障碍。视神经乳头炎或球后视神经炎多致中央部视野缺损(中心暗点);视乳头水肿可致周边视野缺损及生理盲点扩大;而重度周边视野缺损成为管状视野多见于癔症及视觉疲劳时。急性视神经全部受损可致单眼失明,慢性视神经受损亦可由于致视神经萎缩而引起单眼盲。

(2) 视交叉:视交叉中央部位病变,如垂体瘤、颅咽管肿瘤等,多引起两眼颞侧偏盲;如视交叉外侧(单侧或双侧)受压,可致一侧或双鼻侧偏盲,较少见。

(3) 视束:可引起两眼对侧视野的同向偏盲,如颞叶肿瘤向内侧压迫时。

(4) 视放射:颞叶后部病变损及视放射下部可致两眼对侧视野的同向上象限盲;视放射上

部受损可致两眼对侧视野的同向下象限盲;视放射完全受损可致两眼对侧同向偏盲,但视野中心部常保存,称为黄斑回避。

2. 视乳头异常

(1) 视乳头水肿:视乳头水肿见于各种原因所致的颅内压增高时,影响视网膜中央静脉和淋巴回流所致。检查眼底早期可见视乳头充血,边缘模糊,生理凹陷消失,静脉淤血;严重时视乳头隆起可超过2个屈光度,视乳头边缘完全消失,视乳头及周边可有出血,形如火山状。

(2) 假性视乳头水肿:为先天性,表现为视乳头边缘模糊,乳头突出,但无静脉充血、视乳头出血等,视力正常。

(3) 视神经炎:可引起视乳头轻度肿胀、静脉充血,视力障碍明显,多为单眼受累。

(4) 视神经萎缩:分为原发性和继发性。原发性视神经萎缩表现为视乳头苍白,界面清晰,筛板清楚,见于视神经直接受压、球后视神经炎后、多发性硬化、变性等;继发性视神经萎缩表现为视乳头苍白,但界面不清晰,不能看见筛板,见于视乳头水肿后、视神经炎、视网膜炎等后期。

(三) 动眼神经(Ⅲ)、滑车神经(Ⅳ)、外展神经(Ⅵ)

三对脑神经共同支配眼球运动。

动眼神经起自中脑上丘的动眼神经核,由腹侧发出神经纤维,经红核在大脑脚脚间窝穿出,与大脑前动脉平行,向前经过海绵窦侧壁,从眶上裂入眶内,分布于上睑提肌、上直肌、下直肌、内直肌、下斜肌、瞳孔括约肌和睫状肌。瞳孔括约肌和睫状肌是由动眼神经核的埃－魏(Edinger－Westphal)核发出的副交感神经支配。

滑车神经起自中脑动眼神经核下端的滑车神经核,其神经纤维在顶盖与前髓帆交界处交叉穿出后,绕向腹侧,穿过海绵窦,与动眼神经同行,经眶上裂入眶,分布于上斜肌。

外展神经起自桥脑中部背中线两侧的外展神经核,于桥脑腹侧与延髓交界处穿出,经海绵窦外侧壁,在颅底经较长行程后,经眶上裂入眶,分布于外直肌。

各眼外肌的运动方向如图1－13所示。只有外直肌和内直肌运动方向单一,其他各眼外肌运动是多方向功能的。如上斜肌帮助外直肌外展时,其向下和向上的力量、内旋和外旋的力量抵消;上直肌、下斜肌同时收缩时,向上运动力量协同,而内收同外展的力量、内旋同外旋的力量抵消。

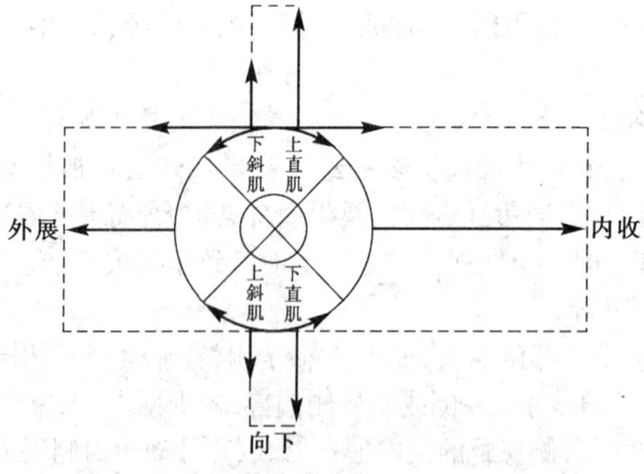

图1－13 各眼外肌运动方向分解图

此三对脑神经可单独受损，也可同时受损而引起眼球及瞳孔运动异常。

1. 眼球运动功能障碍　即眼肌麻痹，包括有周围性、核性、核间性和核上性。如眼肌麻痹仅限于眼外肌而瞳孔括约肌功能正常，称为眼外肌麻痹；相反情况时，称为眼内肌麻痹；眼内外肌均受累，称为全眼肌麻痹。

(1) 周围性眼肌麻痹

a. 动眼神经麻痹：表现为上睑下垂，有外斜视，复视，瞳孔散大，光反射及调节反射消失，眼球不能向上、向内运动，向下运动也受到限制。

b. 滑车神经麻痹：滑车神经支配的上斜肌功能丧失可使眼球向下、向外运动受限。临床上单独滑车神经受累较少见，多合并动眼神经麻痹。

c. 外展神经麻痹：眼球呈内斜视位，外展功能受限，有复视现象。

d. 动眼、滑车及外展神经合并麻痹：表现眼球固定于中间位置，各方向运动均受限，瞳孔散大，对光和调节反射消失。

(2) 核性眼肌麻痹：可由于血管病、炎症、肿瘤等原因损及脑干内神经核所致，多伴有邻近神经组织受损表现，如外展神经核受损常累及面神经、三叉神经和锥体束，产生同侧外展、面神经麻痹和对侧偏瘫(交叉性瘫痪)；动眼神经核病变常非全部性，而是选择性如内直肌、上直肌等个别眼肌功能受累，其他动眼神经功能保存。

(3) 核间性眼肌麻痹：脑干的内侧纵束对于眼球的水平性同向运动是一重要联系通路，如其将一侧眼球的外直肌与另侧眼球的内直肌联系，使眼球协同向一侧转动。内侧纵束受累时(如多发性硬化)，此水平眼球同向运动协同破坏，表现出一侧眼球外展正常，而另侧眼球不能内收，但两眼的辐辏、内聚运动正常，此系支配内聚的核上通路较高之故。

(4) 核上性眼肌麻痹：以产生两眼同向偏斜或注视麻痹为特征。眼球水平性同向运动的皮质中枢(即侧视中枢)位于额中回后部(第8区)。刺激性病灶(如癫痫)累及此中枢可引起两眼向病灶对侧偏斜，即向同侧注视麻痹；而破坏性病灶(如脑血管病)累及此中枢可致两眼向病灶同侧偏斜(使病人“不忍睹自己患肢”)，向对侧注视麻痹。脑干的侧视中枢位于桥脑外展神经核附近，受对侧皮质侧视中枢神经纤维控制，支配两眼的同向侧视，所以此中枢受累时产生的同向偏斜正好与皮质中枢相反，如脑干侧视中枢破坏性病损引起两眼向病灶对侧(健侧)偏斜。

上丘含有主司两眼向上运动的皮质下中枢及其联络纤维，此部位的破坏性病损可致两眼向上运动不能，称为帕里诺(Parinaud)综合征，常见于中脑上端病变如松果体肿瘤。上丘的刺激性病灶则引起动眼危象，为两眼发作性转向上方，为脑炎后帕金森(Parkinson)综合征的特征性症状，亦见于服用酚噻嗪类药物后。

核上性眼肌麻痹的特征包括：① 无复视；② 两眼同时受累；③ 麻痹眼肌的反射性运动保存，如两眼向一侧注视麻痹，但该侧出现突然刺激时两眼又可转向该侧。

2. 瞳孔运动异常　瞳孔大小是由动眼神经的副交感神经(支配瞳孔括约肌，使瞳孔缩小)和颈上交感神经节的交感神经(支配瞳孔扩大肌，使瞳孔扩大)调节。一般状况下，瞳孔直径为3～4 mm，小于2 mm为瞳孔缩小，大于5 mm为瞳孔散大，分别为颈交感神经和动眼神经的副交感神经受损所致。

(1) 瞳孔散大：见于动眼神经麻痹，多伴有眼外肌运动障碍。颞叶钩回疝早期可致同侧瞳孔散大，但多无眼外肌麻痹。

(2) 瞳孔缩小:一侧瞳孔缩小多见于霍纳(Horner)综合征。霍纳综合征主要为同侧颈上交感神经径路的损害所致,主要表现为瞳孔缩小、眼球内陷(眼眶肌麻痹)、眼裂变小(睑板肌麻痹),还伴有同侧面部出汗减少、眼结合膜充血等。桥脑出血时,双瞳孔呈针尖样缩小。

(3) 阿－罗(Argyll－Robertson)瞳孔:为光反射丧失,调节反射存在,多见于神经梅毒,是由于光反射径路在中脑顶盖前区受损。

(4) 埃迪(Adie)瞳孔:又称强直性瞳孔,多见于女性。一侧瞳孔散大,光反射似乎消失,但在暗处用强光持续刺激后仍有缓慢的瞳孔缩小,停止光刺激后瞳孔又缓慢扩大。调节反射致瞳孔缩小也是缓慢缩小的,常伴有全身腱反射消失(以下肢明显)。

(四) 三叉神经(Ⅴ)

1. 三叉神经感觉功能　三叉神经感觉(触、痛、温)纤维起源于三叉神经半月节,位于颞骨岩尖的三叉神经压迹处。半月神经节的周围支随眼支、上颌支和下颌支分布于头皮前部和面部皮肤,以及眼、鼻和口腔内粘膜;中枢支进入桥脑后,触觉纤维终止于三叉神经感觉主核,温、痛觉纤维随三叉神经脊束终止于三叉神经脊束核。然后三叉神经感觉主核和脊束核的二级神经元纤维交叉至对侧,形成三叉丘系上升与脊髓丘脑束一起终止于丘脑的腹后内侧核,最后至大脑皮质的中央后回感觉中枢下 1/3 部。

(1) 眼支:在海绵窦外侧壁,经眶上裂入眶内,出眼眶后支配头皮前部至眼裂以上间的皮肤、粘膜感觉,同时还支配小脑幕以上的硬脑膜。三叉神经受刺激或毁损时,可引起相应部位疼痛或感觉障碍。

角膜反射需三叉神经参与:角膜→三叉神经眼支→三叉神经感觉主核→双侧面神经核→面神经→眼轮匝肌。所以,眼支受损时可致同侧角膜反射障碍。

(2) 上颌支:上颌支经圆孔出颅,经眶下孔至面部,支配眼裂与口角之间的皮肤和粘膜感觉。

(3) 下颌支:与三叉神经运动支并行,经卵圆孔出颅,支配口角以下的下颌部皮肤、粘膜及舌前 2/3、外耳道、鼓膜等感觉。

(4) 三叉神经脊束核:该神经核较长,可从桥脑延伸至第三颈髓后角。面部中心如口周感觉止于此神经核上部,而面部周边感觉如耳周感觉止于此核的下部。所以,此神经核受损,可引起面部中心和周边程度不同的、如葱皮样痛温觉感觉障碍。

2. 三叉神经运动功能　三叉神经以传导感觉冲动为主,亦有部分运动功能。桥脑部有三叉神经运动神经核,其神经纤维经卵圆孔出颅腔,参与下颌支,支配咀嚼肌、鼓膜张肌等。此运动神经核接受双侧皮质延髓束支配。

3. 三叉神经受损临床表现　三叉神经损害可产生同侧面部感觉障碍、咀嚼肌瘫痪,张口时下颌向病侧偏斜。三叉神经刺激性病变可引起三叉神经痛,可表现为单支区域的疼痛,也可为二支或三支区域疼痛。脑干病变损及三叉神经核引起核性三叉神经感觉障碍,为面部葱皮样感觉障碍。

(五) 面神经(Ⅶ)

面神经兼有传导感觉、运动功能。

1. 运动功能　面神经核位于桥脑尾端被盖腹外侧,于桥脑下缘邻近听神经处出脑,在听神经上方进入内耳孔,经面神经管下行,横过膝状神经节后,出茎乳孔,支配除咀嚼肌和上睑提肌以外的面肌和耳部肌、枕肌、颈阔肌及镫骨肌等。值得注意的是支配面上部各肌群(额肌、皱眉肌及眼轮匝肌)面神经核内神经元接受双侧皮质延髓束的控制,支配面下部各肌群(颊肌、口轮匝肌等)的神经元则仅接受对侧的皮质延髓束的控制。

2. 感觉功能　舌前2/3的味觉神经沿舌神经上行,并单独形成鼓索,进入面神经管汇入面神经至膝状神经节的神经元,此神经元中央支形成面神经的中间支进入中脑,与舌咽神经的味觉纤维一起终止于孤束核,在此转换神经元后发出纤维至丘脑,最后止于中央后回下部。

面神经尚含有从桥脑上涎核发出的副交感神经至颌下神经节,再发出节后纤维支配舌下腺和颌下腺分泌,支配泪腺分泌的神经纤维则由岩浅大神经传出。

3. 临床症状　一侧周围性面神经麻痹时,患侧面部额纹变浅或消失,鼻唇沟变浅,口角偏向健侧,且皱额、皱眉、闭眼、鼓颊、露齿、吹口哨等动作不能。而中枢性面瘫时,仅表现病灶对侧眼眶以下的面瘫症状。核性面神经麻痹时,临床上除表现有核下性周围性面瘫的症状外,尚有面神经核邻近神经核展神经核等受损临床表现。

(六) 听神经(Ⅷ)

听神经包括蜗神经和前庭神经两部分。

1. 蜗神经　蜗神经由内耳神经节的双极细胞中枢支组成,在桥脑尾端终止于绳状体背侧及腹侧的蜗神经前后核。此核发出神经纤维组成外侧丘系,在同侧及对侧上行至四叠体的下丘及内侧膝状体,再由内侧膝状体发出纤维经内囊形成听放射,止于颞横回的听觉中枢。

蜗神经受损主要出现耳聋及耳鸣症状。耳聋可分为神经性和传导性,两者合并出现为混合性。传导性耳聋为外耳道或中耳疾病所致;神经性耳聋为耳蜗或蜗神经病变所致。两者可采用任内试验、韦伯试验鉴别。耳鸣是指患者主观地听到持续性并不存在的声音,是由感音器或其传导途径的病理性刺激引起。一般来说,低音调耳鸣多为传导途径病变所致,高音调耳鸣多为感音器病变所致。

2. 前庭神经　前庭神经纤维起自内耳前庭神经节的双极细胞,中枢支与蜗神经一起经内耳入颅,在桥脑尾端进入桥脑及延髓内的各前庭神经核(内侧核、外侧核、上核和延髓核)。其中小部分纤维经小脑下脚入小脑,止于绒球及小结。前庭神经外侧核发出的纤维形成前庭脊髓束,止于同侧前角细胞,调节身体的平衡运动。其他神经核发出的纤维参与内侧纵束。

前庭功能障碍主要导致眩晕、眼球震颤、平衡失调等。

(1) 眩晕:为患者主观感觉周围物体或自身在旋转或摇晃,常伴有恶心呕吐。前庭周围性病变如内耳、前庭神经受损引起的眩晕常较严重,有旋转感,起病突然或周期性发作,可因头位变化而引起眩晕程度波动,眼球震颤有固定方向,多伴有听觉障碍;前庭中枢性病变(前庭核及其中枢联系)所致眩晕多较轻,但持久,头位改变对眩晕程度影响不大,眼球震颤无一定方向。

(2) 平衡障碍:前庭及小脑病变可引起步态不稳,易向患侧倾倒,Romberg征倒向患侧等。

(3) 眼球震颤:表现为眼球不自主、有节律地左右或上下或旋转性震荡。左右摆动时两方向多不相等,速度快的方向即快相被定为眼震的方向。前庭性眼震的方向可因病变的性质、部位而不同,急性迷路病变如炎症多引起快相向健侧的旋转性眼震;中枢性前庭病变如脑干病变的眼震方向不定,多为快相向注视侧;脑干特别是桥脑部位的背盖病变可致特征性垂直性眼震。

(七) 舌咽神经(Ⅸ)、迷走神经(Ⅹ)

此两神经功能多相互配合、协调,均由感觉、运动和副交感三部分功能组成。

1. 舌咽神经

(1) 感觉功能：起自岩上神经节及岩下神经节，周围支分布于舌后1/3的味蕾，传导味觉；咽部、软腭、舌后1/3、扁桃体、耳咽管及鼓室等，传导粘膜感觉；颈动脉窦和球，参与血压调节反射。中枢支均终于延髓的孤束核。

(2) 运动功能：起自疑核，支配茎突咽肌。

(3) 副交感功能：起自下涎核，至耳神经节，其节后神经支配腮腺。

2. 迷走神经

(1) 感觉功能：颈静脉神经节周围支分布于外耳道及耳廓凹面部分，中枢支止于三叉神经脊束核，传导一般躯体感觉；结状神经节周围支分布于胸腹腔内诸脏器，中枢支止于孤束核，传导内脏本体感觉。

(2) 运动功能：起自疑核的神经纤维支配软腭、咽喉部肌肉。

(3) 副交感功能：起自迷走神经背核，支配胸腹腔内脏副交感运动功能。

3. 临床症状　双侧舌咽、迷走神经受损，可引起发音嘶哑、吞咽困难、咽反射消失等症状；一侧舌咽、迷走神经受损时，以上症状较双侧轻，且检查可见患侧软腭弓较低，腭垂偏向健侧，发“啊”声时健侧软腭上抬正常，而患侧受限。

脑干以下的双侧舌咽、迷走神经受损所致咽部麻痹称延髓性麻痹或球麻痹(bulbar palsy)；双侧皮质延髓束受损也引起类似临床症状，但伴有出现面部及四肢的病理反射，咽部表现肌强直性麻痹，发音时有明显鼻音，病初咽反射存在而软腭反射消失，称为假性延髓性麻痹或假性球麻痹(pseudobulbar palsy)。

(八) 副神经(Ⅺ)

副神经分延髓支和脊髓支两部分。延髓支发自疑核，与迷走神经同行构成喉返神经，支配声带。脊髓支起自颈髓第1~5节，支配胸锁乳突肌和斜方肌上部。一侧副神经周围性麻痹时，可致同侧胸锁乳突肌和斜方肌萎缩，引起向对侧转颈和耸肩无力；后颅窝病变时，副神经常与舌咽、迷走神经一起受累(颈静脉孔综合征)；副神经基本上是受双侧皮质延髓束支配，所以一侧皮质延髓束受损不会致胸锁乳突肌和斜方肌病损症状。

(九) 舌下神经(Ⅻ)

舌下神经起自延髓背侧近中线的舌下神经核，从延髓锥体发出，经舌下神经管至脑外支配舌肌。舌下神经只接受对侧皮质延髓束支配。一侧舌下神经麻痹，伸舌时舌尖偏向患侧；双侧麻痹则伸舌受限或不能。核性、核下性舌下神经麻痹可致舌肌萎缩，核性还可有舌肌束颤动。

五、中枢神经系统

中枢神经系统包括脑和脊髓两部分。

(一) 大脑半球

大脑半球由外侧裂、中央沟、顶枕裂划分为额叶、顶叶、颞叶、枕叶及脑岛。

大脑两半球的功能既对称又不相同。一般认为，左侧半球在语言、逻辑思维、分析能力以及计算等方面起决定作用；右侧半球有高级的认知中枢，包括在音乐、美术、综合能力、空间立体结构的识别、短暂视觉记忆和面貌形态认识等方面的能力。

1. 额叶　病变时主要引起随意运动障碍以及言语、精神运动功能异常。额叶前部受损以精神障碍为主，包括痴呆、人格改变等症状，可有欣快或易激惹现象，也可致对侧肢体表现症状较轻的额叶性共济失调。额中回后部受损可致侧视中枢异常，破坏性病变引起患者双眼向病灶侧斜视（不忍睹自己患肢）；刺激性病变可致其向病灶对侧斜视，还可引起对侧上肢强握和摸索现象。主侧半球额叶受损可致运动性失语（额下回后部）或失写（额中回后部）。中央前回皮质刺激性病灶可产生对侧上肢、下肢或面部抽搐（Jackson 癫痫），破坏性病损引起对侧肢体瘫痪；中央前回上部受损产生下肢瘫，下部受损引起面部或上肢瘫。旁中央小叶受损则产生下肢痉挛性截瘫、尿潴留。额叶底部占位性病灶可引起同侧嗅觉丧失和原发性视神经萎缩及对侧视乳头水肿，成为 Foster – Kennedy 综合征。

2. 顶叶　感觉中枢位于中央后回，此部位受损以感觉症状为主。刺激性病灶可引起感觉性癫痫发作，表现为异常感觉从对侧肢体一处向半身甚至全身扩散；破坏性病灶引起对侧肢体精细感觉障碍，一般感觉保存。左侧角回受损引起失读；左侧角回、缘上回受损可引起格斯特曼（Gerstmann）综合征，表现为左右辨认不能、不能识别手指、计算不能和书写不能 4 方面症状，有时伴有失读等症。

3. 颞叶　颞叶前部病变影响内侧面的嗅觉中枢可致钩回发作，表现为幻嗅、幻味、舔舌、咀嚼动作等。整个颞叶的刺激性病灶可致颞叶癫痫，引起错觉、幻觉、自动症、精神异常、内脏症状、情感异常、似曾相识感、生疏感等。左侧颞叶损害可引起感觉性失语（颞上回后部）；双侧颞叶受损常引起严重记忆障碍。

4. 枕叶　枕叶病变主要引起视觉障碍。一侧视中枢受损可致对侧同向偏盲，但不影响黄斑区视觉（黄斑回避），对光反射存在；视中枢刺激性病变可引起视幻觉发作，感到闪光、暗影等，可继发为大发作。左顶枕区病变可引起视觉失认，为对寻常、熟悉物体不能通过视觉认识，而辅助以触觉辨认时可识别。

5. 边缘系统　边缘系统包括扣带回、海马回、钩回、杏仁核、丘脑前核、乳头体核及丘脑下部等结构，主要参与精神和内脏活动。边缘系统受损主要表现为情绪异常、记忆障碍、智能衰退、行为异常等症状。

（二）内囊

内囊位于豆状核、丘脑及尾状核之间。水平切面上，双侧内囊呈尖端向内的对称钝角形，分为前肢（位于尾状核与豆状核之间，含有额桥束和丘脑前辐射）、膝部（内囊前后肢相联处，含有皮质延髓束）和后肢（位于丘脑和豆状核之间，含由前至后分别支配上肢和下肢的皮质脊髓束和至中央后回的丘脑放射），后部为视放射和听放射。

内囊是神经上下传导的枢纽通道，此部位损伤的典型临床表现为对侧的“三偏”综合征，包括对侧偏瘫、偏身感觉障碍和偏盲。内囊小灶性损伤则可只有偏瘫或偏身感觉障碍等。

（三）基底节

基底节为大脑半球深部的神经节灰质团，包括尾状核和苍白球（壳和豆状核），红核、黑质、丘脑底核也属于此，为锥体外系的中继核。各核之间，以及与大脑皮质、丘脑等有广泛纤维联系。基底节与大脑皮质和小脑协同调节随意运动、肌张力和姿势反射，也参与复杂行为的调节。

基底节病变主要表现为肌张力障碍（增高或降低）和运动异常（增多或减少）。一般，旧纹状体（苍白球）病变引起肌张力增高、运动减少和静止性震颤（如帕金森病等）；新纹状体（壳和尾状核）病变引起肌张力减低、动作过多（如舞蹈症、手足徐动症等）；丘脑底核病变引起偏身投掷症。

（四）间脑

1. 丘脑　丘脑含有多个神经灰质核团，包括如前核、内侧核、外侧核（又分为腹后外侧核、腹后内侧核和腹外侧核）等，主要中继传导各种感觉冲动，并与各部位脑组织广泛联系。丘脑病损以感觉障碍为主，但可根据病变具体部位、性质、大小而有不同症状和体征。

(1) 对侧偏身感觉减退：躯干及肢体多重于面部，深感觉障碍重于浅感觉障碍，有感觉过度现象，自发性疼痛，性质难以言状。

(2) 对侧动作性震颤或偏身共济失调伴舞蹈徐动症：与小脑丘脑束、红核丘脑束、苍白球丘脑束受累有关。

(3) 情绪不稳：与丘脑前核及其与下丘脑和边缘系统的联系受损有关。

(4) 对侧偏瘫：病损波及临近内囊时。

2. 下丘脑　下丘脑包括视前核、视上核、室旁核、腹内侧核、背内侧核、灰结节核、乳头体核、后核等，是植物神经皮质下中枢，也是内分泌腺体，主要调节体温、体重、代谢、内分泌、饮食、生殖、睡眠、觉醒等重要生理功能及生命活动，对维持机体内环境稳定和决定情绪、行为反应等方面起重要作用。此部位病变可致效应功能异常。

(1) 尿崩症：视上核、室旁核或下丘脑垂体束受损可引起抗利尿激素（ADH）分泌不足，导致中枢性尿崩症，表现为多饮、多尿、烦渴。尿比重减低（<1.006），渗透压也减低。

(2) 体温调节障碍：下丘脑前端病损可致中枢性发热，表现为散热困难、四肢厥冷、皮肤干燥。下丘脑尾端病变可致体温过低。

(3) 摄食异常：下丘脑腹内侧核（饱食中枢）受损可致患者饮食量显著增加，呈下丘脑性肥胖；灰结节的外侧区（饥饿中枢）受损可致患者厌食，极度消瘦。

(4) 睡眠、觉醒异常：下丘脑前部与睡眠有关，后部与觉醒的发生和维持有关，此部位损伤可致患者非常容易入睡，但可被唤醒。

(5) 胃和十二指肠溃疡、出血：病变损及下丘脑或各种应激影响下丘脑功能可引起胃和十二指肠溃疡、出血，也是脑内疾病重症的表现。

3. 上丘脑　上丘脑松果体区病变以肿瘤占位性病变为主，常可压迫中脑四迭体，导致帕里诺（Parinaud）综合征，表现为双侧：① 瞳孔对光反射消失（上丘受损）；② 眼球垂直运动障碍，特别是上视不能（上丘受损）；③ 神经性耳聋（下丘受损）；④小脑性共济失调（结合臂受损）。

（五）脑干

脑干包括中脑、桥脑和延髓，内部有丰富的神经核团结构、传导束、网状结构等。脑干病变的特点是交叉性损害，即病变同侧的脑神经周围性障碍和对侧肢体的偏瘫和感觉障碍。根据脑神经受损表现有助于对病变水平面的定位。

1. 延髓　延髓外侧受损可致交叉性感觉障碍（三叉神经脊束及脊束核、脊髓丘脑束受累），吞咽、构音障碍，同侧软腭及声带麻痹，咽反射消失（疑核受累），眩晕、恶心、呕吐、眼球震颤（前庭神经核受累），共济失调（小脑下脚、脊髓小脑束受累），Horner 征（交感神经纤维受累），此称为 Wallenberg 综合征或延髓外侧综合征，多见于小脑后下动脉或椎动脉闭塞。

2. 桥脑

(1) 桥脑腹侧基底部局限性损伤可致闭锁（locked - in）综合征。

(2) 桥脑腹侧受损累及锥体束、外展神经和面神经时，引起对侧中枢性偏瘫，同时同侧外展神经麻痹和面瘫，成为 Millard - Gubler 综合征。

3. 中脑

(1) 中脑腹侧病损累及大脑脚，引起锥体束和动眼神经纤维受损，出现对侧中枢性偏瘫(包括对侧中枢性面瘫和舌瘫)和同侧的动眼神经麻痹，称为大脑脚综合征或Weber综合征。

(2) 中脑被盖部病损累及动眼神经核或纤维、红核、内侧纵束及内侧丘系，引起病灶同侧动眼神经麻痹及对侧肢体不自主运动(震颤、舞蹈手足徐动症等)，称为Claude综合征；病灶侧动眼神经麻痹及对侧共济失调、轻偏瘫，称为Benedikt综合征。

(3) 中脑顶盖区受损累及上丘或下丘，引起眼球垂直联合运动障碍，尤其是上丘受损引起眼球向上运动障碍，称为Parinaud综合征。

(六) 小脑

小脑病变以引起共济失调症为主。小脑蚓部受损主要引起躯干性共济失调；小脑半球主要引起同侧肢体共济失调。

(七) 脊髓

脊髓是中枢神经的低级部分，为四肢和躯干的初级反射中枢。脊髓与脑的各级中枢之间存在广泛联系，正常的脊髓活动是在大脑控制下进行的。脊髓损伤的症状随受损的部位和程度不同而异。

1. 脊髓横贯性损害　多见于急性脊髓炎、脊髓压迫症。主要表现为受损平面以下各种感觉缺失、上运动神经元瘫痪及括约肌功能障碍等。急性期时表现为脊髓休克症状，包括损伤平面以下弛缓性瘫痪，肌张力减低，腱反射减弱或消失，病理反射不能引出；3~4周后脊髓休克期过去，逐渐表现为肌张力增高，腱反射亢进，病理反射阳性，甚至反射性排尿。脊髓不同节段损伤可有不同临床表现。

(1) 高颈位脊髓(颈1~4)：受损平面以下各种感觉缺失、无汗，四肢中枢性瘫痪，括约肌障碍，常伴有后枕部疼痛、头部活动受限，可出现腹式呼吸减弱或消失，后组脑神经受损症状等。

(2) 颈膨大脊髓(颈5~胸2)：表现以双上肢周围性瘫痪、双下肢中枢性瘫痪为特点。病灶平面以下各种感觉缺失，可出现双上肢及肩部放射性疼痛，也可出现Horner征。

(3) 胸段脊髓(胸3~12)：表现为受损平面以下各种感觉缺失、双下肢中枢性瘫痪(截瘫)及括约肌功能障碍，腹壁反射消失，常伴受损节段有束带感等。如病变位于胸8~11之间，可致腹直肌下半部无力，患者做引体向上收缩腹肌时脐孔向上移动，称为Beevor征。

(4) 腰膨大脊髓(腰1~骶2)：出现双下肢周围性瘫痪，双下肢及会阴部各种感觉缺失，括约肌功能障碍。病损平面在腰2~4时，出现膝反射减低或消失；在骶1~2时，踝反射消失；在骶1~3时，出现阳痿。

(5) 脊髓圆锥(骶3~5)：此部位病损不引起双下肢瘫痪，也无锥体束征。可出现肛门周围和会阴部感觉障碍，呈鞍状分布。可致肛门反射消失和性功能障碍、尿失禁。

(6) 马尾神经根病变：马尾病损症状类似圆锥受损，但根痛症状更为明显，多为单侧发病或不对称，下肢可有周围性瘫痪。括约肌功能障碍症状多不明显。

(7) 脊髓半切综合征：又称布朗－塞卡尔(Brown－Séquard)综合征。为脊髓半侧受损时，出现受损侧节段平面以下的肢体中枢性瘫痪(锥体束受损)和深感觉障碍(后柱受损)，对侧肢体温痛觉障碍(脊髓丘脑束受损)。多见于脊髓压迫症早期。

2. 脊髓束性损害　为脊髓白质病变所致，以脊髓内某一或某些传导束受损为特点。如脊髓痨为后束受损，引起深感觉障碍；肌萎缩侧索硬化症为脊髓前角细胞和锥体束受损，引起肌萎缩、肌束颤和锥体束征；亚急性联合变性为后束和锥体束受损，引起深感觉障碍和锥体束征；遗传性共济失调可有脊髓小脑束、后束和锥体束受损，引起小脑性及感觉性共济失调、锥体束征等。

3. 脊髓节段性损害　为脊髓灰质中的前角、后角、侧角、前联合等部位的损害，引起节段型分布的运动或感觉障碍，如前所述(运动系统定位诊断和感觉系统定位诊断)。侧角病变可致植物神经功能障碍，出现血管运动异常、出汗异常、皮肤指甲营养改变等。

(张颖冬)

第二章　辅助诊断检查

神经系统疾病的诊断除需对病史、症状及体征仔细检查，以寻求定位、定性诊断的依据，很多时候尚需借助于现代生理、生化及影像学技术帮助定位定性诊断，部分辅助诊断检查结果甚至可作为疾病诊断的“金标准”。

第一节　脑脊液检查

脑脊液（cerebrospinal fluid，CSF）是存在于脑室和蛛网膜下腔内一种无色透明的液体。许多神经系统疾病能使脑脊液成份发生相应改变，且脑脊液检查取材简单、价格低廉，因此被广泛应用于神经系统疾病的诊断及疗效和预后的判断。

一、脑脊液的生理学基础

（一）脑脊液的生成、循环及吸收

1. 生成　脑脊液主要是通过脑室中脉络丛的主动分泌产生。95%的脑脊液产生于侧脑室，其余大部分在第三、四脑室产生，极少部分来自脑和脊髓的血管间隙。正常脑脊液的分泌速度为每分钟 0.3～0.5 ml，平均每日分泌量不超过 500 ml。成人脑脊液总量为 100～200 ml，平均 150 ml，故脑脊液可在 6～8 小时更新一次，每日更新 3～4 次。当脑膜炎症、脑水肿、脉络丛乳头瘤时，脑脊液的分泌速度可增加，最高每日可产生 6 000 ml 脑脊液。

2. 循环　由脉络丛产生的脑脊液经室间孔进入第三脑室、中脑导水管、第四脑室，最后经第四脑室的外侧（Magendie）孔及正中（Luschka）孔进入脑和脊髓蛛网膜下腔及脑池。

3. 吸收　一般认为，脑脊液吸收通过下列 3 条途径：① 主要通过脑顶及底部的蛛网膜绒毛吸收至静脉窦内，以上矢状窦的蛛网膜颗粒吸收最为明显；② 部分脑脊液通过软膜和蛛网膜的毛细血管吸收；③ 少部分的脑脊液还通过脑和脊神经根周围间隙及血管周围间隙等吸收。

（二）脑脊液的功能

1. 保护功能　通过缓冲消除外力对脑和脊髓的冲击作用起保护作用。

2. 调节作用　调节颅腔、脊髓腔的容积，保持颅压的相对恒定。

3. 代谢作用　参与脑组织的营养代谢，完成神经细胞与体液间物质代谢交换，即通过脑脊液的作用，将血液的营养物质供给神经组织，同时将神经组织的代谢产物带至血液。另外，脑脊液还有调节中枢神经系统酸碱平衡的作用。

二、脑脊液的采集及注意事项

脑脊液的采集方法主要有腰椎穿刺、小脑延髓池穿刺、颈椎侧方穿刺和侧脑室穿刺 4 种。临床一般使用腰椎穿刺采集脑脊液，还可利用穿刺注入显影剂或空气，以观察脊髓腔（脊髓造影)和脑蛛网膜下腔及脑室系统的情况(气脑造影和脑室造影);此外,通过向蛛网膜下腔注射药物可达到治疗的目的。

穿刺采集脑脊液时一定要注意颅内压是否增高。有眼底视乳头水肿的颅内压增高、后颅凹肿瘤时,可因穿刺诱发脑疝而死亡,此时穿刺应列为禁忌;穿刺部位有感染或脊柱结核等,因可将病原体带入蛛网膜下腔,也属禁忌;脊髓压迫症行腰穿时应该谨慎,因为腰穿可加重脊髓压迫症状。

三、脑脊液动力学检查

(一) 压力

一般使用测压管检查,在没有压力计时可使用脑脊液每分钟流出的滴速作为脑脊液压力的估计值,但往往不够准确,仅供参考,正常在60滴/分以下。不同年龄脑脊液压力有所区别,侧卧位腰穿时成人、儿童及婴儿的正常压力分别为0.588~1.766 kPa(60~180 mmH_2O)、0.490~0.981 kPa (50~100 mmH_2O)、0.294~0.785 kPa (30~80 mmH_2O)。呼吸、用力憋气、咳嗽、喷嚏及哭泣均可增加脑脊液的压力,临床判断时应考虑以上因素。

(二) 奎肯(Queckenstedt)试验

又称压颈试验。当疑有椎管内或横窦内阻塞者,应做该检查。方法如下:用血压计气袋轻缚于病人颈部,在测定初压后,分别充气至2.6 kPa(20 mmHg)、5.3 kPa(40 mmHg)及8.0 kPa (60 mmHg),每充气一次后隔5秒记录脑脊液压力上升水平一次,直至不再上升为止。椎管如通畅,压颈后脑脊液压力迅速上升,至1.96~2.94 kPa(200~300 mmH_2O)以上;再迅速放气,也每隔5秒记录脑脊液压力下降水平一次,直至不再下降为止。如在穿刺部位以上有椎管梗阻,压颈时不见上升(完全阻塞)或上升、下降缓慢(部分阻塞),此称为压颈试验阳性。另外也可用手分别压迫左、右颈静脉或同时压迫双侧颈静脉10秒,观察压力上升或下降的速度,称为简易手压法。有颅内压增高、颅内肿瘤或颅内出血时,不应作此检查,以免发生脑疝。注意在压颈前应作压腹试验,以证实穿刺针头确在椎管蛛网膜下腔内。方法为用手掌深压腹部,脑脊液压力迅速上升,解除压力后,压力迅速下降,不管椎管有无阻塞均有此反应,如穿刺针不畅通(一般用20号穿刺针)或不在蛛网膜下腔内,则压腹时脑脊液压力不升。另外,作压颈试验时应嘱患者全身放松,不可屏气;压颈时注意观察患者的面色、呼吸和意识情况;当疑有颈椎病或颈髓疾病时,应补作前屈、后仰位压颈试验。

四、脑脊液实验室检查

(一) 常规检查

1. 性状　在腰穿后1小时内取脑脊液1~2 ml置一无色透明玻璃试管内,在自然光线下进行观察,正常脑脊液是无色透明的液体。如为血性或粉红色,可用三管连续接取脑脊液,前后各管为均匀一致的血色,则为出血病变,如蛛网膜下腔出血;如前后各管红色依次变淡,则为穿刺损伤出血所致。血性脑脊液离心后,如上清液变为无色,则为新鲜的出血或损伤(出血在2~4小时内);如液体为黄色,提示出血后变黄症(xanthochrimia),可由出血(4~8小时以后)、椎管梗阻或全身疾病(如黄疸或一氧化碳中毒)引起。脑脊液如云雾状混浊,常由于细菌感染引起细胞数增多所致,如各种化脓性脑膜炎,严重时可如米汤样;结核性脑膜炎时仅微混,放置后可有纤维蛋白薄膜形成。脑脊液呈黄色,离体后不久自动凝固如胶样称弗洛因(Froin)综合征，是因脑脊液中蛋白质过多所引起，常见于椎管梗阻时。

2. 细胞数　正常脑脊液白细胞数为(0～5)×10^6/L(0～5个/mm^3)，多为单个核的白细胞(小淋巴细胞及单核细胞)。6～10个为界限状态，10个以上在成人即为异常。白细胞增多见于脑脊髓膜或脑实质的炎症。涂片检查如发现致病的细菌、真菌、脱落的瘤细胞等，有助于病原诊断。

3. 蛋白质定性检查　常用石碳酸试验(即潘迪氏试验，Pandy's test)，正常人为阴性。

(二) 生化检查

1. 蛋白质　脑脊液中蛋白质含量约为血中含量的0.5%，儿童较成人高。成人、儿童、婴儿及新生儿的腰穿终池脑脊液蛋白含量分别为0.15～0.45 g/L、0.16～0.56 g/L、0.4～0.8 g/L及0.4～1.5 g/L。不同穿刺部位获得的脑脊液蛋白质含量也不同，小脑延髓池、脑室的脑脊液蛋白质含量分别为0.1～0.25 g/L、0.05～0.15 g/L。脑脊液中的蛋白质80%为白蛋白，20%为球蛋白。脑脊液中蛋白含量增高常见于：椎管梗阻(梗阻部位越低，蛋白质升高越明显)；颅内肿瘤、炎症及出血；神经根病变；退行性病变造成脑软化灶累及脑室和大脑皮层时；全身感染及血浆蛋白质升高；脊髓麻醉由于药物的刺激导致脑脊液蛋白质升高。脑脊液蛋白质含量降低常见于：大量放脑脊液，使脑室和脑池中的脑脊液流入而稀释；良性颅内压增高；身体极度虚弱，全身营养不良。

2. 糖　正常值为2.5～4.4 mmol/L(50～75 mg/dl)，约为血糖的1/2～2/3，两者密切相关，因此在具体判断脑脊液中糖含量时一定要结合血糖含量来考虑。糖量明显减少，见于化脓性脑膜炎；轻至中度减少，见于结核性或真菌性脑膜炎、脑寄生虫病及脑膜癌病。糖量增加常见于糖尿病，也可见于病毒性脑炎或脑膜炎，尤其是流行性乙型脑炎。

3. 氯化物　正常值为120～130 mmol/L(700～750 mg/dl)，较血氯为高。细菌或真菌性脑膜炎时含量减少，结核性脑膜炎时尤为明显。病毒感染如病毒性脑炎、脑膜炎及脊髓炎时，含量增加。

(三) 细胞学检查

由于脑脊液中细胞含量少，常规的显微镜检查不能满足临床对脑脊液中细胞形态及功能等信息的进一步的了解。以新鲜脑脊液1～2 ml用沉淀管法收集细胞的方法如下：使细胞直接沉淀于玻片上，约30～60分钟，水分由沉淀管周围滤纸吸尽，然后取下玻片，干燥后以Wright－Giemsa(瑞－姬)染色作镜检。另外还有微孔薄膜筛滤法、玻片离心法等，这些方法克服了脑脊液细胞少和细胞容易破坏等困难，可对细胞分类和发现肿瘤细胞，同时还可发现细菌及真菌，对中枢神经系统疾病病原学诊断有较大的价值。如中枢神经系统的化脓性感染呈中性粒细胞反应；病毒感染呈淋巴样细胞反应；而结核性脑膜炎呈混合性细胞反应；蛛网膜下腔出血时呈无菌性炎症反应及红细胞引起的单核吞噬细胞反应，4～5天后出现含铁血黄素的巨噬细胞，后者于出血后数周甚至数月仍可能查到。

(四) 特殊检查

1. 蛋白电泳　脑脊液中蛋白由白蛋白及球蛋白组成，在不同生理和病理情况下蛋白成分的变化也有所不同，利用电泳把脑脊液蛋白各种成分所占的比例测定出来，对一些疾病诊断有一定价值。正常值(滤纸法)前白蛋白2%～6%，白蛋白44%～62%，α_1球蛋白4%～8%，α_2球蛋白5%～11%，β球蛋白8%～13%，γ球蛋白7%～18%。前白蛋白比例增加见于脑膜炎及Guillain－Barré综合征，降低见于中枢神经系统变性病；白蛋白增高见于椎管阻塞、脑瘤和脑血管病,降低见于脑外伤急性期;α球蛋白增高见于中枢神经系统感染性疾病;β球蛋白增多见于肌萎缩及退行性病变;γ球蛋白增高最多见于脱髓鞘病,也见于中枢神经系统感染性疾病。

2. 免疫球蛋白　正常脑脊液免疫球蛋白含量极少,其中 IgG 含量为 10~40 mg/L,IgA 含量为 1~6 mg/L,不含 IgM。在多发性硬化、亚急性硬化性全脑炎、Guillain－Barré 综合征、播散性脑脊髓炎等神经系统免疫性疾病时,脑脊液 IgG 升高;结核性及化脓性脑膜炎时 IgG、IgA 均上升,尤以 IgG 明显,结核性脑膜炎时 IgM 也上升;乙型脑炎急性期 IgG 基本正常,恢复期 IgG、IgA、IgM 均轻度增高。

第二节　脑电图检查

脑电图(electroencephalography, EEG)是借助电子放大技术,将脑部自发性生物电位放大100万倍记录下来,以研究大脑功能的一种方法。常规放置 4~8 对或根据需要放置更多的电极于头皮各规定部位,应用单极或双极的连接方法描记。在开颅手术时,将电极直接放置于暴露的大脑皮质上记录脑电波称为脑皮质电图,也可将电极插入颞叶内侧面的海马、杏仁核等部位(深部电极)记录。脑电图检查还可常规使用一些诱发试验,使不明显的脑电活动诱发出来,如过度换气、闪光刺激、睡眠、戊四氮或美解眠静脉注射等。

正常成人大脑放电的基本节律是:① α 节律:是指在清醒、安静、闭眼、正常血糖范围的情况下,于两半球后部(主要在枕叶,颞叶和顶叶的后部)记录到 8~13 Hz 正弦形,波幅为 20~100 μV,通常在 50 μV 左右的节律性波动,睁眼时消失,闭眼后又恢复出现,只有符合这些条件者才能称为 α 节律;② β 节律:在两半球的前部(额叶,颞叶和顶叶的前部)可见到频率 14~30 Hz,波幅 5~20 μV 的快波,称为 β 节律。它实际上在两半球后部也有,但由于其重叠在 α 波上面,波幅又低,所以一般看不出来,往往在 α 节律受抑制时才显出,但由于其波幅较低,即使在 α 节律受抑制时也不太明显。

在异常情况下,脑部可发放其他慢频率的波型:4~7 Hz 的 θ 波(正常成人也可在大脑前部见到少量的 θ 波);0.5~3 Hz 的 δ 波和异常的波型如棘波、尖波、棘－慢波或尖－慢复合波等。根据脑电图的频率、波幅、波型、发作性发放及位相关系来确定脑部是否正常。儿童脑电图以慢波为主,随着年龄增大,慢波逐渐减少,而 α 波逐渐增多;4~6 岁时 α 节律已较多,至 14~18 岁即接近成人脑波。

脑电图检查有助于对脑部病变如癫痫、脑炎、脑瘤、脑血管病、昏迷及脑死亡等的诊断;也可动态观察疾病的演变过程、预后及判断药物治疗的效果;还可用于研究正常和异常睡眠过程。其中对癫痫诊断帮助最大,50%以上的癫痫患者即使在发病间歇亦可出现异常脑电活动,如出现棘波、尖波、棘－慢波复合波、尖－慢波复合波及其他各种频率范围的发作性高波幅放电,称痫性放电。

脑电地形图(brain electrical activity mapping, BEAM)是将脑电信号输入计算机,通过一定的程序,对脑电进行定量分析和对其各种参数作统计学处理的一种新技术。它能使一段时间内的多导 EEG 信息压缩而表现在一个头形图上,使其更直观、形象,还能使一些细微的、目测分析不易发现的脑电变化突出出来,其缺点是不能反应 EEG 的波型、各种波型出现的方式,因此

BEAM分析应与EEG目测分析互补使用。

（狄晴）

第三节　肌电图检查

肌肉与其他活组织一样，也会显示有规律的生物电活动。肌电图(electromyography, EMG)检查是利用同心圆针电极接受肌肉活动时产生的微小电位差，进行放大、显示并记录，借以了解神经或肌肉的功能状态。一个运动神经元及其轴索所支配的所有肌肉纤维，组成一个"运动单位"。运动单位是肌肉活动的最小单位，肌肉收缩时肌电图上可呈现运动单位电位。肌肉是运动单位的组成部分，肌肉电活动的变化不仅反映肌肉本身的功能状态，还可反映运动单位其他组成部分如：神经－肌肉接头、周围神经和脊髓前角细胞的功能状态。肌电图可用以记录肌肉在静止状态、主动收缩状态及刺激周围神经时的电活动，亦可用于测定周围神经传导速度，对神经肌肉疾病及周围神经损伤的诊断颇有价值。

正常肌肉在完全松弛时无电活动，称为电静息。当针电极插入肌肉时，可引起一阵短暂的运动单位电位发放，持续时间一般不超过100 ms，称为插入电位。肌肉收缩程度不同，肌电图波形表现形式也不同。肌肉轻度随意收缩时，仅有一个或几个运动单位参加收缩，肌电图上出现单个运动单位电位，称为单纯相。波形可为单相、双相或三相，频率为5～10 Hz，时程为2～10 ms，波幅一般不超过100 μV。肌肉中度收缩时，有较多的运动单位参加收缩，肌电图上有些区域运动单位电位相互重叠，密不可分，有些区域仍可见单个运动单位电位，称为混合相。肌肉大力收缩时，运动单位放电频率增加到50～150 Hz，波幅也增高，运动单位电位相互重叠，无法区分单个运动单位电位，称为干扰相。正常肌肉大力收缩时均为干扰相。

肌源性病变时，肌肉静息时无自发电活动。肌肉收缩时由于每个运动单位中起作用的肌纤维因变性、坏死而数量减少，运动单位电位的平均时限缩短，平均波幅降低。由于一个运动单位内同时存在着正常、变性、萎缩和肥大的肌纤维，电激动通过不同肌纤维时传导速度不同，可出现多相电位增多。肌肉大力收缩时，参加收缩的运动单位数量不减少，所以仍呈干扰相，但由于运动单位电位时限缩短、位相增多，而表现为病理干扰相。

神经源性疾病，如脊髓前角细胞、神经根、周围神经病损时，肌电图可表现为失神经支配。肌肉静息时，可出现自发性电活动，纤颤电位在脊髓前角细胞及神经根病变时多见。神经变性、神经再生时神经侧支大量形成，一个运动单位内的肌纤维数量增加，肌肉轻度收缩时，运动单位电位平均时限延长、波幅增加，在慢性周围神经损伤或脊髓前角细胞病变时，甚至形成巨大运动单位电位。但由于运动单位内肌纤维常不能同步收缩，故可出现多相电位增多。肌肉大力收缩时，由于参加收缩的运动单位数量减少，不能形成干扰相而呈单纯相或混合相。

神经传导速度(nerve conduction velocity, NCV)测定是计算兴奋沿神经传播速度的一种诊断技术，分为运动神经传导速度(MCV)测定和感觉神经传导速度(SCV)测定，对神经损伤部位及病变性质的确定有一定意义。在脊髓前角细胞损害时，传导速度正常或稍减慢。肌肉疾病时则正常。神经源性损害时，如为纯轴索损害，其传导速度正常，波幅下降。如为纯脱髓鞘改变,则传导速度明显减慢,波幅降低。

第四节　诱发电位检查

脑诱发电位(brain evoked potential, BEP)是指机体的感觉器官接受某种形式的刺激后,通过有关传导通路,在大脑皮层相应区域产生的电位变化。脑诱发电位的反应形式是固定的,具有一定的空间分布,刺激信号与相应脑区产生的电位间有严格的时间关系,即脑"诱发电位"与"刺激"有固定的锁时关系。临床常用的有视觉诱发电位(visual evoked potential, VEP)、脑干听觉诱发电位(brainstem auditory evoked potential, BAEP)及体感诱发电位(somatosensory evoked potential, SEP)。由于视觉、听觉和躯体感觉都有特定的神经传导通路,给予相应的刺激后产生的诱发电位波形与特定的神经解剖部位有相关性,因此,通过这些诱发电位的研究,可以选择性地观察特异性传入神经通路的功能状态,提供有关的定位、定量信息,用于各种感觉(视觉、听觉)的客观检查以及某些疾病(视神经炎、多发性硬化、脊髓病变等)的诊断。对意识障碍、幼儿及诈病者也是一种有用的客观检查手段。

(霍晓丽)

第五节　神经影像学

神经影像学是现代医学领域内发展最快的一门学科,它包含了常规X线、CT、MRI、脑血管造影、DSA、介入核素检查等。神经影像学的临床应用,极大地推动了神经病学的发展,而神经病学的发展又不断地对神经影像提出更高的要求。但许多先进的仪器又是建立在传统的X线知识基础上,掌握基础X线尤为重要。

一、头颅平片

是用X线检查颅内病变的基础步骤,一般摄头颅正位片及侧位片,某些疾病还需摄一些专门的位置,如内听道片、视神经孔片、蝶鞍片、颅底片等。头颅平片主要观察头颅的大小及形态,蝶鞍、颅底、颅壁(颅缝、囟门、血管迹影、脑回压迹、颅板)、生理钙化、眼眶、副鼻窦、鼻咽腔等。头颅平片的基本异常变化:① 头颅增大:常见为脑积水;② 头颅变小:常见为脑发育障碍,狭颅症;③ 颅缝分离:提示高颅压或外伤性颅缝分离;④ 颅缝早闭:脑发育障碍或狭颅症;⑤ 颅骨增厚:局限性者常提示脑膜瘤可能;⑥ 颅骨变薄、破坏、局部膨隆:常提示为颅内占位、囊肿、转移瘤或炎症;⑦ 脑回压迹增多、增深:常提示为颅内压增高或狭颅症;⑧ 血管沟压迹:如脑膜中动脉血管沟影扩大、增深、增多,常提示供血区有血运旺盛的病变;⑨ 蝶鞍扩大:高颅压或鞍内占位;⑩ 颅骨骨折线或粉碎性骨折:提示有颅骨骨折。

二、脊柱平片

常规摄取为正位片、侧位片，必要时加拍斜位片或分层片。脊柱平片主要观察脊柱的生理曲度，椎管有无扩大，椎体和附件的骨质有无破坏、骨折、脱位、骨质增生，椎间隙有无狭窄，椎板与脊突有无破坏或脊柱裂，椎旁有无软组织块影。观察椎间孔时，颈椎间孔在斜位上、胸腰椎间孔在侧位上可看到。

头颅或脊柱平片有较大的局限性，因此对于 X 线平片发现异常变化，有些需进一步做各种造影、CT 或 MRI 检查。

三、脊髓造影

包括碘油造影和碘水造影，后者弥散性能更好，可显示脊髓和椎管内细微结构，还可做造影后 CT 扫描。其方法是将造影剂由腰穿或小脑延髓池穿刺注入蛛网膜下腔后，改变体位在 X 线下观察其流动有无受阻及阻塞的部位和形状，然后在病变区摄片，进行分析。髓外硬膜内占位出现杯口征，或髓外硬膜外占位呈现尖角征；而髓内占位病变显示脊髓明显增宽粗大，蛛网膜下腔明显变窄或完全阻塞。

四、脑血管造影

脑血管造影(cerebral angiography)用于诊断颅内各种脑血管病变和颅内占位性病变。方法是将含碘造影剂注入脑动脉，借助 X 线使脑血管系统显影的一种特殊检查方法，经肱动脉或股动脉插管可做全脑血管造影。血管造影观察血管有无移位、血管有无狭窄或闭塞、异常血管、侧支循环等。对于动脉瘤和血管畸形，目前是其他方法不可替代的。

数字减影血管造影(digital aubtraction angiography, DSA)是应用数字计算机程序将组织图像转变为数字信号储存，然后经动脉或静脉将造影剂注入血流所获的第二次图像也输入计算机，两者数字相减后再转变产生一个新的只有充满造影剂的造影图像，可全面动态显示全脑血管，而减少了骨影的干扰。目前，DSA 逐渐广泛被采用。

五、电子计算机体层扫描摄影

电子计算机体层扫描摄影(computerized tomography, CT)于 70 年代初应用于临床，是一种经计算机处理 X 线对组织器官不同分辨率的信息后，产生的一种图像。CT 机由扫描装置、计算机系统、图像显示与储存系统组成，它将 X 线经过不同器官组织衰减后的能量，经探测器收集后，将光电信号转换为数据信号，由计算机放大处理后，再转化重建为图像信号，显示在荧光屏上，并打印在胶片上。CT 扫描的基本方式包括平扫和增强扫描，头颅 CT 平扫以轴位扫描，扫描基线以眶耳线为基准，平行于此平面扫描 8 ~ 10 层面。由于人体各部分的组织密度不一样，其 CT 密度值也不一样。在颅脑组织中，以颅骨的 CT 值最高，为 +500 Hu，水的 CT 值为 0，空气为 -500 Hu，正常脑灰质为 +32 ~ +40 Hu，脑白质 +28 ~ +32 Hu，脑脊液 +3 ~ +14 Hu，凝血块 +40 ~ +80 Hu。这样，利用各种组织不同的 CT 值，就能将脑灰质、白质、脑室、脑池在屏幕上显示出来。同样，颅内各种病变其组织密度也不相同，如钙化、出血、肿瘤对 X 线吸收高于脑实质则表现为增白高密度阴影；而坏死、水肿、囊肿、脓肿对 X 线吸收低于脑实质则表现为灰黑低密度影；某些血管畸形和肿瘤还可表现高低混杂密度。因此，病变组织部位、大小、与周围组织的关系即可显示出来。如果正常脑组织和病变组织对 X 线吸收不明显，可采用注射造影剂的 CT 增强扫描，以提高病变组织的 X 线吸收率，增加与邻近组织的对比度，使病变组织显示更清晰。CT 扫描无创伤性、诊断迅速、定位精确，已成为常规检查之一。但由于骨性伪影的干扰，不能清楚地显示幕下的病灶，且对于早期或较小病灶可能漏诊，故 CT 仍有其局限性。

六、磁共振成像

磁共振成像（magnetic resonance imaging，MRI）是一种生物磁自旋成像技术。其原理就是根据原子核的自旋特性，在外加磁场的影响下，原子核的自旋轴重新排列，当受到特定频率的射频脉冲无线电波的激发后，原子核将吸收一定的能量并引起共振效应和进入高能状态，当射频停止后，处于高能状态的原子核在磁场中将它们所吸收的一些能量释放出来和弛豫到原来的排列状态。辐射能量时产生一射电信号，当信号达到足够强度时即能被分辨并获得原子核在运动中的分布图像。磁共振显像程度主要取决于原子核的分布密度，原子核的自旋－晶格弛豫时间，和自旋－自旋弛豫时间，以及原子核的运动速度 4 种参数。原子核的密度越大，则磁共振成像信号就愈强；如果成像的组织处于运动之中，如血液、脑脊液等，则其信号还强烈地依赖于它们的流动速度。不同组织这 4 种参数不同，其信号强弱亦不同，故能清楚地显示出来。目前临床上的 MRI 多为氢质子成像，因氢原子核信号最强，且在人体组织中分布最广泛。MRI 还能从多方位、多层次面提供解剖学信息和生物化学信息，对人体没有放射性损害，在神经系统疾病的诊断方面优越性突出。在中枢神经系统，MRI 不受骨性伪影的干扰，可清晰地显示 CT 不易检出的脑干和后颅窝病变，可用于颅脑各部位的成像。它对脑灰质和白质可产生明显的对比度，因而常用于诊断脱髓鞘疾病、脑变性疾病、脑白质病变。

MRI 的黑白对比来源于体内各种组织 MR 信号的差异，而心脏和大血管由于血流极快使发出的脉冲至接收信号时被激发的血液已从原部位流走，信号不复存在，因此，心脏及大血管在 T1 和 T2 加权图像上均成黑色，此现象称流空现象。故 MRI 能用于检出动脉瘤和血管畸形。

MRI 显示脊髓病变更为优越，堪称没有造影剂的脊髓造影，并可显示冠、矢状和横三轴位相，用于脊髓肿瘤、脊髓空洞症、椎间盘突出和脊髓转移瘤等诊断。

但对急性颅脑损伤、颅骨骨折、钙化病灶、急性出血病灶，MRI 检查不如 CT。脑动脉瘤术后留置银夹者和装心脏起搏器的病人，以及带金属避孕环者，不能使用 MRI 检查。

（石静萍）

第三章 周围神经疾病

第一节 概 述

周围神经病(peripheral neuropathy)是指原发于周围神经系统的功能或结构改变,旧称神经炎。实际上,除个别情况(如麻风病感染)外,都并非感染性或炎症,因此现改称为神经病。

一、解剖生理

周围神经系与中枢神经相对而言,为脑和脊髓以外的神经结构,包括脑神经(除嗅、视神经)和脊神经根及它们的神经节、周围神经干、末梢分支以及周围自主神经系统。从组织结构上讲,周围神经系统是指与周围卫星细胞有关的神经元(在脑神经节、后根神经节及自主神经节中),以及与施万(Schwann)细胞有关的神经根、周围神经和自主神经。也就是说,周围神经系统与中枢神经系统的分界是施万细胞与神经胶质细胞的转换点。嗅、视神经伴随的是神经胶质细胞,从其起源、构造和生理功能来看属于中枢神经系统。这种划分是人为的,实际上病变可累及两个系统。

周围神经包含运动、感觉和植物神经,它们的神经元都可分为细胞体和细胞突两部分。运动神经元的胞体位于脑干运动神经核和脊髓灰质前角;感觉神经元的胞体位于脑神经的感觉神经节及脊髓后根神经节;植物神经元的胞体位于植物神经节。细胞突包括树突和轴突,树突和细胞体接受其他轴突末梢传来的冲动,而轴突则传递细胞的反应至其末梢分支。细胞体具有合成蛋白质、神经递质等大分子物质的功能,并通过轴浆运输系统转送至轴突。细胞突本身不能合成蛋白质,因此细胞突的生长、再生及其功能和维持都依靠着细胞体。

神经纤维通常指轴突及其鞘状被膜,根据轴突外面有无髓鞘环绕,分为有髓鞘纤维和无髓鞘纤维两种。周围神经的髓鞘系施万细胞产生,神经受损后,施万细胞膜对神经的再生起重要作用。周围神经的髓鞘是不连续的,每隔一定的距离形成沟陷,称郎飞(Ranvier)结,此处无髓鞘,仅有施万细胞膜(鞘膜)。在无髓鞘纤维,几个轴突可以裹入一个施万细胞内。有髓鞘纤维内神经冲动的传导是由一个郎飞结向另一个郎飞结跳跃式前进,而在无髓鞘纤维是沿着神经纤维连续依次前进,因此,有髓鞘纤维的传导速度远比无髓鞘纤维为快。神经传导速度与纤维的外径成正比。依据直径的大小和传导速度,神经纤维可分为三组:A 组直径最大,传导速度最快,包括有髓鞘的躯体传入(深感觉及触觉)和传出(运动)纤维;B 组为有髓鞘的植物神经的节前纤维;C 组直径最小,传导速度最慢,包括无髓鞘的躯体传入(痛、温觉)和内脏传入纤维,以及植物神经的节后传出纤维。

周围神经干由许多神经束集合而成,神经束内含有许多神经纤维。神经干外有结缔组织膜,称神经外膜。各神经束外的结缔组织膜称神经束膜。神经束膜进入束内分布于神经纤维之间为神经内膜。周围神经的血液供应来自局部的血管,小血管在神经外膜中分支后穿过神经束膜，在神经内膜中成为毛细血管丛，其相邻内皮细胞间连接紧密，因此在神经内膜中，大分子物质不能渗出毛细血管，成为血－神经屏障。但神经根和神经节并无血－神经屏障，这可能是某些免疫性或中毒性疾病在该处易于致病的原因之一。当某些疾病如动脉硬化或糖尿病所致的血栓引起周围神经的营养血管闭塞时，可引起神经干的部分或全部损害。

二、病理

周围神经的病理变化主要有 3 种类型（图 3－1）：

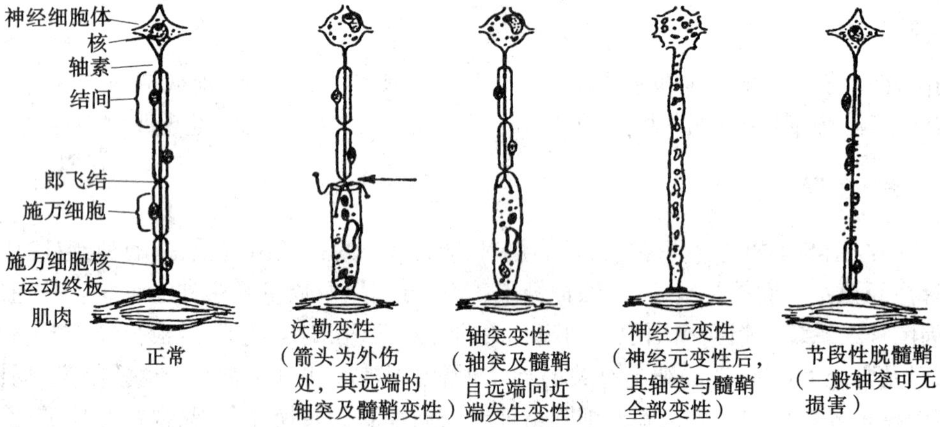

图 3－1　周围神经病的基本病理过程

（一）沃勒变性（Wallerian degeneration）

指任何外伤（如创伤、牵拉、缺血、高低温、电击等）使轴突断裂后，远端神经纤维发生的一系列变化。神经纤维断裂后，由于不再有轴浆运输更新轴突所必需的成分，一般 24 小时后，其断端远侧的轴突与髓鞘开始肿胀和碎裂，解体的轴突和髓鞘由施万细胞和巨噬细胞吞噬。约在 3 个月内完全消失。断端近侧的轴突和髓鞘可有同样的变化，但一般只到最近的一、二个郎飞结而不再继续。断端越靠近细胞体，胞体越容易发生变性。神经损伤后，远端施万细胞发生增殖，在基底层内组成 Büngner 带的神经膜管，同时近端残留轴突的末端发出数个直径较原来为小的轴突支芽，施万细胞和神经膜管为再生的轴突支芽提供管道和桥梁作用，把再生的支芽引导向远端生长。找不到这种管道者则不再继续生长或在局部长成神经瘤。周围神经断裂后，最好用手术将两个断端间距离缩短，并很好地对合。

（二）轴突变性（axonal degeneration）

常由中毒、感染、代谢性障碍等造成细胞体合成蛋白质等物质发生障碍或轴浆运输阻滞，致使最远端的轴突不能得到必要的营养，因此其变性通常从轴突的最远端开始向近端发展，故有“逆死性（dying back）神经病”之称。初为远端变性，随之髓鞘碎裂，神经冲动的传导完全阻滞，最后引起肌肉萎缩。这种病理变化从轴突的远端开始，一旦病因去除或得到改正，轴突可以再生。神经细胞体损害坏死后，继发其轴突的全长在短期内变性、解体，髓鞘破坏，称神经元变性（neuronal degeneration）。与轴突变性不同，神经元变性后神经无法再生，这类疾病临床上称为神经元病（neuronopathy），如癌性感觉神经元病、急性前角灰质炎、运动神经元病等。

(三) 节段性脱髓鞘(segmental demyelination)

节段性脱髓鞘指神经纤维上发生长短不等的节段性髓鞘破坏,而轴突基本正常,常影响神经传导速度,但肌肉萎缩较少。节段性脱髓鞘是比较早期且可迅速逆转的改变,而轴突性神经病则是晚期且严重的改变,节段性脱髓鞘可见于炎症(如 Guillain - Barré 综合征)、中毒(如白喉、铅中毒)、遗传性或后天性代谢障碍。

轴突与施万细胞之间在代谢上有密切关系。髓鞘的再生有赖于"施万细胞",施万细胞的死亡可引起继发性轴突变性;反之,轴突变性也可引起继发性脱髓鞘。因此,轴突变性和脱髓鞘性病变往往不能截然分开。大多数的临床神经病是混合发生不同程度的两种类型病变,但常以一个过程特别突出。

无论哪种原因引起的周围神经损害,只要细胞体保持完好,其神经纤维都有很强的再生能力,神经膜与施万细胞是周围神经再生的必要条件。急性脱髓鞘性周围神经病,髓鞘再生迅速,也较完全。轴突变性后因轴突周围的基底层和施万细胞没有断裂,是再生的有利条件,故一般恢复较沃勒变性好,但其速度较脱髓鞘性神经病缓慢,且往往再生不完全。慢性脱髓鞘性神经病,由于反复脱髓鞘与髓鞘再生,施万细胞明显增殖,神经可变粗,并有轴突丧失,因此功能恢复不完全。中枢神经系统没有施万鞘膜,只被神经胶质所包围,因此,中枢神经系统的神经纤维损伤后再生能力差。肌电图、神经传导速度、诱发电位等电生理检查可为了解早期神经再生提供客观依据。

三、临床分类

从不同的角度着眼,周围神经病可有不同的分类。依据病因不同可分为外伤性、感染性、中毒性、代谢性、遗传性等。按病变性质可分为轴突变性和脱髓鞘性,前者恢复较慢而不完全,后者恢复较快而完全。以主要受损纤维的功能可分为感觉性、运动性、自主神经性和混合性,大多数神经病为感觉、运动混合性,有时伴自主神经障碍。主要为运动性者有 Guillain - Barré 综合征、血紫质症、铅中毒、白喉、遗传性感觉运动性神经病(如腓骨肌萎缩症)和慢性进行性及慢性复发性脱髓鞘性多发性神经病等;主要为感觉性的有麻风病、糖尿病性、淀粉样性、癌性及遗传性感觉性神经病;纯感觉性或纯运动性者常提示神经元病。临床上,常把周围神经病按分布分成单神经病、多数单神经病和多发性神经病 3 大类,并按起病方式和病程演变分突然起病(数小时至 1 ~ 2 天内)、急性(1 周)、亚急性(1 个月以内)、慢性(1 个月以上乃至数年)、复发性(在急性或亚急性起病后多次发作)和亚临床的(如慢性、遗传性、药物、尿毒症、糖尿病)等。

1. 单神经病　单神经病指某一周围神经干或神经丛的局部病变,其病因多为机械性损伤(压迫、牵引、直接打击、穿通伤)、热伤、电击、放射性损伤、血管病变、肉芽肿、新生物或其他浸润性病变等局部因素。以疼痛为主要临床表现的单神经病,称为神经痛(neuralgia)。

2. 多数单神经病　指病变侵犯两个或两个以上神经丛,往往是不对称的,其病因有炎症性脱髓鞘及结缔组织病、血管炎等。

3. 多发性神经病　指分布广泛的、双侧对称性的、四肢远端为重的周围神经病,常由弥漫性作用于周围神经系统的因素引起,如中毒、营养缺乏、全身性代谢病、某些免疫障碍等。

四、临床表现

周围神经病的临床表现是受损神经支配范围内的感觉、运动和(或)自主神经功能异常。

其部位及范围随受损神经的分布形式而异,但有其共同的特性。首先是根据病理生理可分为刺激性和麻痹性两类症状。

(一) 感觉障碍

刺激症状可有感觉异常、感觉过度、疼痛等。感觉异常可发生于各种感觉性或感觉运动性神经病。一般讲,疼痛发生于小纤维或大小纤维受累的神经病。感觉过度可见于部分性周围神经损伤或其恢复过程中。单神经病可有局部疼痛和压痛,有的可有放射痛。

麻痹症状有感觉减退或丧失。痛觉与温度觉的早期丧失提示小纤维受损,大的有髓纤维损害则出现深感觉丧失和感觉性共济失调。

(二) 运动障碍

刺激性症状可有肌束震颤、痉挛、肌肉痛性痉挛等。肌束震颤可见于正常人(如寒战时),伴有肌肉萎缩时则为异常,多见于运动神经元病,但任何下运动神经元疾病都可发生,特别是神经根受压时。痉挛可能为神经干的刺激性症状,多见于面神经。

麻痹性症状有肌力减退或丧失。此外,轴突变性或神经断裂后,由于肌肉失去神经的营养作用而肌肉萎缩。临床上,数周内出现肌肉萎缩并进行性加重,如能在 12 个月内建立神经再支配,则有完全恢复的可能;否则恢复不完全。脱髓鞘性神经病虽有肌肉瘫痪,但一般无轴突变性,肌肉萎缩不明显。

(三) 自主神经障碍

刺激性症状可有多汗、高血压等。麻痹性症状有无汗、竖毛障碍、体位性低血压,尚可有无泪、无涎、阳萎、膀胱及直肠功能障碍等。

(四) 反射丧失

通常腱反射的丧失为神经病的早期表现,尤以踝反射丧失常见。但在主要损害小纤维的神经病,反射可至后期才丧失。

(五) 其他

周围神经增粗可见于麻风、遗传性和后天性的慢性脱髓鞘性神经病、神经纤维瘤病和施万细胞瘤。慢性神经病发生在生长发育停止以前可致手足和脊柱的畸形。但严重的多发性神经病在任何年龄都可发生爪形手和足下垂。失神经支配后,由于废用、血供障碍和感觉丧失,皮肤、指(趾)甲、皮下组织都可发生营养性改变,大多以远端为明显。由于感觉丧失而反复损伤可致营养性溃疡和神经性关节变性。

五、辅助检查

对周围神经病的诊断,重要的有电生理检查和周围神经活组织检查。

(一) 电生理检查

神经传导速度测定结合肌电图检查对周围神经病的诊断有很大价值:

1. 可发现亚临床型神经病　在体检能发现感觉丧失之前,在感觉纤维丧失约 30% ~ 40% 时,神经传导速度测定已有异常。

2. 神经传导速度测定可协助病变的定位　如区别臂丛神经损伤是在后根(上肢感觉传导速度正常)还是在后根神经节以下(上肢感觉传导速度减低)。

3. 对鉴别轴突变性和脱髓鞘性神经病有很大帮助　神经传导速度减低至正常的 70% 以下,而肌电图上可无失神经电位改变,则很可能是以脱髓鞘为主的神经病;以轴突变性为主的神经病则神经传导速度可正常或稍变慢,但肌电图上可有失神经性改变。

4. 可鉴别运动性神经病与肌病的肌萎缩。

5. 对神经病的预后和治疗方案提供依据。

(二) 周围神经活组织检查

周围神经活组织检查属侵入性检查,因此应该严格掌握指征。一般适用于经其他实验室检查病因仍不明的多数单神经病变,特别是疑为血管病、结缔组织病或各种沉积病时。

六、诊断

对于周围神经病的诊断,第一步须确定是否为周围神经病,通过病史和体检并与相似的疾病进行鉴别。第二步是根据受损神经的分布,确定是单神经病、多数性单神经病还是多发性神经病。第三步是利用病史、体检和辅助检查等各种诊断手段,以明确其病因。

七、治疗原则

因单神经病多系局部病变引起,应研究是否手术(神经修补、转位或松解术)。多数性单神经病中脱髓鞘性者可考虑用皮质类固醇;轴突变性者则根据病因,进行相应治疗。多发性神经病中,急性脱髓鞘性者可考虑用血浆交换疗法及支持疗法;慢性者可试用皮质类固醇;轴突变性者则依据不同病因而定。

第二节　多发性神经病

多发性神经病(polyneuropathy)旧称末梢神经炎,是指由多种原因引起的四肢远端对称性感觉、运动和自主神经功能障碍。

一、病因和病理

多发性神经病可由很多原因引起,其共同的特点是这些原因都是全身性的。主要有以下几类:

1. 中毒　化学药品(如异烟肼、呋喃类、苯妥英钠)、有机磷农药、重金属(铅、砷等)、白喉毒素及破伤风毒素等。

2. 营养或代谢障碍　各种营养缺乏,如B族维生素缺乏、慢性酒精中毒、慢性胃肠道疾病或手术后;代谢障碍,如糖尿病、尿毒症、血卟啉病、粘液性水肿、甲状腺功能减退、淀粉样变、恶病质等。

3. 炎症性或血管炎　周围神经的直接感染如麻风、带状疱疹;Guillain－Barré综合征、慢性炎症性脱髓鞘性多发性神经病、血清注射或疫苗接种后神经病。结缔组织病(如红斑狼疮、结节性多动脉炎、类风湿性关节炎、结节病等)则大多由于血管炎所致多数性神经病。

4. 遗传性　遗传性运动感觉性神经病、遗传性淀粉样变性神经病、遗传性共济失调性多发性神经病(Refsum病)、遗传性自主神经障碍等。

5. 其他　癌性远端轴突病、癌性感觉神经元病、亚急性感觉神经元病等。

病理改变为周围神经末梢最严重,表现节段性脱髓鞘和轴突变性或两者兼有。

二、临床表现

由于病因不同，起病形式可有急性、亚急性、慢性、复发性之别，病情及各种功能受损程度亦各异。但临床表现有其共同特点，即肢体远端对称性分布的感觉、运动和/或自主神经障碍。

1. 感觉障碍　受累肢体远端感觉异常，如蚁走、针刺、烧灼感等或疼痛。病变区可有触痛及肌肉压痛。与此同时或稍后，出现从肢体远端开始的对称性深浅感觉减退或消失，典型的分布呈长或短手套袜套状。

2. 运动障碍　表现为肢体远端对称性的弛缓性瘫痪，其程度可由轻瘫至全瘫，肌张力减低，如病程较久则可出现肌肉萎缩，且以肢体远端为重，上肢肌肉萎缩以骨间肌、蚓状肌、大小鱼际肌明显，下肢以胫前肌、腓骨肌为著。可出现手、足下垂，行走时呈跨阈步态。

3. 反射改变　四肢腱反射减低或消失，腱反射的改变常是神经病的早期表现。

4. 自主神经障碍　肢体远端皮肤出现对称性菲薄、干燥、苍白或青紫、脱屑、多汗或无汗、指(趾)甲松脆等。

无论是感觉、运动、自主神经障碍的症状或反射改变，其程度随病情发展而加重，受累区域亦随之由远端向近端扩展；病情缓解时则自近端向远端好转，程度亦减轻。

三、诊断

多发性神经病的诊断主要依据临床表现特点，对称性肢体末梢型感觉障碍、下运动神经元性瘫痪和/或自主神经障碍。神经传导速度测定，对亚临床型的早期诊断和鉴别轴突变性或节段性脱髓鞘有帮助。纯感觉或纯运动性的轴突性多发性神经病提示神经元病。

多发性神经病的病因需根据有无全身性疾病、感染史、用药史、化学物品接触史、代谢障碍病史、病程、特殊症状等情况作有关实验室检查综合分析确定。

很多药物可致多发性神经病，呋喃类药物和异烟肼较常见。呋喃类药物主要用于尿路感染，有肾功能障碍或药物血浓度增高者更易发病，过去多由呋喃西林引起，近年来用呋喃妥因，多发性神经病发病率已减少；症状常在用药后 5 ~ 14 天内出现，为感觉、运动及自主神经的合并障碍，剧烈疼痛和对称性“手套袜套型”感觉减退构成了呋喃类药物中毒的特征性表现。长期应用的抗结核药物异烟肼因干扰 $VitB_6$ 的代谢而致多发性神经病，尤易发生于有慢乙酰化遗传的病人，多见于长期服用异烟肼的患者，每日 300 mg 时约 2% 出现多发性神经病，每日 400 mg 时达 17%；神经症状以下肢远端的感觉异常和感觉减退为主，可伴有肢体疼痛和肌肉压痛。服用异烟肼的同时并用 $VitB_6$(剂量为异烟肼的 1/10)可预防多发性神经病的发生。

在工厂或某一集体中群集性发生时，需考虑重金属或化学品中毒的可能性。砷中毒患者可从尿、头发、指甲等测定砷含量以确诊。

营养缺乏引起的多发性神经病可见于慢性酒精中毒、慢性胃肠道疾病、妊娠、手术后等。多发性神经病是糖尿病的常见并发症，其发生率与年龄和病程有关，在糖尿病初诊者为 8%，25 年病程者达 50%，儿童少见。临床表现视主要受累神经纤维的功能而异，可为感觉性、运动性、自主神经性或混合性，以混合性最多见，但大多感觉障碍较运动为重；当主要损害小神经纤维时，突出的症状是疼痛，尤以夜间为甚；损害大的感觉纤维为主时，引起感觉性共济失调，严重者可发生无痛性溃疡、缺血性坏疽、神经原性骨关节病。各种肾脏疾病引起的尿毒症都可发生多发性神经病，约占透析病人的一半。一般认为病因是正常由肾脏排泄的、可透析的毒素或代谢物的潴留；典型症状与远端性轴突病相同，初期以感觉障碍为多，下肢较上肢早受影响并较严重，透析后多发性神经病可好转。

恶性肿瘤对周围神经的损害，以局部压迫和浸润常见，但少数可引起多发性神经病，其机制不明。

麻风性多发性神经病系麻风杆菌感染引起，潜伏期很长，起病缓慢。其特点是周围神经增粗而常可摸到，肢体植物神经功能紊乱和营养障碍较明显，可发生血管舒缩改变、指(趾)节大疱、溃烂及指骨的坏死，凭周围神经组织活检可确诊。

各种结缔组织疾病并发的多发性神经病，多系血管炎引起的多数性单神经病发展而来，可从病史和全身症状得到诊断的线索，周围神经活组织检查有帮助。各种感染后、血清注射或疫苗接种后发生的多发性神经病，一般在1～2周后起病，可能是一种变态反应性疾病。

遗传性神经病的特点是起病隐袭，呈慢性进行性发展，并可有家族史。

四、治疗

多发性神经病的治疗可分病因治疗和一般治疗。

(一) 病因治疗

依据病因不同而采取不同方法。中毒性者应根据不同情况采取措施。急性中毒应阻止毒物继续进入人体，并摄取大量液体，促进发汗，利尿通便，加速排出和使用解毒剂。由药物引起者应立即停用该药。服用异烟肼时可加用大剂量的 $VitB_6$。重金属或化学品中毒引起者应即脱离中毒环境或停用有关的物品；重金属如砷、铅、汞、锑等中毒可用解毒剂如二巯基丁二酸钠、青霉胺、依地酸钙等络合剂。营养缺乏及代谢障碍引起者应积极治疗原发病。糖尿病者应严格控制血糖；血液透析和肾移植能有效地治疗尿毒症性多发性神经病；甲状腺素对粘液性水肿引起的多发性神经病有效。某些肿瘤并发的多发性神经病可由原发肿瘤切除或抑制而缓解。

(二) 一般治疗

各种原因引起的多发性神经病均可使用大剂量维生素B族(B_1、B_6、B_{12})和VitC，严重病例可并用辅酶A、ATP等药物，使神经再生及机能恢复有良好的条件。疼痛明显可使用各种止痛剂、卡马西平或苯妥英钠等。患者肢体应置于功能位置，有手、足下垂者应用夹板或支架以防止瘫痪肢体挛缩和畸形，四肢瘫痪者应定时翻身，以防止压疮。急性期患者应卧床休息。恢复期可采用针灸、理疗、按摩、主动及被动运动，以促进恢复。

第三节　特发性面神经麻痹

特发性面神经麻痹(idiopathic facial palsy)是指原因不明、急性发病的单侧周围性面神经麻痹，又称面神经炎，或贝耳(Bell)麻痹。

一、病因和病理

确切的病因尚未完全阐明。一般认为骨质的面神经管刚好能容纳面神经，当面神经受急性病毒性感染或局部营养血管因受风寒刺激而发生痉挛时，可发生缺血、水肿，导致面神经受压。其病理变化主要为早期面神经水肿和脱髓鞘，严重者则有轴突变性，尤以茎乳孔和面神经管内的部分明显。

二、临床表现

任何年龄均可发病，以中青年发病居多，男性略多。部分患者病前或病初可有麻痹侧耳后或下颌角后疼痛。通常急性起病，一侧面部表情肌突然瘫痪，可于数小时至2天内达高峰。表现患侧额纹消失，不能皱眉，眼裂不能闭合或闭合不全，试闭眼时瘫痪侧眼球向上外方转动，露出白色巩膜，称贝耳现象。病侧鼻唇沟变浅，口角下垂，露齿时口角歪向健侧，鼓气或吹口哨时患侧漏气。因颊肌瘫痪，食物易滞留于病侧齿颊之间，可伴有流泪和流涎。面神经在不同水平受累还可出现其他伴随症状，当病变影响鼓索纤维时，可有同侧舌前2/3味觉丧失。如在蹬骨肌分支以上处受损，除味觉丧失外，还有听觉过敏。病毒侵及膝状神经节时，除有上述表现外，尚有瘫痪侧乳突部疼痛、耳廓与外耳道感觉减退、外耳道或鼓膜上出现疱疹，称Hunt综合征，系带状疱疹病毒感染所致。

即使不经治疗，大约60%的病人可在数天至数月内完全恢复；完全面瘫者、老年患者往往恢复不完全。肌电图检查对早期完全面瘫者的预后判断是一项有用的方法。如受累侧诱发的肌电动作电位M波波幅为正常（对侧）的30%或以上者，则在2个月内可望完全恢复；如为10%～30%者，则需2～8个月恢复，且可有一定程度的并发症；如仅为10%或以下者，则需6个月到1年才能恢复，且常伴有并发症（面肌痉挛及联带运动）；如病后10天中出现失神经电位，恢复时间则将延长（平均需3个月）。

三、诊断和鉴别诊断

根据起病形式和临床特点，诊断并不困难。但需与下列疾病鉴别：

1. Guillain－Barré综合征可有周围性面瘫，但常双侧性，其典型的临床表现有前驱感染史，伴有肢体对称性瘫痪、末梢性感觉障碍及脑脊液蛋白－细胞分离现象。

2. 腮腺炎或肿瘤、中耳炎、乳突炎等可引起继发性面神经麻痹，多有原发病的特殊症状及病史。

3. 颅后窝病变如桥脑小脑角肿瘤、颅底脑膜炎可引起周围性面瘫，但大多起病较慢，多伴有其他脑神经受损或原发病的表现。

四、治疗

应改善局部血液循环，促使局部水肿、炎症的消退，以避免面神经进一步受损，并促进功能恢复。急性期应尽早使用皮质类固醇激素，可静注地塞米松10～15 mg/d，7～10天；或泼尼松30 mg/d，连续5天，以后7日内逐渐减量，激素使用最长不应超过15天。如系带状疱疹所引起者，则口服无环鸟苷5 mg/kg，每日3次，7～10天。理疗可采用茎乳孔附近热敷、红外线照射或超短波透热疗法，以改善局部血液循环，消除水肿。眼裂不能闭合者可使用眼膏、滴眼药水、眼罩以保护角膜。恢复期可根据病情，进行面肌的被动或主动运动锻炼。对长期不能恢复者可考虑面－舌下神经、面－副神经吻合术，但疗效不能肯定。

第四节　三叉神经痛

三叉神经痛(trigeminal neuralgia)是一种原因未明的面部三叉神经分布区内反复发作性、短暂性、阵发性剧痛,又称原发性三叉神经痛。各种明确的病因,如肿瘤、血管病、多发性硬化等引起的三叉神经痛,称为继发性三叉神经痛。

一、病因与病理

原发性三叉神经痛多无明确的病理改变。目前认为可能因变异血管的压迫或牵拉、供应三叉神经的动脉发生硬化、骨质压迫等破坏了三叉神经根部的髓鞘或轴突,此类致病因素使脱髓鞘的轴突与邻近无髓鞘纤维形成"短路(伪突触传递)"或异位冲动而致疼痛发作。

二、临床表现

主要发生在中老年人,女略多于男。大多为单侧。疼痛可长期固定在三叉神经一支或几支分布区内,尤以第二、三支多见,亦可两支同时受累。疼痛特点为突发的、短暂的剧痛,性质如电击样、刀割样或烧灼样。在面颊、上下颌或舌处疼痛最明显,尤以口、鼻翼、颊部等处最为敏感,轻触即可发作,故有"触发点"之称。严重者洗面、刷牙、说话、咀嚼等都可诱发,以致不敢做这些动作。疼痛可引起反射性面肌抽搐,口角牵向患侧,并有面红、流泪和流涎,称"痛性抽搐"。疼痛开始和停止都很突然,每次历时仅数秒至2分钟,发作间歇期完全正常。三叉神经痛病程可呈周期性,每次发作期可数天、数周或数月不等,缓解期亦可数天至数年不等,很少自愈。神经系统检查一般无阳性体征。

三、诊断和鉴别诊断

依据疼痛的部位和性质、触发点的存在,神经系统无阳性体征,即可诊断。但需与下列疾病鉴别:

1. 继发性三叉神经痛　发作的情况和性质与原发性相似,但呈持续性疼痛,体检有时可发现面部感觉减退,角膜反射迟钝,常合并其他脑神经麻痹。可由多发性硬化、延髓空洞症、原发性或转移性颅底肿瘤所致。

2. 牙痛　三叉神经痛易误为牙痛,一般牙痛呈持续性钝痛,疼痛多局限于牙龈部,进冷、热食物可加剧,口腔科检查和X线检查有助鉴别。

3. 鼻窦炎　为局部持续性钝痛,副鼻窦骨表面有压痛,可有发热、白细胞增多、流脓涕等炎症表现,结合鼻腔检查及X线摄片可确诊。

四、治疗

原发性三叉神经痛以解除疼痛为目的,先采用药物治疗,无效时可用神经阻滞或手术治疗。

(一) 药物治疗

1. 卡马西平(carbamazepine)　为首选,从0.1 g开始,逐渐增量,直到疼痛停止。以后再逐渐减少,找出最小有效量维持,一般 0.6 ~ 0.8 g/d,最大剂量不超过 1 g/d,约 70% 病例有效。如用大剂量服药 72 小时后仍无效,则不必再试。副作用可有眩晕、思睡、恶心、行走不稳,但多在数天后消失;偶有皮疹、白细胞减少,甚至剥脱性皮炎,需停药并对症处理。

2. 苯妥英钠　开始用 0.1 g,每日 3 次,数日后效果不佳可增加至 0.6 g/d,近半数病例有效。如疗效不著,可与苯巴比妥、氯丙嗪、安定等合用以提高疗效。

3. 以上两药无效时,可用氯硝西泮(donazepam)4 ~ 6 mg/d,40% ~ 50% 病例能完全控制,25% 显著减轻。副作用可有嗜睡及步态不稳。

(二) 阻滞或电凝疗法

药物治疗无效而又不宜手术时,可用无水酒精或甘油阻滞三叉神经周围支或半月神经节,或经皮半月节射频电凝疗法,选择性破坏三叉神经的痛觉纤维。但以上两种方法有一定的复发率。

(三) 手术治疗

可根据不同的病情选择三叉神经感觉根切断术或三叉神经显微血管减压术。

(石静萍)

第五节　急性炎症性脱髓鞘性多发性神经病

急性炎症性脱髓鞘性多发性神经病(acute inflammatory demyelinating polyneuropathy, AIDP)又称吉兰 - 巴雷综合征(Guillain - Barré syndrome, GBS),是神经系统由体液和细胞共同介导的自身免疫系统疾病。神经系统的病变范围广泛而弥散,主要侵犯脊神经根、脊神经和脑神经,有时也可累及脊膜、脊髓及脑部。临床主要表现为急性、对称性、弛缓性肢体瘫痪,腱反射消失,面瘫和周围性感觉障碍。病情严重者可出现延髓和呼吸肌麻痹,危及患者生命。

本病并不少见,1985 年全国 21 省农村流行病学调查,患病率为 16.2/10 万。任何年龄均可发病,北方 3 省调查发现 4 ~ 6 岁及青年有两个发病高峰。男性略多。四季都可发病,以冬夏略多。一般认为本病并不流行传染,但国内有些地区发病有季节性增高的倾向。病前可有非特异性病毒感染史,妊娠、外科手术和疫苗接种可诱发本病,淋巴瘤患者本病发病率高。

一、病因及发病机制

病因尚未完全阐明。多数患者发病前数天或数周有上呼吸道或胃肠道感染症状,或先有某些病毒性疾病如流行性感冒、水痘、带状疱疹、腮腺炎等,故怀疑本病与病毒感染有关。但至今在病变组织(如周围神经或神经根)中未能找到病毒直接侵犯的依据。近年发现,GBS 和其他周围神经病伴有人类免疫缺陷病毒(human immunodeficiency virus, HIV)感染,有 HIV 的患者常有多种免疫异常。

但多数学者倾向于 GBS 是一种自体免疫性疾病,即由免疫介导的迟发性超敏反应。支持此观点的理由有:① 发病前常有前驱的感染,在感染性疾病与神经症状出现间有一段潜伏期;② GBS 患者的循环淋巴母细胞数增高,急性 GBS 患者的血淋巴细胞可诱发鼠的后根神经节脱髓鞘改变;③ 某些GBS患者的血清在组织培养或神经内注射后能引起周围神经的髓鞘脱失,GBS患者血清中发现有循环免疫复合物及抗周围神经髓鞘抗体;④ GBS的特征之一是脑脊液蛋白增高,包括免疫球蛋白G、M及A增高,以及脑脊液中出现单克隆IgG;⑤ 在实验性动物模型研究中,用免疫方法注射粗制的同种周围神经P2碱性蛋白或半乳糖脑苷脂能造成实验性变态反应性神经炎(experimental allergic neuritis,EAN),其病理、电生理和脑脊液改变类似GBS,EAN病理改变也为血管周围的大量淋巴及吞噬细胞浸润伴节段性髓鞘脱失,与GBS相似。

二、病理

主要病理改变在运动及感觉神经根、后根神经节、周围神经及脑神经,以神经根、神经干及神经丛的改变更为明显。

组织学特征为局限的节段性髓鞘脱失,伴有血管周围(主要是小静脉)及神经内膜的淋巴、单核细胞及巨噬细胞的浸润,这些细胞瓦解神经鞘细胞(Schwann细胞)、吞噬髓鞘而引起节段性脱髓鞘。病变神经的髓鞘能再生,在同一条神经纤维中可同时见髓鞘脱失和再生髓鞘。通常无轴索变性,但在严重患者可见轴索变性、碎裂。极少数患者则以轴索变性为主而无髓鞘脱失,可能为一种特殊类型,称急性运动轴索性多神经病(acute motor axonal polyneuropathy)。

三、临床表现

(一) 前驱症状

约半数以上GBS患者在发病前数日到数周有感染史。最常见的是喉痛、鼻塞、发热等上呼吸道感染,以及腹泻、呕吐等消化道症状,其他尚有带状疱疹、流行性感冒、水痘、腮腺炎和病毒性肝炎等。

(二) 起病形式

呈急性或亚急性起病。多数患者起病后症状逐渐加重,在1~2周内达到高峰,少数患者在3~4周后病情仍在进展。约80%的患者首先出现双下肢无力,继之瘫痪逐渐上升和加重。少数患者仅以单纯感觉异常起病或伴有肌无力。

(三) 症状与体征

根据受损的部位不同,可产生不同的临床症状。

1. 感觉障碍　起病时常有主观感觉异常,如麻木、蚁走感、针刺感和烧灼感,以四肢远端为著,可伴有肌肉酸痛。但客观检查浅感觉缺损常不明显,或仅有轻微的"手套袜套"型的感觉减退。下肢可有震动觉及位置觉减退。

2. 运动及反射障碍　通常先有双下肢无力,并逐渐加重和向上发展,累及上肢和脑神经,一般下肢重于上肢,肢体近段(如肩胛带、骨盆带及颈屈肌)肌肉无力更为明显,表现为双侧对称性弛缓性瘫痪,腱反射减弱或消失。

3. 呼吸障碍　约1/3~1/2患者可发生不同程度的呼吸肌麻痹而出现呼吸困难,多在起病3~12天内,少数到第3周出现,这与病变累及颈胸段神经根有关。当舌咽、迷走神经麻痹时咳嗽反射消失,呼吸道被分泌物阻塞而加重症状。少数患者因病变波及延髓致呼吸中枢衰竭。

4. 脑神经障碍　半数以上患者出现脑神经障碍,多为双侧麻痹。成人中以双侧面瘫最为多见,两侧面瘫的程度可不全相等。儿童以后组脑神经(尤其是Ⅸ、Ⅹ)麻痹更为常见,出现吞咽困难、构音障碍、呛咳和咳痰不能,易并发肺炎、肺不张及痰阻窒息。其他　脑神经如动眼神经、三叉神经、舌下神经及副神经均可受累。偶可出现双眼睑下垂、眼球运动不能和 Horner 征。

5. 植物神经功能障碍　肢体的血管舒缩功能障碍并不少见，常伴有手足少汗或多汗，肢端皮肤干燥，偶有短暂的大小便潴留或失禁。GBS 可影响心脏，引起心动过速。

6. 中枢神经系统症状　少数患者可出现定向障碍、乱语、幻觉、妄想等精神症状，也可出现嗜睡、浅昏迷等意识障碍。个别患者有头痛、呕吐、视神经乳头水肿、脑膜刺激征、腱反射亢进、一过性病理反射。

Fisher 综合征是 GBS 的变异型。多见于男性，好发于 38～65 岁。先有呼吸道感染症状，几天后出现眼外肌麻痹症状、复视，一侧或两侧面瘫，小脑性共济失调，肢体及躯干感觉异常，通常不影响肢体运动。体检见瞳孔对光反射迟钝，四肢腱反射消失，可无或仅有轻微的感觉障碍。脑脊液蛋白－细胞分离，电生理诊断为髓鞘脱失改变。病程有自限性，约 10～12 周后神经症状恢复或留有轻微的感觉异常。

四、实验室检查

1. 脑脊液　蛋白－细胞分离，即脑脊液蛋白含量增高而细胞数不高。蛋白增高程度不等，为 1～5 g/L，与临床症状轻重无相关性。在发病初的几天内蛋白含量可以正常，一般在症状出现 1 周后升高，在第 3 周蛋白含量最高，以后又逐渐下降。脑脊液细胞计数通常是正常的，一般少于 10×10^6/L，偶尔可多于 50×10^6/L，以单核细胞为主。糖与氯化物含量正常。

2. 电生理诊断　约 80% 的患者在疾病过程中有神经传导速度减慢，以运动传导速度下降更为明显，但在病程早期可以正常。常有神经远端的感觉及运动潜伏期延长。因病变以神经根的脱髓鞘为主，故 F 波的传导速度减慢。临床症状的轻重及预后与神经传导速度减慢不成比例，当临床症状恢复到正常后，传导速度仍可缓慢，后者可持续数月到数年。

五、诊断和鉴别诊断

诊断主要依据有：病前 1～4 周有感染史；急性或亚急性起病；四肢对称性迟缓性瘫痪，可伴或无感觉障碍；可有脑神经损害；脑脊液常有蛋白－细胞分离以及上述电生理改变。

病程早期或在临床表现不典型时，常需与以下疾病相鉴别：

1. 多发性神经炎　起病缓慢，肢体远端受损较重，感觉、运动症状同样明显或以感觉障碍为主。脑脊液检查正常。多数患者能找到相关病因。

2. 急性脊髓灰质炎　也为急性起病的肢体迟缓性瘫痪，但起病前多有双峰热，肌肉瘫痪多为节段性，可不对称，无感觉障碍。脑脊液蛋白常正常，偶见细胞增多。运动神经传导速度可正常，但波幅降低。肌电图可有失神经支配现象。

3. 周期性瘫痪　发作时也为迟缓性瘫痪，但过去可有发作史，过度疲劳、饱餐、寒冷和焦虑可为诱因。无感觉障碍及脑神经损害。脑脊液正常。发作时多有血钾降低和低钾心电图改变，补钾后症状迅速缓解。

4. 多发性肌炎　该病也可出现迟缓性瘫痪，多见于中年女性，全身肌肉无力、酸痛和压痛，以肢体近端肌肉为主，也可累及颈项肌及咽喉肌。血沉加快，血清肌酶（如肌酸磷酸激酶、谷丙转氨酶等）明显增高。肌电图见肌纤维颤动电位。

5. 肉毒素中毒　国内少数地区偶有发病。有特殊食物史，如食家制豆腐乳、豆瓣酱后起病。眼肌麻痹、吞咽困难及呼吸麻痹较肢体瘫痪为重,感觉正常。脑脊液无改变。

六、治疗

(一) 一般治疗与护理

1. 保持呼吸道畅通,防止继发感染是治疗的关键。咳嗽无力、排痰不畅是本病的突出问题,应积极吸痰,多翻身、拍背。同时应严密观察病情变化,呼吸道分泌物多和气体交换量不足时应尽早作气管切开,呼吸肌麻痹时应及时人工辅助呼吸。呼吸麻痹的抢救是增加治愈率、减低病死率的关键。

2. 延髓麻痹者宜及早插细鼻饲管,进食时及食后30分钟内宜取坐位,以免误入气管而窒息。

3. 尿潴留先用下腹部加压按摩,无效时则须留置导尿管。便秘时可使用大量软化剂、轻泻剂或灌肠。

4. 因本病可合并心肌炎,应密切观察心脏情况,补液量不宜过大。

5. 其他　勤翻身,防止压疮发生;面瘫者须保护角膜,防止溃疡;下肢瘫痪而足下垂者可用夹板防止畸形;为了防止深静脉血栓形成及其他肺栓塞,可穿抗血栓弹力长袜。

(二) 血浆置换治疗

鉴于体液免疫系统在周围神经脱髓鞘中的作用,患者血液中存在与发病有关的抗体、补体及细胞因子等,该疗法可清除血浆中髓鞘毒性抗体、抗原-免疫球蛋白复合物、炎性化学介质补体等,减少或避免神经髓鞘的损害,有利于髓鞘的修复和再生,临床使用该疗法取得了较好的疗效。国内外的研究均证实,该疗法能缩短临床症状的持续时间及使用呼吸机的时间,增加6个月内患者恢复的百分率,降低并发症。缺点为增加了输血带来的并发症,费用较贵。

(三) 免疫球蛋白

应用大剂量免疫球蛋白(每日0.4 g/kg,连用5天)治疗急性期患者可获得与血浆置换治疗相近的效果,且较之易行及安全。但约14%患者症状复发,再治疗仍可有效,价格昂贵。

(四) 糖皮质激素

免疫抑制剂特别是肾上腺皮质激素曾长期而广泛地用以治疗本病。近年的随机对照临床试验未发现其效果优于一般治疗,且可能有较多的并发症,现已不主张应用。但慢性型对激素有良好反应。

(五) 神经营养药物及中药

急性期病重者可给予辅酶A、三磷酸腺苷、细胞色素C等代谢药物,也可同时应用维生素B_{12}、盐酸硫胺或呋喃硫胺等药物。急性期患者中药以清热化湿为主并结合辨证加减。

(六) 康复治疗

应尽早加强运动治疗,并配合针灸、按摩及理疗。

七、病程及预后

通常在发病1~2周内症状最重,多数在病情稳后2~4周开始恢复。死亡主要是因为吸入性肺炎、肺栓塞、并发感染或植物神经功能障碍。病情恢复的程度及快慢各人差异很大,通常儿童较成人恢复得快且较完全。若病情进展速度快,需要辅助呼吸,电生理检查提示运动速度明显下降者预后差,约1/3可遗留后遗症,如腱反射低、足下垂、手肌萎缩及无力和植物神经功能障碍。约10%GBS病情好转又复加重(双向病程),GBS痊愈后再复发者仅占2%。

教学病例

患者男性,28岁,驾驶员。因急起四肢无力、麻木2天就诊。患者于2天前感双手抓物乏力、行走发软,症状于2天内逐渐加重,至双手不能持物,不能单独下地行走;同时出现四肢远端麻木不适感;有一过性小便失禁。患者10天前有感冒史,近期工作疲劳。既往身体健康。

体检:心率92次/分,呼吸24次/分,心肺听诊(-)。脑神经检查(-)。双上肢肌力近端至远端为5-4-3级,双下肢肌力为5-4-4级;四肢反射(±);四肢末端有轻度"手套袜套"样的痛觉减退。无病理征。

实验室检查:ECG示窦性心动过速。脑脊液细胞数 $1\sim2\times10^6$/L,蛋白0.5 g/L。肌电图示神经传导速度轻度减慢,F波潜伏期延长。

诊断:吉兰-巴雷综合征

诊断依据:① 病前有感冒史;② 急性起病,四肢远端无力,伴感觉异常,有轻度心率、呼吸加快;③ 四肢反射明显减弱,无病理征;④ 实验室检查示轻度蛋白增高(发病还较早),肌电图示轻度神经传导速度减慢。

治疗:① 加强护理,勤翻身,防止压疮、尿路感染及肺部感染;② 血浆置换;③ 神经营养剂,大量B族维生素及其他对症治疗;④ 早期康复治疗。

复习思考题

1. 试述周围神经三种病理改变的特点。
2. 试述特发性面神经麻痹的临床表现。
3. 原发性三叉神经痛与继发性三叉神经痛如何鉴别?
4. 多发性神经病的临床表现有哪些共同点?
5. 试述GBS的诊断与鉴别诊断。

(狄晴)

第四章　脊髓疾病

第一节　概　述

一、外部结构

脊髓是脑干向下延伸部分，位于椎管内，上端在枕骨大孔水平与延髓相连，下端形成脊髓圆锥。圆锥尖端伸出终丝，终止于第一尾椎的骨膜。脊髓呈扁圆柱体，自上而下共发出31对脊神经，颈段8对，胸段12对，腰段5对，骶段5对，尾神经1对。因此，脊髓也相应分成31个节段，即8个颈节、12个胸节、5个腰节、5个骶节、1个尾节。脊髓有两个膨大，称为颈膨大和腰膨大，颈膨大包括颈5～胸2，发出支配上肢的神经根；腰膨大包括腰1～骶2，发出支配下肢的神经根。

脊髓由三层结缔组织的被膜所包围，最外层为硬膜，硬膜与椎骨之间的空隙称为硬膜外腔，最内层为软膜，紧贴于脊髓表面。硬膜与软膜之间为蛛网膜，蛛网膜与软膜之间为蛛网膜下腔，其间充满脑脊液。硬膜与蛛网膜之间为硬膜下腔，脊髓借助于脊神经和齿状韧带固定于椎管内。

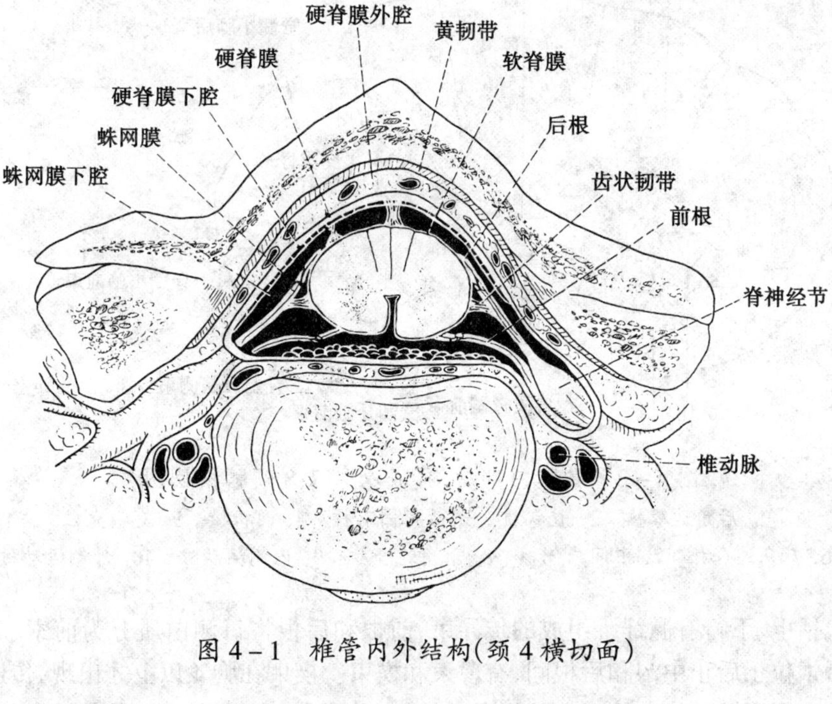

图4－1　椎管内外结构(颈4横切面)

成人脊髓全长约42～45 cm,仅相当于椎管全长的2/3。脊髓圆锥末端的位置相当于第一腰椎下缘水平,因此,脊髓各节段的位置比相应的脊椎为高,两者有以下相互间定位关系:颈髓节段较颈椎高1节椎骨,上中胸髓节段较相应胸椎高2节椎骨,下胸髓则高3节椎骨,腰髓相当于胸椎10～12水平,骶髓相当于第12胸椎和第1腰椎,当判断脊髓病变与X线所见的脊柱位置的关系时,应注意此点。由于脊髓与脊柱两者的长度不等,于是越到下面脊髓节段的神经根则愈向下偏斜,在腰段的神经根几乎垂直下降,形成“马尾”,由腰2至尾节共10对神经根组成。

二、内部结构

在脊髓横断面上,中央区是由神经细胞核团组成的灰质,呈蝴蝶形或“H”形,其中心有中央管,外面系由上、下行传导束组成的白质。

灰质在中央管前后的连合部分称灰质前连合和灰质后连合,其他部分为前角(柱)和后角(柱),颈8至腰2及骶2～4节段还有侧角。前角内含前角细胞,为运动神经细胞,属下运动神经元,一个脊髓节段内的前角细胞的轴突组成脊神经前根,支配相应的肌节,前角损害时发生相应节段肌肉的下运动神经元瘫痪。后角内为传递痛、温度觉和部分触觉的第二级感觉神经细胞,后角损害时,发生相应节段的痛觉、温度觉障碍。颈8至腰2的侧角内主要是交感神经细胞,发出纤维经前根、交感神经径路支配和调节内脏和腺体的功能。颈8和胸1的侧角发出的交感纤维,一部分沿颈内动脉壁进入颅内支配同侧瞳孔扩大肌、睑扳肌、眼眶肌;另一部分支配同侧面部血管及汗腺。骶髓2－4的侧角为脊髓副交感中枢,发出纤维支配膀胱、直肠和性腺功能。

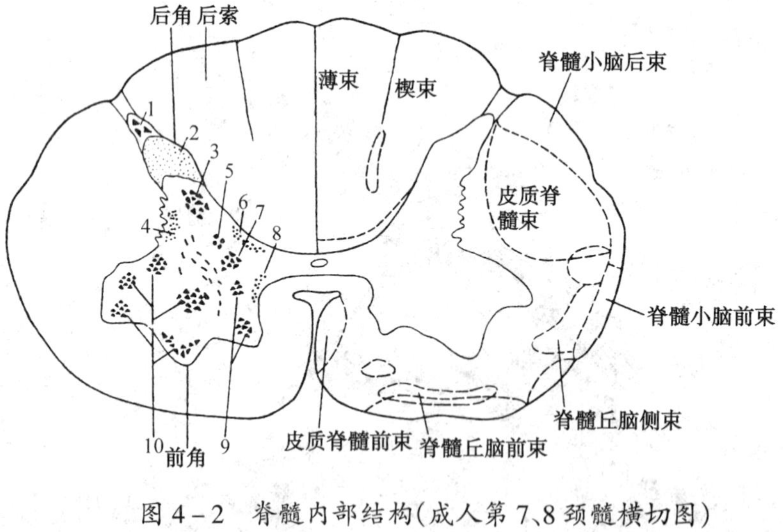

图4－2 脊髓内部结构(成人第7、8颈髓横切图)

1. 后角边缘核 2. 胶状质 3. 后角固有核 4. 网状核 5. 克拉克柱 6. 后角连合核 7. 中间内侧核 8. 前角连合核 9. 内侧运动核 10. 外侧运动核

白质包括上、下行有髓纤维组成的传导束,前根和后根将每侧白质分为前索、后索及侧索三部分。后索位于后正中沟和后根间,有薄束和楔束。楔束在胸4以上才出现,传递同侧上半身的深感觉和识别性触觉。侧索在前根和后根间,前索位于前正中裂和前根间。皮质脊髓侧束位于侧索后部,传递对侧大脑皮质运动冲动到同侧前角细胞,支配随意运动;膀胱随意运动控制的传入和传出纤维也位于侧索后缘,与皮质脊髓束同行。脊髓丘脑侧束和前束分别传递对侧躯体的皮肤痛、温度觉和轻触觉至脑部,脊髓小脑束传递本体觉至小脑,支配同侧躯干和肢体的平衡和协调。

三、脊髓的血液供应

供应脊髓的动脉有3个主要来源:

1. 脊髓前动脉　起源于两侧椎动脉的颅内部分,在延髓的腹侧合并成一支,沿着脊髓的前正中裂下行,供应脊髓的全长。在前正中裂内每1 cm的脊前动脉约分出3~4支沟动脉。沟动脉不规则地左右交替深入脊髓,供应中央灰质、前柱、侧柱、Clarke背柱以及前索、侧索及皮质脊髓束。大致包括脊髓横断面的前2/3区域。沟动脉系终末支,因此较易发生缺血性病变,临床上称脊髓前动脉综合征。

2. 脊髓后动脉　起源于同侧椎动脉的颅内部分,左右各一根,在脊髓的后外侧沟表面,沿后根纤维的内侧下行,供应脊髓全长,但未形成一条完整连续的纵行血管,基本成网状。脊髓后动脉的分支主要供应脊髓的后柱和后索,大致包括脊髓横断面的后1/3区域。因分支间吻合较好,因此较少发生供血障碍。

3. 根动脉　在颈段还有来自颈部椎动脉的分支及甲状腺下动脉的分支供应。在胸、腰、骶各段接受来自肋间、腰、髂腰和骶外诸动脉的分支供应。这些分支都沿着脊神经根进入椎管,故统称为根动脉。每一根动脉进入椎间孔后即分成前、后两股,即根前动脉和根后动脉,分别与脊前动脉和脊后动脉吻合,构成脊髓的冠状动脉环。因此,根动脉组成了脊髓前、后动脉的一部分。冠状动脉环围绕脊髓表面,并分出无数小分支供应脊髓表面结构,并发出小穿透支进入脊髓,担负脊髓实质外周部分的供血。

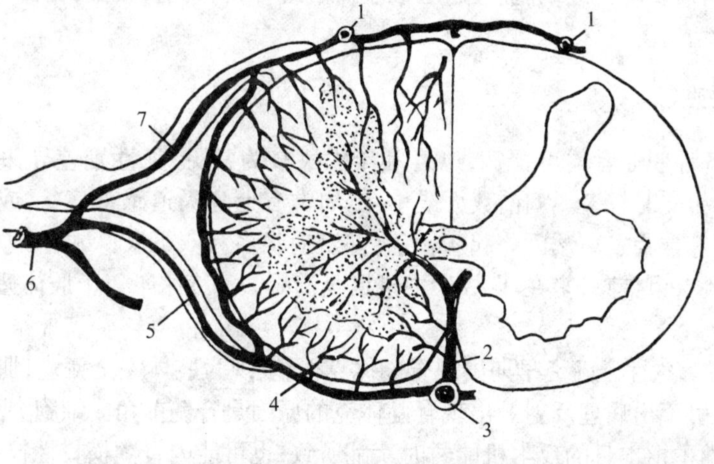

图4-3　脊髓的动脉供应,示各动脉的分布范围(横切面)

1. 脊髓后动脉　2. 沟连合动脉　3. 脊髓前动脉　4. 根动脉前支
5. 根前动脉　6. 根动脉主干　7. 根后动脉

大多数根动脉都比较细小,但在颈6、胸9、腰2三处的根动脉较大,不仅供应本节段,还可供应上、下邻近多个节段。由于这一补充血供，使脊髓的动脉血流十分丰富，不易发生缺血。当脊髓的主要动脉(脊前动脉和脊后动脉)发生栓塞时，常在以上相邻两根动脉分布区的交界处，即胸4和腰1，发生血供不足现象。

脊髓的静脉回流经根前和根后静脉引流至椎静脉丛。后者向上与延髓静脉相通，在胸段与胸腔内奇静脉及上腔静脉相通，因此又与肺静脉有联系。在腹部与下腔静脉、门静脉和盆静脉有多处相通。椎静脉丛内的压力很低，没有瓣膜，其血流方向不定，常受胸、腹腔压力的变动而改变(例如举重、咳嗽、屏气等动作时)，构成感染和恶性肿瘤转移入颅的可能途经。

第二节　急性脊髓炎

急性脊髓炎(acute myelitis)是指非特异性局限于数个节段的急性横贯性脊髓炎，为常见的脊髓疾病，绝大多数在感染后或疫苗接种后发病。临床表现为病变水平以下肢体瘫痪，各种感觉缺失，膀胱、直肠、自主神经功能障碍。如病变迅速上升波及延髓，称为上升性脊髓炎；如脊髓内有两个以上散在病灶，称为播散性脊髓炎。

一、病因和病理

病因未明。大部分病例与病毒感染、免疫接种有关。近年报告的病因多数亦与自身免疫有关。

病理改变主要为非特异性炎症与变性。可累及脊髓全长的任何节段，以胸3～5节段最常受累。肉眼观察可见病变部位软膜充血、脊髓肿胀，严重者质地变软；切面可见灰、白质界限不清，有点状出血。显微镜下可见软膜和脊髓血管扩张、充血，血管周围以淋巴细胞和浆细胞为主的浸润和水肿，灰质内神经细胞肿胀，尼氏小体溶解，白质内髓鞘脱失和轴突变性，大量吞噬细胞和胶质细胞增生。

二、临床表现

各年龄组、各种职业者均可罹病，以青壮年农民较为常见，无性别差异，一年四季均可发病，以冬春、秋冬相交时较多。病前数天或1～2周常有上呼吸道感染症状，或有疫苗接种史。受凉、过劳、外伤等常为发病诱因。起病较急，首发症状多为双下肢麻木、无力、病变相应部位的疼痛，病变节段有束带感，多在2～3天内进展至高峰。病变水平以下肢体瘫痪、感觉缺失和括约肌功能障碍。

1. 运动障碍　急性脊髓炎早期出现脊髓休克征，表现为肢体完全瘫痪，肌张力降低，腱反射消失，尿潴留，引不出病理反射。出现脊髓休克的原因是脊髓前角α细胞突然失去锥体束之易化性影响，脊髓中枢本身的反射机能暂时紊乱所致；也可能因脊髓横贯性损害后脊髓低级中枢受到破坏，或病变的脊髓发生下行性变性。休克期一般持续2～4周，少则数天，多则数月或更长。休克期的长短取决于脊髓损害的程度、性质和有无尿路感染及压疮等并发症。随着肌张力的增高，脊髓节段性功能的兴奋性也逐渐提高，脊髓反射随之出现，表示脊髓休克期的结束，则病变节段以下出现痉挛性瘫痪。同时，随意运动及肌力亦随之逐渐恢复。

2. 感觉障碍　以传导束性感觉障碍为特点，表现为受损平面以下各种感觉减退或消失，以痛觉消失尤为明显。在恢复期,感觉较运动恢复慢。

3. 植物神经功能障碍　在疾病早期,大小便潴留。在脊髓休克期,呈无张力性神经源性膀胱。随着脊髓功能的恢复,膀胱功能逐渐转变为反射性神经源性膀胱。此外,病变平面以下皮肤干燥、不出汗、脱屑或肢体水肿,角化过度或皮肤溃疡、易破,指甲松脆等。

通常自发病后 3 ~ 6 个月可基本恢复,少数病例遗有不同程度的后遗症。如病变为非横贯性则症状较轻,肢体瘫痪可不完全,恢复较快。

上升性脊髓炎起病急骤,感觉障碍平面常于 1 ~ 2 天内甚至数小时内上升至高颈髓,瘫痪也由下肢迅速波及上肢,甚至延髓支配的肌群,出现吞咽困难,构音不清,呼吸肌麻痹,常可引起死亡。

三、实验室检查

1. 周围血象　早期白细胞数正常或稍高。

2. 脑脊液　一般压力正常;白细胞数可正常,也可增高至(20 ~ 200) × 10^6/L,以淋巴细胞为主。蛋白正常或轻度增高。糖与氯化物含量正常。一般椎管无梗阻现象。如脊髓水肿严重时,脊腔可部分梗阻,蛋白含量可高达 2 g/L(200 mg/dl)以上。

3. 脊髓造影或磁共振成像　可见病变部位脊髓增粗等改变。

三、诊断和鉴别诊断

根据急性起病,病前有感染或疫苗接种史及迅速出现脊髓横贯性损害,结合脑脊液检查,不难作出诊断。但需与下列疾病鉴别:

1. 急性硬膜外脓肿　身体其他部位的化脓性病灶,如皮肤疖肿、扁桃体、化脓性病灶等,或邻近组织的感染如压疮、痈或肾周脓肿等处的病原菌通过血行或组织蔓延达到硬膜外脂肪组织中而形成脓肿。常在原发感染后数天或数周突然起病,有时原发病灶被忽视。首发症状为背部或双下肢剧痛,数日内出现明显项强、头痛、发热、全身无力,病灶相应部位的脊柱剧烈压痛及叩击痛,如不及时治疗则很快发生双下肢瘫痪。外周血象白细胞增加。脑脊液白细胞轻度增加,蛋白增高明显,脊髓腔梗阻。腰椎穿刺时切忌在脊柱压痛部位进针,否则易将病原菌带入蛛网膜下腔,造成化脓性脑脊髓膜炎。

2. 脊柱结核　早期常有低热、食欲减退、精神萎靡、乏力等全身中毒症状。如病变椎体发生塌陷,椎旁寒性脓肿形成,则可压迫脊髓,往往出现急性横贯性脊髓损害。病变脊柱棘突常明显突起或后凸成角畸形。脊柱 X 线片也可见典型的脊柱结核改变,如椎体破坏,椎间隙狭窄,侧位片可见椎体呈楔状塌陷并有脊柱后凸和椎旁寒性脓肿形成。

3. 脊柱转移性肿瘤　身体其他部位的恶性肿瘤可通过局部浸润、血行播散转移到椎体及硬脊髓膜外。以老年人多见,发病较急,早期出现根性疼痛,有时性质剧烈,不久即可发生脊髓受压症状,如截瘫、尿潴留等。X 线平片可见椎体骨质破坏。如有原发病灶则更易作出诊断。

4. 视神经脊髓炎　系多发性硬化的一种类型。除有横贯性脊髓炎的表现外,还有视力下降等视神经炎的表现。后者可在脊髓炎症状之前或之后出现。有些多发性硬化的首发症状为横贯性脊髓损害,病情多有缓解及复发,并可相继出现其他多灶性体征,如眼球震颤、复视、共济失调等。

5. 脊髓出血　多由外伤或血管畸形引起,发病时有剧烈背痛,迅速出现肢体瘫痪和括约肌障碍，脑脊液多为血性。脊髓 CT 扫描显示出血部位为高密度影像。脊髓造影或脊髓血管造影可发现血管畸形。

四、治疗

（一）急性期的治疗

1. 类固醇激素　目前认为急性脊髓炎系自身免疫性疾病，治疗以类固醇激素为主，可用氢化可的松 100～200 mg 或地塞米松 10～20 mg，加入 5% 葡萄糖液中静滴，每日 1 次，疗程 10～14 天。病情稳定后改为口服强的松 30～40 mg，每日 1 次，服用 3～5 周后减量停药。较大剂量激素连续应用超过 1 个月病情无改善者，应视为无效而停药。

2. 抗生素　在使用激素时要给予相应抗生素治疗，以预防肺部和尿路感染等并发症。

3. 维生素　大剂量维生素 B_1、B_6、B_{12} 及维生素 C 合并应用，能加速周围神经的再生。能量合剂作为辅助用药可促进神经功能的恢复。

4. 加强护理　预防压疮，防止肺部及泌尿系感染。

（二）恢复期治疗

急性期过后即行康复治疗。加强肢体功能锻炼，瘫痪肢体应处于功能位，防止挛缩和畸形，并给予按摩、针灸、理疗等治疗。

第三节　脊髓亚急性联合变性

脊髓亚急性联合变性（subactue combined degeneration of spinal cord）是由于维生素 B_{12} 缺乏引起的脊髓后索和侧索联合变性，并可伴有周围神经、视神经和大脑白质变性。临床表现以深感觉缺失、感觉性共济失调及痉挛性瘫痪为主，常伴有周围神经症状。

一、病因和发病机制

本病的发生和维生素 B_{12} 缺乏密切相关。维生素 B_{12} 是脱氧核糖核酸合成过程中的辅酶，其缺乏将影响造血功能及神经系统的代谢而发生贫血和神经系统变性。在白种人中本病常伴发恶性贫血。在我国恶性贫血少见，但常合并其他类型的贫血。维生素 B_{12} 缺乏的因素有：① 营养不良、摄入不足，需要量增加，甚少见；② 吸收障碍如内因子缺乏（萎缩性胃炎、胃癌、胃大部或全部切除术后、幽门梗阻等），小肠疾患，原发性或继发性小肠吸收不良症，节段性回肠炎等；③ 药物影响，如 EDTA、新霉素影响小肠内吸收维生素 B_{12}；④ 血中的运钴胺蛋白缺乏，导致维生素 B_{12} 的吸收运转障碍。此外，叶酸的代谢与维生素 B_{12} 的代谢之间有密切关系，叶酸缺乏也能产生神经症状。

二、病理

病理改变主要发生在脊髓的后索和锥体束，并且不同程度地侵及脑和脊髓的白质、视神经和周围神经。肉眼观察可见大脑轻度萎缩，脊髓切面显示白质脱髓鞘样改变。镜下观察：颈髓下段及胸髓上段最早受累，后索及锥体束范围内可见髓鞘水肿，板层分离及空泡形成，然后融合成海绵状坏死灶。髓鞘和轴突均退变，前者病变程度较重，病灶内有胶质增生。病变节段可上下扩展，并可向前侵及脊髓前角和侧角、白质其他传导束。少数病变可侵及视神经、大脑白质。周围神经病变较常见，主要为髓鞘脱失、轴突变性。

三、临床表现

多于中年发病，起病亚急性或慢性。多数患者在神经症状出现前有贫血的一般表现，如倦怠、乏力、舌炎、腹泻等，也有部分病例神经症状在贫血症状前出现，给诊断带来一定困难。神经系统症状主要有：

1. 后索损害表现　后索受损时，表现为关节位置觉、震动觉及运动觉障碍。患者常诉踏地有踩棉花感，不能走夜路；体检有深感觉减退或消失，感觉性共济失调。

2. 侧索损害表现　主要以皮质脊髓侧索受损为主，可出现肢体无力甚至瘫痪。体检有肌张力增高，腱反射亢进，腹壁反射及提睾反射消失，病理反射阳性；如同时有周围神经受损表现，腱反射及肌张力不一定增高。

3. 周围神经损害表现　常为本病的首发症状，可有四肢远端感觉异常，如刺痛、麻木、烧灼样感觉，多为持续性和对称性；可有四肢远端对称性手套袜套样感觉减退，双下肢无力。

4. 括约肌功能障碍　出现较晚，在神经损害较重时才出现，表现大小便失禁或潴留。

5. 精神症状　如易激惹、淡漠、嗜睡、多疑、情绪不稳，进而智能减退甚至痴呆，表明大脑白质广泛受累。

四、实验室检查

脑脊液多正常，少数病例可有蛋白含量轻度增高。胃液分析：胃酸减少，游离酸可为零，呈抗组织胺性胃酸特征。周围血象及骨髓涂片可发现巨细胞性低色素性贫血。血清维生素 B_{12} 测定通常低于 1×10^{-4} g/L。

五、诊断与鉴别诊断

根据中年发病，呈亚急性或慢性过程，有贫血和脊髓后索、锥体束及周围神经损害的症状，结合实验室所见，可作出诊断。但在疾病早期，尤其当缺乏贫血症状时应与下列疾病鉴别：

1. 脊髓压迫症　髓外硬膜内肿瘤的早期常有神经根刺激症状，常自一侧开始，表现为脊髓半切综合征，脑脊液蛋白含量增高，脊髓造影可资鉴别。颈椎间盘病变造成的椎管狭窄也可出现类似症状，但进展较缓，症状不如本病对称，脊髓造影有助于鉴别。

2. 周围神经病　多种原因引起的周围神经病可表现为对称性四肢远端感觉障碍，有时如酒精中毒等也可伴有脊髓传导束损害表现，但多无贫血及维生素 B_{12} 缺乏的证据。

3. 多发性硬化　起病较急，且病程中常有缓解、复发交替出现，不伴有对称性周围神经损害，诱发电位和 MRI 检查有助于鉴别。

六、治疗与预后

本病如不经对症治疗，在发病 2～3 年后可进展至死亡。但如果在发病后 3 个月内积极治疗，常可获得完全恢复。因此早期确诊、及时治疗是决定本病预后的关键。一旦确诊，或拟诊本病时可立即开始大剂量维生素 B_{12} 治疗。可用维生素 B_{12} 500～1 000 μg，每日或隔日肌内注射 1 次，连续 2 周后改为 100～200 μg 每日注射 1 次或每周 2～3 次，2～3 月后用小剂量维持，某些患者需终身用药。同时应加强营养,也可加用其他维生素,如维生素 B_1、维生素 C,效果更佳。不宜单独使用叶酸,否则将加重神经系统症状。

除药物治疗外,瘫痪肢体应加强功能锻炼,进行理疗和康复治疗。

第四节 脊髓压迫症

脊髓压迫症(compressive myelopathy)是由于椎管内的占位病变而引起脊髓、脊神经根受压迫的一组临床综合征。可发生在任何年龄,病变呈进行性发展,最终导致程度不同的脊髓横贯损害和椎管阻塞。

一、病因

造成脊髓压迫的原因很多,根据病变的解剖部位可分成几类:

1. 脊柱病变 最常见为外伤和脊柱结核,其次为肿瘤和椎间盘突出。脊柱外伤以骨折、脱位多见。脊柱本身的肿瘤包括肉瘤、血管瘤,但远不如转移性肿瘤多见,多来自于肺、乳腺、甲状腺、前列腺、胃肠、子宫、肾等器官的恶性肿瘤。自从 CT 和 MRI 问世以来,由于骨质增生、椎间盘病变、后纵韧带钙化、黄韧带肥厚或先天性发育障碍导致椎管狭窄而造成脊髓压迫也逐渐受到重视。

2. 脊膜病变 由于其他部位的化脓性病灶血行播散造成的硬脊膜外脓肿是急性脊髓压迫症的常见原因。血管畸形或外伤造成硬膜外或硬膜下血肿、蛛网膜粘连、脊膜瘤、蛛网膜囊肿、梅毒性硬脊膜炎、转移性肿瘤均可造成脊髓受压。

3. 脊髓和神经根病变 最常见的是肿瘤,如神经纤维瘤、脊膜瘤、脊髓胶质瘤、室管膜瘤,脊髓内血管畸形、出血,大的脊髓空洞症等。

4. 其他 继发于全身性疾病,如白血病、淋巴瘤、寄生虫囊肿也可引起脊髓受压。

二、发病机制和病理生理

脊髓受压时,早期可通过移位、排挤脑脊液及表面静脉的血液而得到代偿;此期虽有脊髓外形的明显改变,由于传导通路并未中断,因此可不出现神经功能缺损。后期,代偿作用可能表现为骨质吸收造成局部椎管扩大,此时大多已有明显的神经系统症状和体征。脊髓压迫引起神经系统症状和体征出现的早晚与其代偿机能密切相关,而其代偿机能常受下列因素影响:

1. 压迫产生的速度 脊髓急性受压,往往在极短的时间内达高峰,代偿机能不能充分发挥作用,则较早出现脊髓损伤的表现,且常十分严重;慢性脊髓压迫则能充分得到代偿,脊髓的损伤较晚出现,预后较好。

2. 病变与脊髓的关系 髓内占位病变直接侵犯神经纤维,压迫症状出现较早;髓外硬膜内占位病变首先从一侧压迫脊髓,临床表现脊髓半切综合征,症状进展缓慢;硬脊膜外占位病变,由于硬脊膜的阻挡,对脊髓的压迫作用相对轻微,症状往往发生在脊腔明显梗阻之后。

脊髓受压,无论急性或慢性,髓内的神经细胞和神经纤维均逐渐发生变性、断裂、坏死和髓鞘脱失。同时,由于脊髓动脉受压,使其缺血缺氧和营养障碍,引起脊髓变性及软化。由于受压部位以下血液回流障碍,脊髓表面静脉曲张,血浆中的蛋白渗出,脑脊液蛋白增高。

三、临床表现

急性脊髓压迫多数表现为脊髓横贯性损害，常伴有脊髓休克。慢性脊髓压迫的症状是进行性的，通常可分为3个时期：① 神经根刺激期，或根痛期，主要表现神经根和脊膜刺激症状，出现根痛或局限性运动障碍；② 脊髓部分受压期，可出现脊髓半侧横贯性损害的表现；③ 脊髓完全受压期，脊髓呈完全横贯性损害。

（一）神经根症状

受累平面的后根因受病变刺激而产生其分布区自发性疼痛，性质如刀割、火烧或电击样，每于咳嗽、喷嚏、转体、负重等用力时可诱发疼痛或使之加剧，改变体位时可使症状减轻，有时可出现相应节段的"束带感"。神经根症状往往从一侧开始，也可有双侧性，是髓外硬膜内肿瘤最常见的首发症状。客观检查可有局部感觉过敏带，当后根被病变破坏时即呈现节段性各种感觉障碍；如病变压迫脊髓前根，则表现该节段的肌束震颤和肌肉萎缩。神经根症状是确定病变水平的重要依据。

（二）感觉障碍

上行的脊髓丘脑束受压，早期可出现病变水平以下对侧躯体难以形容的烧灼样疼痛，客观检查为该区域的痛、温度觉缺失。如髓外病变，感觉障碍常自下肢远端开始，逐渐发展至受压节段。髓内压迫性病变早期可出现病变节段支配区分离性感觉障碍，以后侵及脊髓丘脑束，则出现病变水平以下对侧躯干和肢体痛、温度觉缺失，其感觉障碍自病变节段向下发展；"鞍"区（S3～5）感觉保留至最后才受累，称为"马鞍回避"。如病变自后方压迫后索，或从前方向后推使后索受黄韧带压迫，即出现病变水平以下同侧深感觉缺失。脊髓压迫症晚期则表现为脊髓横贯性损害，病变水平以下各种感觉缺失。

（三）运动障碍

脊髓前角和前根受压引起病变节段支配区肌肉弛缓性瘫痪，伴肌肉萎缩和肌束颤动。锥体束受压引起的运动障碍表现为病变节段以下同侧肢体痉挛性瘫痪。急性脊髓压迫症早期表现"脊髓休克"，病变水平以下肢体呈弛缓性瘫痪。

（四）反射异常

经过病变节段的腱反射减弱或消失。锥体束受损则损害水平以下同侧腱反射亢进，病理反射阳性，腹壁反射和提睾反射消失。"脊髓休克"期各种反射，包括病理反射均不能引出。

（五）自主神经功能障碍

双侧锥体束受压时可出现尿潴留和便秘，晚期出现反射性膀胱。马尾、圆锥受压时可出现尿、便失禁。瘫痪肢体可因血管运动功能和泌汗功能障碍而呈现皮肤干燥、脱屑、少汗甚至无汗，由此可引起体温调节障碍。

（六）脊膜刺激症状

多数由硬膜外病变引起，表现为脊柱局部自发或叩击痛，运动受限如颈部抵抗和直腿抬高试验阳性等。

四、辅助检查

（一）脑脊液检查

对脊髓压迫症的诊断有重要价值。最常见的异常是蛋白含量增高而细胞数正常。蛋白含量如超过 10 g/L 时，脑脊液呈黄色，流出后自动凝结，称之为 Froin 综合征。梗阻部位越低，蛋白含量增高越明显。髓外硬膜内肿瘤引起蛋白量增高最明显；硬脊膜外或髓内压迫病变的蛋白含量可轻度增高，压颈试验（Queckenstedt 试验）往往显示椎管有严重梗阻。有时在梗阻平面以下进行腰穿，取出脑脊液后可使临床症状加重，如根痛、力弱、尿潴留等在腰穿后明显加重，这是由于肿瘤移位加重了脊髓压迫的结果。炎症性病变引起的压迫，脑脊液内的细胞数可增多。如临床上疑为硬脊膜外脓肿，切忌在脊柱压痛部位及其附近进行腰穿，否则易将病原菌带入蛛网膜下腔，造成化脓性脑脊髓膜炎。

（二）脊柱平片

可发现脊柱外伤、脱位、脊柱结核、血管畸形以及骨质增生或椎管狭窄，或占位性病变造成的椎管扩张，后者表现为椎弓根变扁、间距加宽、椎体后缘呈现弧形向前凹陷，一侧椎间孔扩大等等。

（三）脊髓造影

可显示椎管梗阻界面。但在椎管完全阻塞时，顺行（下行性）造影只能显示压迫性病变的上界，逆行（上行性）造影时只能显示压迫性病变的下界。

（四）CT 或 MRI 检查

能清晰显示脊髓压迫的影像，尤其是磁共振成像能显示椎管内软组织病变轮廓。碘水脊髓造影加 CT 可明显提高诊断率。

五、诊断与鉴别诊断

慢性脊髓压迫症的特点通常是病灶从脊髓一侧开始，早期可有单侧神经根刺激症状，逐渐出现脊髓部分受压症状，进而成为横贯性脊髓损害症状。在较长时间内两侧症状可不对称，或瘫痪不完全。急性压迫通常表现为横贯性脊髓损害，早期呈现脊髓休克。结合腰椎穿刺压颈试验、脑脊液检查可作出诊断。

脊髓压迫症的临床诊断应包括病变的定位、定性，以及与其他疾病的鉴别诊断。

（一）节段平面定位诊断

通常分为上颈髓、颈膨大、胸髓、腰膨大、脊髓圆锥及马尾。根据神经根刺激和感觉障碍的水平、肌肉萎缩、反射改变及棘突压痛或叩击痛等体征，可初步推断病变的节段，结合各种辅助检查可进一步证实。

（二）横位诊断及定性诊断

鉴别病变在横断面上系位于髓内、髓外硬膜内或硬脊膜外，结合病情进展快慢，对定性诊断有帮助。

病变在髓内时，神经根刺激症状相对较少，多为双侧性，感觉障碍多呈下行性进展，常有分离性感觉障碍，受压节段支配的肌肉萎缩明显，括约肌功能障碍出现较早且程度严重；椎管阻塞程度较轻；脑脊液蛋白含量增加不明显；脊柱 X 线平片较少有阳性发现，脊髓造影显示病变区蛛网膜下腔变窄或局部脊髓增粗。慢性髓内压迫性病变多为肿瘤或囊肿，也可发生先天性肿瘤和转移性肿瘤。脊髓空洞症与髓内肿瘤有时难以鉴别，延迟 CT 扫描技术可使脊髓空洞显影，MRI 常可清楚显示脊髓空洞的影像。急性髓内压迫性病变多为脊髓出血，多由于血管畸形破裂或肿瘤出血引起，血性脑脊液及 CT 显示血肿影像可帮助诊断。

髓外硬脊膜内病变时，神经根刺激或压迫症状发生率较高，可能在较长时间内是唯一的临床表现。脊髓损害常自一侧开始,早期多表现为脊髓半切损害综合征。感觉障碍呈上行性进展,受压节段支配的肌肉萎缩不明显,括约肌功能障碍出现较晚,椎管梗阻较重,脑脊液蛋白含量增高明显。脊柱 X 线平片可有阳性发现,脊髓造影常可见到边缘锐利的充盈缺损或肿瘤轮廓,同时脊髓移向病变对侧。MRI 常可显示椎管内占位病变的部位及大小,由于髓外硬脊膜内占位性病变绝大多数为神经鞘瘤和脊膜瘤,故病程进展缓慢。

硬脊膜外病变可有神经根刺激症状,但更多伴随局部脊膜刺激症状。脊髓损害的症状较晚发生,常出现在椎管已有明显或完全梗阻之后。感觉障碍亦呈上行性发展,受压节段支配的肌肉萎缩不甚明显,括约肌功能障碍出现较晚。脑脊液蛋白含量增高不显著。脊柱 X 线平片常有阳性发现。脊髓造影可显示梗阻平面,但边缘不锐利。CT 检查有助于发现硬脊膜囊受压移位。硬膜外压迫性病变的性质或组织起源比较复杂,包括骨及软组织肿块、外伤性占位病变、感染性肿物包括寒性脓肿或结核性肉芽肿等。硬脊膜外肿瘤多数为恶性,可为骨及椎管外软组织肿瘤侵犯,早期即出现局部明显疼痛,神经系统症状进展较硬膜外脓肿及血肿相对稍缓。骨折、脱位和硬脊膜外血肿起病急骤,并有明显的外伤史。硬脊膜外脓肿起病急性或亚急性,常伴有感染灶及全身中毒症状。

自从 CT 和 MRI 问世以来,椎管狭窄症的诊断率大大提高。椎管狭窄症的部位以颈段多见。正常成人颈段椎管前后径平均为 17 ~ 18 mm。如因先天发育异常,或因椎间盘膨出、椎间盘变性、颈椎骨质增生、后纵韧带钙化、黄韧带肥厚等原因,均可造成椎管狭窄而影响脊髓的血液供应。如椎管前后径小于 9 ~ 10 mm 时,将会出现神经根、脊髓受压的种种临床症状,常易误诊为椎管内占位性病变。除先天性椎管狭窄外,本病多见于 50 岁以上,病情进展缓慢,常见的首发症状为颈痛、臂痛或麻木、乏力,可伴有一侧或双侧下肢无力。神经系统体征多种多样,可见根性疼痛,根性痛觉减退,锥体束和/或后索受损的体征,有些表现为脊髓半切征。脑脊液蛋白含量可增高,椎管可部分梗阻,脊髓造影、CT 扫描或 MRI 可明确诊断。

(三) 鉴别诊断

1. 椎管内其他病变

(1) 急性脊髓炎:急性起病,数日内即出现双下肢瘫痪及括约肌功能障碍,呈现脊髓横贯性损害。病情进展较髓外或髓内肿瘤快。急性期脑脊液蛋白含量可增高,椎管偶有部分梗阻。影像学检查可显示病变节段脊髓增粗,酷似髓内肿瘤。随着病情好转,脊髓水肿可完全恢复,此点可鉴别。

(2) 脊髓血管畸形:多发生在脊髓下段,可引起脊髓出血或缺血。急性起病,根痛为其首发症状且程度较显著,可有下肢力弱或瘫痪。脊髓造影、CT 或 MRI 扫描可帮助诊断。

(3) 脊髓粘连性蛛网膜炎:病因有结核、梅毒感染、外伤或椎管内注射药物(如皮质激素、抗生素、造影剂等),也可因多次椎间盘手术、脊髓麻醉等造成脊髓蛛网膜粘连,影响脊髓的血液供应。常先后出现脊神经根、脊髓膜和脊髓内传导束受损的症状和体征,感觉障碍常呈根性、节段性或斑块状不规则分布,两侧不对称,病程常明显波动。压颈试验提示椎管有梗阻,脑脊液蛋白含量常增高,脊髓造影显示造影剂呈油滴状分布。

2. 椎管以外的疾病　某些疾病,如胸膜炎、心绞痛、肾结石、十二指肠球部溃疡、腰肌劳损、神经炎等均有可能与早期的神经根症状混淆。

六、治疗

首先是病因治疗，能手术者应及早手术，包括切除椎管内占位性病变及开放椎管及硬脊膜囊等。急性脊髓压迫症应抓紧手术时机，一般争取在发病4~6小时内手术，恢复较好。硬脊膜外脓肿应紧急手术并予以足量抗生素。脊柱结核可予以手术，同时行抗结核治疗。某些恶性肿瘤或转移瘤手术后需进行放射治疗、化疗等措施，有些不宜手术者可进行放疗和/或化疗，同时应予以对症、支持和康复治疗，积极进行功能锻炼及预防并发症。

七、预后

预后首先取决于压迫的病因及可能解除的程度，如髓外硬膜内肿瘤多为良性，手术切除后预后良好；髓内肿瘤则预后较差。其次是与脊髓受压时间的长短、功能障碍的程度有关，一般来说，受压时间越短则脊髓功能损害越少，恢复的可能性越大；反之则越小。慢性压迫者因脊髓能发挥其代偿功能，预后通常较急性压迫为好。

第五节　脊髓空洞症

脊髓空洞症(syringomyelia)是一种缓慢进行性的脊髓变性疾病。由于不同原因导致脊髓中央部分形成空洞，典型的临床症状为病变节段分离性痛、温度觉丧失，病灶支配区的肌肉萎缩与营养障碍。如病变侵及脑干，则称为延髓空洞症(syringobulbia)。

一、病因及发病机制

脊髓空洞症的病因和发病机制尚未明确。有下列几种学说：

1. 脑脊液动力学异常　最早由Gardner等人提出，由于颈枕区先天性异常妨碍了脑脊液从第四脑室进入蛛网膜下腔而进入脊髓中央管，最终使中央管不断扩张破裂而形成空洞。

2. 血循环异常学说　脊髓血液循环异常引起髓内组织缺血、坏死、液化，形成空洞。

3. 先天发育异常学说　以前许多学者认为，本病是一种先天发育异常，由于胚胎期神经管闭合不全或脊髓中央管形成障碍，在脊髓实质内残留胚胎上皮细胞而形成；且本病常合并其他先天异常，如颅底压迹、小脑扁桃体下疝、脊柱侧后凸、脊椎裂、弓形足等。临床方面有家族发病的报道。因此有人提出本病与遗体因素有关的说法，但尚未定论。

二、病理

如空洞较大则病变节段的脊髓外形增大，软膜并不增厚。空洞内有清亮液体充填，其成分多与脑脊液相似。有的空洞内含黄色液体，其蛋白含量增高。连续切片观察，空洞最常见于颈膨大，常向胸髓扩展，腰髓较少受侵。偶有多发空洞，互不相通。典型的颈膨大空洞多先侵及灰质前连合，然后向后角扩展，呈"U"字形分布，以后可对称或不对称地侵及前角，继而压迫脊髓白质。空洞在不同平面的范围可不相同，空洞形成早期，其囊壁形成常不规则，有退变的神经胶质和神经组织。如空洞形成较久，其周围有胶质增生及肥大星形细胞，形成致密囊壁，约1~2 mm厚，部分有薄层胶原组织包绕。空洞周围有时可见异常血管。当空洞与中央管交通时，部分空洞内壁可见室管膜细胞覆盖。

少数空洞仅发生在延髓，通常呈纵裂状，有时仅为胶质瘢痕而无空洞。延髓空洞多为单侧，伸入脑桥者较多，伸入中脑者罕见。

三、临床表现

本病男性多于女性，症状可起自儿童期或青少年期，但多数于20～30岁发病，起病后进展缓慢，临床症状取决于空洞所在的部位及其范围的大小。

因空洞最常起自一侧颈膨大后角基底部，故早期症状常常是同侧上肢的相应支配区痛、温度觉丧失而触觉及深感觉相对保留，患者皮肤常被不自觉烫伤。当空洞向灰质前连合扩展，则出现双侧节段性分离性痛、温度觉障碍。有些患者自诉在感觉缺失区有自发性难以形容的持续性烧灼样疼痛，称为"中枢性痛"。空洞常同时向前角扩展，则出现相应节段的肌肉萎缩及肌束颤动。如空洞在颈膨大区，则双手小肌肉萎缩明显，上肢腱反射减低甚至消失。如空洞侵及灰质前侧柱交感神经中枢（颈8、胸1侧角），可出现同侧Horner征。空洞继续扩大侵及脊髓丘脑束，可出现受损平面以下对侧皮肤痛、温度觉丧失；锥体束受损，出现受累平面以下同侧肢体痉挛性瘫痪。后索常最后受累及，出现损害平面以下深感觉缺失。

营养障碍是本病主要症状之一，其中常见的是关节肿大、关节面磨损、骨皮质萎缩、骨质脱钙，多侵犯上肢关节，无疼痛，活动时有响声。这种神经源性关节病变称为夏科（Charcot）关节。此外，皮肤营养障碍，表现青紫、过度角化、皮肤增厚。因痛觉缺失，故手指或足趾常受伤而形成顽固性溃疡，甚至指趾节末端发生无痛性坏死、脱失，称为莫旺（Morvan）征。病变晚期可有膀胱、直肠功能障碍。

延髓空洞症单独发生者较少，常为脊髓空洞的延伸，空洞常不对称，症状与体征常为单侧性。如疑核受侵，则同侧软腭和声带麻痹，饮水呛咳，吞咽困难和构音困难。三叉神经脊髓束核受侵，则同侧面部痛、温觉缺失，呈核性分布。舌下神经核受侵，则同侧舌肌萎缩和肌束颤动，伸舌偏向患侧。前庭小脑通路受侵，则出现眩晕、眼球震颤和形态不稳。延髓网状结构常受累及，可出现不完全的霍纳征。如空洞向上延至脑桥，可有周围性面瘫。如侵及长传导束，则出现对侧偏身感觉障碍和锥体束征。

本病尚可合并其他先天畸形，如颈枕区畸形、隐性脊柱裂、弓形足等。

四、实验室检查

脑脊液一般无特殊改变；如空洞较大，则偶可导致脊腔部分梗阻，脑脊液蛋白含量增高。脊髓造影显示病变段脊髓呈梭形膨大。骨骼X线检查可能发现夏科关节、颈枕区畸形及其他骨骼畸形。延迟脊髓CT扫描可显示出高密度的空洞影像。磁共振成像技术可在纵、横断面上清楚显示空洞的位置及大小，是目前诊断本病最准确的方法。

五、诊断和鉴别诊断

青年发病，起病隐袭，进展缓慢，临床表现有节段性分离性感觉障碍，肌肉萎缩及皮肤、关节营养障碍，脊柱侧后凸等不难作出诊断，MRI检查可明确诊断。MRI还发现不少有脊髓空洞的影像，而临床症状极不典型，可能因为脊髓功能的代偿能力有个体差异之故。

本病需与下列疾病鉴别：

1. 脊髓内肿瘤　病变节段较短，进展较快，膀胱功能障碍出现较早，常于半年内成为截瘫。脑脊液蛋白含量增高，脊髓造影和 MRI 可资鉴别。

2. 肌萎缩侧索硬化　多在中年发病，只侵犯运动神经元，感觉系统不受侵犯。

3. 其他　如脑干肿瘤常于脑桥下部，起病呈亚急性，进展较快。脊髓出血常有外伤史，起病急骤，脑脊液常有血。自从 CT 及 MRI 问世后，诊断并不困难。

六、治疗

本病进展缓慢，可迁延数十年之久，因此迄今为止无特殊疗法。主要采用支持疗法，如给予 B 族维生素、神经营养剂，并注意防止烫伤和关节挛缩等。早期用深部 X 线治疗，或可阻止空洞发展；亦可试用放射性核素^{131}碘疗法（口服或椎管内注射），但效果不肯定。如空洞较大，发生椎管梗阻，可行椎板切除减压。如空洞合并有颈枕区畸形，小脑扁桃体下疝可采用手术矫治。对张力性空洞用脊髓切开和空洞－蛛网膜下腔分流术；如合并蛛网膜炎，适宜作空洞－腹膜腔分流术；如空洞抵达脊髓下段或圆锥者，可将圆锥尖端和终丝移行部切断。总之，对较大的空洞，有主张外科手术的趋势；对较小的空洞，仍采用内科保守疗法。

教学病例

患者男性，29 岁，农民。病前 1 周受凉后发热咳嗽 3 天。10 天前，夜间出现右肩背部疼痛，次日下午突然双下肢自下而上麻木，约 20 分钟后双下肢无力，不能行走，晚间二便潴留。

体检：双下肢肌张力减低，肌力 0°。双侧腹壁反射及膝、踝反射均引不出来，病理征（－）。胸 4 以下深浅感觉缺失，皮肤干燥。

实验室检查：脊柱 X 线片无异常。脑脊液正常。奎根试验示椎管通畅。胸髓 MRI 检查示 T4、T5 脊髓稍增粗，髓内斑片状异常信号。

定位：T4、T5 脊髓横贯性。

定性：炎症

诊断：急性脊髓炎。

诊断依据：① 青年农民；② 病前有感染史；③ 首发症状为根痛；④ 脊髓急性横贯性损害；⑤ 脊柱 X 线片正常；⑥ 脑脊液正常；⑦ MRI 示 T4、T5 脊髓稍增粗，髓内斑片状异常信号。

治疗：① 皮质激素；② 神经营养剂；③ 预防并发症；④ 恢复期康复治疗。

复习思考题

1. 试述急性脊髓炎的临床表现、诊断和鉴别诊断。
2. 试述脊髓亚急性联合变性的病因和主要临床表现。
3. 髓内肿瘤与硬膜下髓外肿瘤在症状体征及实验室检查等方面有何区别？
4. 脊髓空洞症特征性的临床表现有哪些？

（张玲如）

第五章　脑血管疾病

第一节　概　述

脑血管疾病(cerebral vascular diseases)系指各种原因致脑血管发生病变引起脑功能障碍的总称。临床上可分为急性和慢性两种。急性脑血管病,以急性发展的脑血液循环和功能障碍为特征,又称脑血管意外、卒中或中风,包括缺血性(动脉粥样硬化性血栓性脑梗死、脑栓塞及短暂性脑缺血发作等)、出血性(脑出血及蛛网膜下腔出血)、高血压脑病;慢性脑血管病发病隐袭,逐渐进展,如血管性痴呆等。脑血管疾病是当今危害中老年生命与健康的常见病,其发病率、致残率、死亡率和复发率一直处于较高水平,居各类疾病的第一、二位。据统计,我国每年新发病例达150万,脑卒中发病率高达120~180/10万。幸存卒中病人中3/4不同程度丧失了劳动力和生活能力,重度致残者占40%以上。我国每年卒中病人死亡近120万,卒中后存活10年的仅占卒中病人的10%。

脑血管包括脑动脉、静脉、毛细血管和静脉窦。

脑动脉供血包括颈动脉系统和椎-基底动脉系统两组(图5-1),所有脑部血液均通过这两大系统供血。颈内动脉由颈总动脉分出,经颈内动脉管进入颅内后,依次分出眼动脉、后交

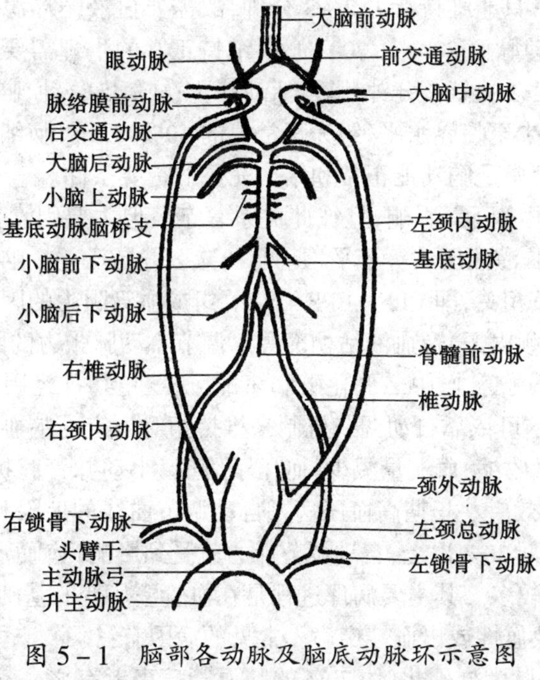

图5-1　脑部各动脉及脑底动脉环示意图

通动脉、脉络膜前动脉、大脑前动脉和大脑中动脉，供应眼球、额叶、顶叶、颞叶前大部及基底节等大脑半球前3/5部分的血液供应，故又称前脑循环。椎动脉从锁骨下动脉发出，经颈椎横突孔、枕大孔入颅，在桥脑下缘左右椎动脉汇合成基底动脉，椎-基底动脉在颅内由下至上先后分出小脑后下动脉、小脑前下动脉、脑桥支、内听动脉、小脑上动脉和大脑后动脉，供应丘脑、枕叶、颞叶的基底面等大脑后2/5及小脑和脑干的血液供应，又称后脑循环。

两侧大脑前动脉之间由前交通动脉连接，两侧颈内动脉与两侧大脑后动脉之间各由后交通动脉连接起来，在脑底部围绕视交叉和脚间窝构成环状动脉吻合—脑底动脉环(Willis环)。脑底动脉环实现了大脑前与后、左右互通。健全的脑底动脉环对调节、平衡颈动脉和椎-基底动脉两大血供系统之间、大脑两半球之间的血供以及当此环某处血管狭窄或闭塞时形成侧支循环极为重要。此外，颈内动脉由眼动脉发出分支与颅外动脉的额、上颌、颞浅动脉及脑膜中动脉分支吻合，而且大脑表面的动脉皮质支之间、椎动脉与颅外动脉末梢分支之间亦有多处吻合，动脉发生闭塞时，这些吻合支可提供一定程度的侧支循环。尽管脑深部的穿动脉之间也存在丰富的血管吻合，但吻合支细小，能承担的侧支循环量有限。当急性闭塞来不及代偿或某一深部动脉闭塞代偿有限时，容易致脑缺血或梗死发生。

脑部静脉系统分为脑浅、深静脉，静脉窦和颈内静脉。脑浅静脉包括大脑上、中、下静脉等，主要收集大脑皮质及皮质下的静脉血汇集到上矢状窦、海绵窦及横窦；深组主要为大脑大静脉(Galen静脉)，收集脑室旁白质、基底节和其他脑深部组织的血液汇集到直窦。深、浅两组静脉血液最后均经乙状窦由颈内静脉出颅。颅内主要的静脉窦有：上矢状窦、下矢状窦、直窦、海绵窦、岩上窦、岩下窦、横窦和乙状窦。颅内的静脉系统没有防止血液回流的静脉瓣。

脑是身体最重要的器官之一，功能极其复杂，其总重量虽占体重的2%，但耗氧量却占全身的20%，是耗氧量最高的组织。脑也是能量代谢最旺盛的组织，葡萄糖是脑的主要能源，但脑组织中能量储存极少，只能维持活力2~3分钟，故需要血液循环源源不断地供应氧和葡萄糖，正常人脑每分钟需动脉血800~1 200 ml，以维持正常的生理需要。脑的血流一旦发生障碍，就会造成脑功能异常。缺氧2分钟，脑电活动停止；缺氧5分钟，脑细胞即可发生不可逆损害。如脑的血液供给减少至临界水平(约为正常值的50%)以下，脑细胞的功能只能维持数分钟。因此，脑血流供应正常是脑功能正常和结构完整的首要条件。

脑血流量(CBF)受很多因素影响，且彼此关系复杂。但主要因素为血压、脑灌注压(CPP)及脑血管阻力(CVR)。脑灌注压约等于平均动脉压减去静脉压差。脑血流量与灌注压成正相关，与脑血管的阻力呈负相关，即CBF=CPP/CVR。组成血管阻力的因素有：血管壁的构造、血管张力、血管外压力(即颅内压)及血液粘稠度等。调节小动脉张力的因素有：局部脑组织代谢引起细胞外液的酸碱度改变、血中二氧化碳和氧的分压、植物神经因素等。当平均动脉压在8.0~21.3 kPa范围时，脑可依靠自动调节机制来维持相对恒定的脑血流量：血压升高时，小动脉管腔内压增高，小动脉收缩，血流量减少；血压下降时，小动脉管腔扩张，血流量增加。这种自动调节作用称Bayliss效应。长期高血压病人自动调节曲线的上限和下限均移至较高水平，动脉血压只要较平时降低30%以上，自动调节能力就受到影响，脑血流量就减少。

脑血管疾病的病因较多。其主要病理过程是在血管壁病变的基础上，加上血液成分及/或血流动力学改变，造成缺血性或出血性疾病。常见的病因有：

1. 血管壁病变　动脉粥样硬化(约70%的脑血管病患者有之)，动脉炎(风湿、结核、钩端螺旋体、梅毒等)，先天性异常(动脉瘤、血管畸形等)，外伤，中毒，肿瘤等。

2. 血流动力学改变　高血压病(约占非栓塞性脑血管病的 55% ~ 75%),低血压,心脏功能障碍(心力衰竭、冠心病、心房纤颤、传导阻滞)等。

3. 其他

(1) 血管外因素的影响:主要是大血管邻近的病变(如颈椎病、肿瘤等)压迫,影响脑供血。

(2) 颅外形成的各种栓子脱落等。

防治卒中的关键和重要措施是消除能促进卒中发展的各种危险因素。脑血管的危险因素多种,主要危险因素有高血压、心脏疾病、糖尿病、高血脂症等,次要危险因素有肥胖、吸烟与酗酒、血流变学异常、口服避孕药、遗传、年龄与性别等。这些危险因素有些是不可干预的,如年龄、性别和遗传等,有些是可以干预的,如高血压、糖尿病和心脏病等。如能积极治疗一些可以干预的危险因素,则可能降低脑卒中的发病率和死亡率。

第二节　短暂性脑缺血发作

短暂性脑缺血发作(transient ischemic attacks, TIAs)是一种历时短暂的脑局部供血不足,导致相应供血区局灶性神经功能缺失。本病发病突然,其症状体征一般持续数分钟至数小时,并在 24 小时之内完全恢复,不留后遗症,具有短暂性、可逆性、反复发作的特点,是较轻型的脑血管病之一。未经治疗的 TIA 患者中约有 1/3 以后发展为脑梗死,因此有人将 TIA 称先兆卒中或卒中前驱期。

一、病因和发病机制

目前,对 TIA 的病因和发病机制还存在许多分歧和争论,但多数认为是多种因素所致的局部脑血流循环障碍。不同的病例,发病机制可不相同。

1. 微栓子栓塞　颈内动脉颅外段或椎动脉粥样硬化斑脱落,或心脏、主动脉弓脱落的微栓子阻塞微小动脉,引起脑缺血表现。当栓子溶解时,被阻塞的微动脉再通,或侧支循环的代偿作用使症状缓解、消失。

2. 动脉壁狭窄、动脉痉挛　颈内动脉或椎 - 基底动脉先天性变异及动脉硬化性狭窄时,可使脑血流缓慢,导致脑供血不足;此情况更常见于有明显增生性颈椎病患者,当急剧转颈时造成椎动脉扭曲,或椎体增生刺激颈交感干致椎 - 基底动脉系统痉挛,可引起椎 - 基底动脉系统缺血而产生猝倒发作。高血压病人血管应激功能增高,当过度疲劳、精神紧张或情绪激动时,也可引起脑血管痉挛,产生脑局部缺血缺氧。

3. 脑血流动力学改变　脑动脉狭窄或闭塞时,侧支循环的血流受全身血压的影响很大,急剧的血压下降或心搏出量减少时可产生一时性缺血症状。此外,血液成份异常,如红细胞增多症、血小板增多症、高血脂症均可使血液粘稠度增高,导致脑动脉血流受阻或缓慢,引起 TIA。

二、临床表现

(一) 本病好发于中老年人,临床特点为:

1. 起病突然,症状和体征可在数秒钟内达到高峰,多数病人无意识障碍。

2. 持续时间短暂，一次发作一般历时数分钟，短者可数秒钟，在5~10分钟内最多，持续时间不超过24小时，发作间歇期无任何神经系统症状和体征。

3. 常呈反复发作，发作次数多则一日数次，少则数周数月甚至数年才发作一次。

4. 各个病人的局灶性神经功能缺失症状常按一定的血管支配区刻板地出现。

（二）TIA的症状依其所涉及血管的不同而多种多样。

1. 颈内动脉系统TIA　以大脑中动脉短暂性发作为多见，表现为发作性偏瘫或单肢轻瘫，病理反射阳性。感觉障碍多为偏身或部分肢体麻木或感觉减退。主侧半球损害可产生一过性运动性失语、失写、失读。一侧失明，对侧偏瘫为颈内动脉TIA的特征。大脑前动脉短暂性脑缺血发作可表现为精神障碍、人格及情感障碍。其他少见类型如症状性癫痫、意识丧失、帕金森综合征、舞蹈症、多动等。

2. 椎－基底动脉系统TIA　发作频度较颈内动脉系统为多。最常见的症状为阵发性眩晕伴恶心、呕吐，但很少同时有耳鸣。脑干或小脑缺血可出现复视、眼震、共济失调、构音障碍。一过性脑神经麻痹伴对侧肢体瘫痪或感觉障碍，此为椎－基底动脉TIA的典型表现。大脑后动脉缺血可引起视幻觉、偏盲或象限盲。少数患者可有猝倒发作（drop attack），常在转颈或仰头时，无意识丧失或短暂丧失，系下部脑干网状结构缺血所致。此外，临床上可见一种少见的短暂性全面性遗忘症（tansient global amnesia），为发作性近事记忆障碍及逆行性遗忘，一般在24小时内恢复；发作时保存自我定向力，无言语障碍，反复发作可致永久性遗忘，与大脑后动脉的颞支缺血累及边缘系统有关。

三、实验室检查

1. DSA和MRA　主要表现为较大的动脉血管壁（颈动脉及颅内大动脉）及管腔内有动脉粥样硬化性损害，如溃疡性斑块、管腔狭窄、完全性闭塞。

2. 头颅CT与MRI扫描　一般无明显异常，如有梗死灶时应确定是否为责任病灶，以资与脑梗死、脑栓塞相鉴别。

3. SPECT和PET　在发作间歇期，可发现有大脑半球局部血流低灌注区，且其范围与颈动脉狭窄程度成正比。

4. 颅脑多普勒超声　可提示血流异常、脑供血不足、管腔狭窄等。

四、诊断和鉴别诊断

这类病人就诊时大多已恢复正常，而无直接临床体检证据，诊断主要依据病人及家庭提供的病史。临床诊断要点如下：① 起病年龄大多在50岁以上，有高血压、高血脂、糖尿病及颈椎病等脑血管病的危险因素及有脑动脉粥样硬化症者；② 突然的、短暂的、局灶的神经系统功能缺失发作，在24小时内完全恢复；③ 常反复发作，临床症状常刻板出现；④ 发作间歇期神经系统检查无阳性体征；⑤ CT或MRI检查排除脑部其他的疾患。

本病为发作性疾病，来诊者绝大多数处在发作间歇期，诊断主要靠病人或其陪人讲述，病人在发病时其觉察力、判断力和记忆力可能受影响，描述常不完全或欠客观准确，因此在确定诊断前，需注意与下列疾病鉴别：

1. 局灶性癫痫　各种类型的局灶性癫痫其临床表现与TIA有相似之处，如伴有意识障碍者与椎－基底动脉系统的短暂性脑缺血发作表现相似。但局灶性癫痫为皮层刺激症状，常按皮层功能区扩展,如抽搐、发麻等;并可能查到脑部器质性病灶;过去有癫痫大发作史;脑电图有明显异常。

2. 晕厥　主要与椎-基底动脉系统的TIA鉴别。晕厥多有意识丧失,发作时血压过低。

3. 内耳眩晕症　常有眩晕、耳鸣、呕吐和眼震,发病年龄较轻,缺少有其他神经系统功能缺失的症状和体征。发作时间可较长,2~3天才逐渐缓解。反复发作后常有持久的听力减退。

4. 心脏病　冠状动脉粥样硬化性心脏病可出现心律失常、心肌梗死,伴血压过低、心力衰竭等,可诱发TIA。需要明确诊断和适当处理。

5. 偏头痛　其先兆期易与TIA混淆,但多起病于青春期,常有家族史。发作为偏侧头痛、呕吐、厌食等植物神经症状,较少表现局灶性神经系统功能丧失。发作时间常超过24小时。

五、治疗

对TIA的治疗必须查明原因和触发因素,并依据发作次数和频度拟定出相应的治疗方案。

(一) 频繁发作期处理

对近期频繁发作、存在进展性卒中可能性及椎-基底动脉系统TIA者主要采取以下措施:

1. 抗凝治疗　对于以微栓塞为主或动脉粥样硬化造成的颅内大动脉狭窄病人,如发作未终止或短时间内频繁发作,可应用抗凝治疗。目前,临床多采用低分子肝素作为抗凝剂。

常用的低分子肝素及用法:速避凝3 000 U腹部皮下垂直注射,每日1~2次,7~10天为一个疗程。法安明5 000 U,用法同上。使用超过5日时,应监测血小板,一旦发生血小板减少或皮肤粘膜有出血现象时应立即停用。

2. 降纤治疗　降纤酶是蛇毒提取的精制品,具有降低血浆纤维蛋白原浓度,降低血液粘度等作用。临床使用显示对TIA的治疗和预防起一定的作用。该药尤适用于伴有高纤维蛋白原和高凝状态的TIA病人。

3. 低分子右旋糖酐　主要作用为阻止红细胞和血小板聚集,扩充血容量,以降低血液粘稠度,改善循环。用法:低分子右旋糖酐500 ml静脉滴注,每日1次,10~14日为一个疗程。心功能不全者应使用半量并慢滴。有糖尿病者,应同时使用相当量胰岛素。

4. 钙离子拮抗剂　尼莫地平(nimodipine)是目前常用的一种药物,具有明显扩张脑血管、增加脑血流量作用,对于由脑血管痉挛造成的TIA有一定的疗效。用法:每次20~40 mg,每日3次。

(二) 预防性用药

对于发作次数不多或频繁发作控制后的继续治疗。常用药物有:

1. 阿斯匹林　主要通过抑制脂肪酸环氧化酶,阻止血小板合成TXA_2,并抑制血小板释放ADP、5-HT等活性物质防止血小板聚集。阿斯匹林可以预防TIA的发生或使发作频率减少,是目前最常用的预防性药物。用量50~150 mg,每晚1次,如无副作用,可长期服用。

2. 氯噻匹啶　又名抵克立得。该药可抑制由ADP、胶原蛋白、花生四烯酸、凝血酶等诱导的血小板聚集。临床使用已观察到能较好地预防TIA再发,且疗效优于阿斯匹林。用量250 mg,每日1次,长期使用,应注意凝血指标等情况。

3. 潘生丁　主要通过抑制血小板的磷酸二酯酶活性,减少cAMP转化为AMP,使血小板内cAMP增加,后者抑制TXA_2的形成,增加PGI_2活性,最后减少血小板聚集。每次50~100 mg,

每日3次。

(三)病因及触发因素处理

1. 针对TIA的病因及触发因素，如动脉粥样硬化、高血压、心脏病、高血脂、糖尿病、颈椎病等进行积极的治疗。

2. 外科手术治疗　导致短暂性脑缺血发作的严重颈动脉狭窄大于70%或闭塞者，可选用手术治疗。手术方法有经皮血管成形术、颈动脉内支架置入术、颈动脉或椎－基底动脉内膜切除术、闭塞动脉切除移植术、动脉搭桥短路术等。

六、预后

随TIA发作持续时间逐渐延长，发作频率不断增加，发生脑梗死的可能性就越大。未经治疗的TIA患者中约1/3以后发展为脑梗死，约1/3继续有TIA发作，另1/3可自行缓解。

七、预防

主要是针对脑血管病的危险因素，包括防治高血压、高血脂、糖尿病、心脏病、戒烟、减肥等。

第三节　动脉粥样硬化血栓性脑梗死

动脉粥样硬化血栓性脑梗死(atherothrombotic cerebral infarction)旧称脑血栓形成，是缺血性脑血管病中常见的类型。由于供应脑的动脉因动脉粥样硬化等自身病变使管腔狭窄、闭塞，或在狭窄的基础上形成血栓，在侧支循环不良的情况下，局部血流中断，脑组织缺血变性坏死，出现相应的神经系统受损表现。

一、病因及发病机制

最常见的病因为脑动脉粥样硬化，常伴有高血压，高血压与动脉硬化相互促进；糖尿病、高血脂及高龄可加速动脉粥样硬化病损的发展。其他如梅毒性、化脓性、钩端螺旋体感染、结缔组织病、变态反应性等各种动脉炎也可造成动脉壁损害，并可致脑血栓形成。在动脉内膜发生病变基础上，如果血液成分变化(真性红血细胞增多症、血液高凝状态)或血液动力学异常(如血压下降、血流量减少等)易使血小板及纤维素等血中有形成分在血管病损处黏附、聚集、沉着，诱发血栓形成。一旦启动血栓形成过程，如不经治疗，大多经过数小时后完全阻塞动脉的血液流动，在侧支循环不良的情况下，该动脉供应区域的脑组织缺血变性坏死，出现急性缺血症状。

二、病理

动脉粥样硬化好发于大血管的分叉处及弯曲处，故脑血栓的好发部位为颈内动脉起始部及虹吸部(29%)、大脑中动脉(43%)，两者共占2/3，以及大脑后动脉(9%)、大脑前动脉(5%)、基底动脉(7%)、椎动脉(7%)。因脑动脉有丰富的侧支循环，管腔狭窄需达80%以上才出现症状。

脑组织缺血后，其中心地带完全缺血，很快出现梗死；而其周围部分由于侧支循环存在，仍可获得部分血液供应，神经细胞功能虽受损，但在3～6小时的短期内仍存活，处于可逆状态。如能在有效时间内及时恢复正常的血液供应，则细胞功能可以恢复正常，此区称为缺血半暗带(ischemic penumbra)，这一有效时间即"治疗时间窗"一般认为是3～6小时。8～48小时缺血严重的中心部位发生软化即梗死(infarct)，脑组织肿胀、变软，灰白质界限不清，如病变范围大，脑组织高度肿胀时，可向对侧移位，甚至形成脑疝。镜下见组织结构不清，神经细胞及胶质细胞变性坏死，毛细血管轻度扩张，周围可见液体或红细胞渗出，此期为坏死期。动脉阻塞2～3天后，脑组织开始液化，周围水肿明显，病变区明显变软，神经细胞消失，吞噬细胞大量出现，星形细胞增生，此期为软化期。3～4周后液化的坏死组织被吞噬和移走，胶质细胞、胶质纤维及毛细血管增生，小病灶形成胶质疤痕，大病灶形成囊腔，此期称恢复期，可持续数月至1～2年。大多数脑血栓形成呈上述病理改变称白色梗死；少数梗死区，特别是近皮质者，由于血供丰富，于再灌流时可继发出血，呈现出血性梗死或称红色梗死。

三、临床类型

1. 完全型　指起病6小时内病情即达高峰者，常为完全性偏瘫，病情一般较严重，甚至昏迷。

2. 进展型　局限性脑缺血症状逐渐进展，呈阶梯式加重，可持续6小时至数天。

3. 缓慢进展型　起病2周后症状仍进展，常与全身或局部因素所致的脑灌流减少、侧支循环代偿不良、血栓向近心端逐渐扩展等有关。此型应与颅内占位性病变如肿瘤或硬膜下血肿等鉴别。

4. 可逆性脑缺血发作或可逆性缺血性神经功能缺损(reversible ischemic neurologic deficit, RIND)　缺血致神经系统缺失症状一般在24～72小时才恢复，最长可持续3周，不留后遗症。实际上是一种较轻的梗死。

四、临床表现

多见于50～60岁以上患有动脉硬化的老年人，90%有高血压病、冠心病或糖尿病。多于静态下发病，不少患者病前有TIA史。多数病例症状经数小时甚至1～2天达高峰。部分起病时有轻度头痛，可能由于侧支循环血管代偿性扩张所致。通常意识清楚，但当大脑大面积梗死或基底动脉闭塞病情严重时，意识可不清，甚至出现脑疝，引起死亡。

不同动脉闭塞时的临床症状由于血栓形成的部位不同，出现相应动脉支配区的神经功能障碍。

(一) 颈动脉系统脑梗死

1. 颈内动脉　临床表现复杂多样。在眼动脉分出之前闭塞时，如脑底动脉环完整，眼动脉与颈外动脉分支间的吻合良好，可以完全代偿其供血，临床上可无任何症状；如出现症状，可表现为TIA、或进展型或完全型卒中，常见对侧偏瘫、偏身感觉障碍及对侧同象偏盲，主侧半球受累时可有失语。如颈内动脉近端血栓影响眼动脉，可出现特征性的病变，即同侧一过性视力障碍或黑朦和Horner征，对侧肢体偏瘫。检查时可见患侧颈内动脉搏动减弱或消失，局部可闻收缩期血管杂音，同侧视网膜动脉压下降，颞浅动脉额支扩张充血、搏动增强。多普勒超声示颈内动脉狭窄或闭塞外，还可见颞浅动脉血流呈逆向运动，这对诊断本病有较大意义。脑血管造影可明确显示颈内动脉狭窄或闭塞。

2. 大脑中动脉　大脑中动脉主干闭塞出现对侧偏瘫、偏身感觉障碍和同向性偏盲，上下瘫痪程度相同；优势半球受累还可出现失语、失读、失算、失写；梗死面积大、症状严重者可引起颅内压增高、昏迷，甚至可导致死亡。皮质支闭塞出现偏瘫及偏身感觉障碍，以面、舌及上肢为重，优势半球受累可有失语、失读，非优势半球受累可出现对侧偏侧忽视症等体象障碍。深穿支闭塞出现对侧偏瘫，上下肢瘫痪程度相同，一般无感觉障碍、偏盲及言语障碍。

3. 大脑前动脉　近端阻塞时因前交通支侧支循环良好可无症状。前交通支之后的主干阻塞时，出现对侧运动及感觉障碍，下肢为重；因旁中央小叶受累排尿不易控制，出现尿失禁；因额叶及胼胝体受累，可出现精神症状，如反应迟钝、表情淡漠、欣快等，还可出现强握反射及摸索动作；在优势半球者可有运动性失语。深穿支闭塞时，内囊前肢和尾状核缺血，出现对侧中枢性面、舌瘫及上肢轻瘫。皮层支阻塞时，以下肢为主的对侧偏瘫及感觉障碍，尿失禁。双侧大脑前动脉闭塞时，可出现淡漠、欣快等精神症状及双侧脑性瘫痪。

（二）椎－基底动脉系统脑梗死

1. 大脑后动脉　大脑后动脉供应大脑半球后部、丘脑及上部脑干。梗死时常见对侧同向性偏盲（有黄斑回避）及一过性视力障碍如黑朦等。优势半球受累除有皮质感觉障碍外，还可出现失语、失读、失认、失写等症状；非优势半球受累可有体象障碍。深穿支阻塞累及丘脑和上部脑干，出现丘脑综合征，表现为对侧偏身感觉障碍，如感觉减退或消失、感觉过度、丘脑痛；丘脑穿动脉闭塞时出现锥体外系症状，如手足徐动、舞蹈样动作、震颤等，还可出现动眼神经麻痹、小脑性共济失调。

2. 椎－基底动脉　常出现眩晕、眼震、复视、构音障碍、吞咽因难、共济失调、交叉瘫等症状。基底动脉主干闭塞时出现四肢瘫痪、延髓麻痹、瞳孔缩小、中枢性高热、意识障碍，常迅速死亡。脑桥基底部梗死可出现闭锁综合征，即患者意识清楚，因四肢瘫、双侧面瘫、假性延髓性麻痹，患者不能言语、不能进食、不能做各种动作，只能以眼球上下运动来表达自己的意识和交流。

3. 小脑后下动脉　此动脉闭塞所致梗死又称延髓背外侧综合征或Wallenberg综合征。临床表现为：① 突然眩晕、恶心呕吐，眼球震颤（前庭神经核受累）；② 吞咽因难，病灶侧软腭及声带麻痹（舌咽、迷走神经疑核受损）；③ 共济失调（前庭小脑纤维受损）；④ 交叉性痛觉、温度觉障碍即同侧面部和对侧半身痛觉温度觉障碍（三叉神经脊束核和脊髓丘脑束受损）；⑤ Horner综合征（交感神经下行纤维受损）。

五、辅助检查

除血、尿等常规检查外，应查血糖、血脂、血液流变学、心电图等。发病24小时内，CT扫描多正常，24～48小时后梗死区逐渐出现低密度灶。对于脑干梗死CT显示不佳，有条件时可做MRI检查。脑血管造影可显示血栓形成的部位、程度及侧支循环情况。经颅多普勒超声可协助发现颈动脉粥样硬化斑块的大小及有否管腔狭窄，有助于诊断。无CT时，为了明确诊断，只要病人无明显高颅压时可行腰穿，脑脊液多正常，仅少数出血性梗死者可见红细胞，一般在发病24小时后出现。大面积梗死时压力可增高，细胞数和蛋白在发病数天后可稍高于正常。

六、诊断和鉴别诊断

本病的诊断要点为：① 发病年龄较高，多有动脉硬化及高血压病史；② 发病前可有 TIA；③ 安静休息时发病较多，常在睡醒后出现症状；④ 症状多在几小时或几天内达高峰；⑤ 多数病人意识清楚，而偏瘫、失语等神经系统局灶体征比较明显；⑥ 脑脊液多正常；⑦ CT 检查提示症状相应的部位有低密度影或脑 MRI 提示长 T1 和长 T2 异常信号。

应与以下疾病鉴别：

1. 脑出血　多在活动状态下或情绪激动时发病。发病更急，常有头痛、呕吐等颅内压增高症状及不同程度的意识障碍，血压增高明显，典型者不难鉴别。但大面积梗死与脑出血，轻型脑出血与一般脑血栓临床症状相似，鉴别困难，往往需要做 CT 才能鉴别。

2. 脑栓塞　多在动态下急骤发病。一般缺血范围较广，症状常较重，常有心脏病史，特别是有心房纤颤、细菌性心内膜炎、心肌梗死或其他原因容易产生栓子来源时应考虑脑栓塞。

3. 颅内占位性病变　少数慢性硬膜下血肿、颅内肿瘤、脑脓肿等可急性起病，出现偏瘫等症状，与脑血栓相似，应注意有无高颅压的症状及体征，必要时可做腰穿、CT 等检查。

七、治疗

（一）急性期治疗

治疗原则是尽量解除血栓，调整血压，增加侧支循环，改善缺血梗死区的血液供应；积极消除脑水肿，减轻脑组织损伤；防治并发症；尽早进行神经功能锻炼，促进康复；防止复发。由于脑梗死患者病情轻重及就诊时期不同，用药品种及方法亦应因人而异。

1. 一般处理　是脑血管病人的基础治疗，不可忽视，否则可发生并发症影响预后。病人需卧床休息，头位可常规抬高 20°～30°，以降低颅内压；昏迷病人如伴有呕吐则应取侧卧位，以避免口腔分泌物、呕吐物误入气管而引起窒息。注意防治压疮及呼吸道感染，维持水、电解质平衡及心肾功能。起病 24～48 小时后仍不能自行进食者应鼻饲，以保证入量及营养。

2. 调整血压　急性脑梗死病人要慎用降压药。脑血栓病人急性期的血压应维持在发病前平时所测的或患者年龄应有的稍高水平。一般不应使用降血压药物，以免减少脑血流灌注量加重脑梗死。具体地说，急性缺血性卒中病人收缩压 < 24.7 kPa（185 mmHg）或舒张压 < 14 kPa（105 mmHg）时，一般不需降血压治疗，先观察数日。在观察期间约 2/3 病人的血压将自然恢复正常范围。而在脑卒中 7～10 日后血压仍高的病人应进行系统抗高血压治疗。如血压过低，应补液或给予适当的药物如多巴胺、阿拉明等，以升高血压。

3. 溶栓治疗　适用于超早期患者及进展型卒中。超早期是指发病 6 小时以内，在证实存在半暗带的前提下，可应用溶栓药物，力争在治疗时间窗内使血流再通，使半暗带区的神经细胞在发生代谢衰竭以前恢复正常功能。应用此类药物，首先需经 CT 证实无出血灶，收缩压 < 26.7 kPa（200 mmHg）、舒张压 < 16 kPa（120 mmHg），病人无出血素质，并应监测出凝血时间、凝血酶原时间等凝血指标。尿激酶是最早应用的溶栓药物，常用 10 万～100 万单位溶于生理盐水 20 ml 中静脉注射，每日 1 次，7～10 天为一疗程；或 2 万～10 万单位用生理盐水溶解后加入 5%葡萄糖 500 ml 中静滴，每日 1 次，连续 5～10 天。或通过动脉导管选择性将药物注入病变血管部位，称为动脉法溶栓。对此药剂量和用法仍在研究中，待确定。另一种新型溶栓剂组织型纤溶酶原激活剂（t－PA）和重组组织型纤溶酶原激活剂（rt－PA）能选择性地与血栓表面的

纤维蛋白结合，专一性地对血凝块特异性溶解，因而很少产生全身纤溶状态，但价格昂贵而限制了临床广泛应用。

4. 抗凝　治疗主要为防止血栓继续进展，适用于进展型卒中。方法见本章第二节。

5. 血液稀释疗法　目的是降低血液粘度，改善血流速度。常用低分子右旋糖酐 500 ml 静滴，每日 1 次，10 天为一疗程。此法简便，但降低红细胞压积少，颅内压增高及心肾功能不全者慎用或禁用；对低分子右旋糖酐过敏者禁用；有糖尿病者，应用时应加用相应剂量胰岛素。

6. 血管扩张剂　是否应用一直有争议。目前认为只可用于病变轻无水肿的小梗死，或脑梗死发病 3 周以后脑水肿已消退的患者。对出血性梗死、发病后 24 小时至 2 周内有脑水肿和颅内压增高者、血压下降或有下降趋势者，均不宜使用血管扩张剂。常用氢化麦角碱 1 ~ 2 mg，每日 3 次，连用 7 ~ 10 天。

7. 钙离子拮抗剂　通过阻断钙离子的跨膜内流而起作用，从而缓解平滑肌的收缩，保护脑细胞。常用尼莫地平 20 ~ 40 mg，每日 3 次，1 ~ 3 月为一疗程。脑益嗪 25 ~ 50 mg，每日 3 次，可经常使用。

8. 防治脑水肿　脑水肿是卒中急性期主要死亡原因。减轻脑水肿是降低急性期死亡的关键，也有利于局部神经功能恢复。常用：① 20% 甘露醇：125 ~ 250 ml 静注，每日 2 ~ 4 次，共 7 ~ 10 天，但甘露醇结晶易阻塞肾小管引起血尿或无尿等肾损伤，心、肾功能不良者应慎用；② 10% 复方甘油：250 ~ 500 ml，每日 1 ~ 2 次，甘油作用时间较长，反跳现象少，还可供给一定的热量，但滴速过快时可发生溶血、肾衰等副作用；③ 速尿：20 ~ 40 mg，肌内注射或静脉滴注，每日 2 ~ 4 次，其副作用为电解质紊乱、血压下降、过度脱水等；④ 白蛋白：5 ~ 10 g 静脉滴注，每日或隔日 1 次，连用 5 ~ 7 天，对严重的大面积脑梗死引起的脑水肿，有明显的脱水效果。

9. 抗血小板聚集剂　见本章第二节。

10. 脑代谢活化剂　可用三磷酸腺苷、细胞色素 C、胞二磷胆碱、辅酶 A 等。

11. 中医药治疗　一般采取活血化瘀、通经活络治则，可用丹参制剂、维脑路通、川穹嗪等。

12. 手术治疗　大面积脑梗死内科治疗困难时，为了防治脑疝，可行大骨瓣减压和坏死脑组织吸出术；对急性小脑梗死产生明显肿胀及脑积水患者，可行脑室引流术或病灶清除术，以挽救生命。

（二）恢复期治疗

一旦病情稳定，即应进行运动康复治疗。早期对瘫痪肢体进行按摩及被动运动。开始有主动运动时即应按康复要求按阶段进行训练，避免出现关节挛缩、肌肉萎缩和骨质疏松；对失语患者需加强言语康复训练，以促进神经功能恢复。同时可用针灸、理疗、服用促神经代谢药物如 ATP、脑复康、脑复新等，服用血管扩张剂、钙离子拮抗剂、抗血小板聚集剂，以防复发。

八、预后

脑血栓形成急性期病死率约 5% ~ 15%，死亡原因中 1/3 由脑部病变直接引起，2/3 因严重肺部感染、心肾功能不全等合并症死亡。存活患者残废率较高，仅 30% 可部分或完全恢复工作。

九、预防

主要是对脑血栓的危险因素如动脉粥样硬化、高血压、糖尿病、高血脂症以及 TIA 等进行治疗。应注意防止血压降低过多过快，老年高血压患者服降压药时尤要注意。老年人有严重腹泻、大汗、失血等情况时要注意补液，防止血容量不足、血粘度增高、血流缓慢等。

第四节 脑栓塞

脑栓塞（cerebral embolism）系指各种栓子经血流进入脑动脉造成血流阻塞，使其供血区的脑组织缺血坏死，出现相应的神经功能障碍。约占脑卒中的 15%～20%。

一、病因及发病机制

栓子来源可分 3 类：

1. 心源性脑栓塞　栓子在心内膜和瓣膜产生、脱落造成脑栓塞，约占脑栓塞的 60%～80%。风湿性心脏病合并二尖瓣狭窄时，血流在左心房流动缓慢，易发生附壁血栓，血流不规则易使栓子脱落形成栓塞。合并心房颤动时，心脏更易发生血栓，并增加脑栓塞的发生。亚急性细菌性心内膜炎瓣膜上的炎性赘生物质脆易脱落。心肌梗死或心肌病时心内膜病变形成的附壁血栓脱落均可形成栓子。其他的原因有心脏粘液瘤、二尖瓣脱垂、先天性心脏病等。

2. 非心源性脑栓塞　指心脏以外血管来源的栓子造成的脑栓塞。常见的原因有主动脉弓及其发出的大血管动脉粥样硬化斑块和附着物脱落；少见的有败血症、肺部感染等引起的感染性栓塞，长骨骨折的脂肪栓塞，癌细胞栓塞，寄生虫卵栓塞，各种原因的空气栓塞以及血管介入性诊断及治疗中造成的医源性栓塞等。

3. 不明原因的脑栓塞　栓子来源不明。

栓子进入其不能通过的血管后，阻塞血流，且常诱发动脉痉挛，加重局部血供不足，甚至缺血坏死。如栓子溶解、破裂，血管痉挛缓解，栓子移向动脉远端，侧支循环及时建立，血流恢复，脑栓塞的症状逐渐减轻或消失，如此时梗死周围的血管壁已坏死，血流恢复后易发生渗漏性出血，可导致出血性脑梗死。

二、病理

脑栓塞多见于颈内动脉系统，由于颈内动脉与大脑中动脉成直线的解剖关系，故特别易侵犯大脑中动脉皮层支或深部分支。椎－基底动脉栓塞少见，仅占脑栓塞的 10%左右。脑栓塞所引起的病理改变与脑血栓基本相同，但可多发。脑动脉栓塞后造成该血管供应的脑组织发生梗死，可呈红色充血性梗死或白色缺血性梗死，或混合性梗死，以前者更为常见，约占 30%～50%。大的血管急性栓塞或多发栓塞可引起广泛脑水肿或脑疝。脑栓塞可多发，当栓子来源未消除时，还可反复发生，同时肺、脾、肾等脏器、末梢动脉等处均可出现栓塞。炎性栓子可引起脑脓肿、限局性动脉炎、细菌性动脉瘤，或在血管中发现细菌栓子等。脂肪栓塞常为多发性小栓塞，大脑白质可见弥散性瘀斑和水肿，镜下见毛细血管中有脂肪球，周围有环状出血。寄生虫卵栓塞可发现虫卵。有时病理检查未能发现栓子，原因是栓子太小或已碎裂、溶解。

三、临床表现

任何年龄均可发病，风湿性心脏病引起者以中青年为多，冠心病及大动脉病变引起者以中老年为多。一般多在动态下发病，起病急骤，症状在数秒或数分钟之内发展到高峰，是所有脑血管病中发病最快者，仅个别病人因反复栓塞可在数天内呈阶梯式加重，或因逆行性血栓形成病情有所进展。脑栓塞的症状取决于被栓塞的动脉，半数病人起病时有短暂的程度不等的意识障碍、头痛、头晕及抽搐。颈内动脉系统的栓塞常见偏瘫、失语、偏身感觉障碍及注视麻痹等。椎－基底动脉栓塞时临床表现为复视、眩晕、口舌麻木、交叉性瘫痪、共济失调甚至昏迷；严重者因大块脑梗死和脑水肿引起颅高压，发生脑疝而致死亡。心源性栓塞同时有心脏病的症状及体征，或有心脏手术史。合并其他部位栓塞者，还表现有相应症状如胸痛、咯血、呼吸困难、皮肤淤点等。

四、辅助检查

CT检查可确定梗塞的部位、数目和范围。一般于24～48小时后可见低密度梗塞区或出血性梗死灶。脑MRI检查可早期发现梗死灶。脑脊液压力正常或增高，有出血性梗死时可见红细胞；炎症性脑栓塞者脑脊液中的白细胞可增加；脂肪栓塞时，脑脊液中可发现脂肪球。心电图、超声心动图、胸部X线检查有助于了解心、肺有无病损。疑有亚急性细菌性心内膜炎时，应注意血象变化、血沉及尿液检查，必要时做血培养。疑有主动脉弓大血管或颈部血管病变时，可做脑血管造影。

五、诊断与鉴别诊断

典型病例根据急性起病并迅速达高峰，立即出现一过性意识障碍、抽搐发作、偏瘫等局部脑症状或伴其他部位栓塞，有心脏病史者诊断不难。对那些临床表现像脑栓塞又无心脏病患者，应注意查找非心源性栓子来源，以明确诊断。

查不到原发病的病例，需和脑出血及脑血栓鉴别。抽搐发作者应与癫痫鉴别。昏迷者应排除可引起昏迷的其他全身性或颅内疾病。

六、治疗

治疗原则主要是改善脑循环，减轻脑水肿，防止出血和治疗原发疾病。

脑部病变的治疗基本上与脑血栓相同。为了防止心内形成新的血栓，消除栓子来源，以及防止被栓塞的血管发生逆行血栓，主张抗凝治疗及抗血小板聚集疗法。但如CT显示为出血性梗塞或脑脊液中含红细胞，或由亚急性细菌性心内膜炎并发的脑栓塞均应禁用抗凝治疗。对心源性脑栓塞患者，有些伴有心功能不全，在用脱水药物时应注意心脏的承受能力。脂肪栓塞患者除按脑梗死治疗外，加用5%碳酸氢钠250 ml静滴，每日2次；或小剂量肝素10～50 mg，6～8小时1次；或用氢化可的松（因其为酒精溶液）均有助于脂肪颗粒溶解。对感染性栓塞应积极抗炎治疗。

原发疾病的治疗有利于脑栓塞的恢复，根除栓子来源，防止栓塞复发。心源性栓塞患者需卧床休息数周，以减少栓塞复发，同时纠正心律失常，防治心衰；亚急性细菌性心内膜炎者应彻底抗感染治疗；有手术适应证的心脏病患者应积极手术治疗。急性期过后，可长期使用小剂量的阿斯匹林、抵克立得等预防心内和血管壁形成新的血栓，防止复发。

七、预后

脑栓塞的预后视被阻塞血管的大小、栓子的数目和性质而定，病死率为20%，多死于严重脑水肿、脑疝形成，也可因合并肺部感染、严重心功能不全等导致死亡。如栓子来源未消除，半数以上患者可复发，再发时病死率更高。心肌梗死引起的脑栓塞预后较差。存活的栓塞患者有不同程度的神经功能障碍，如栓塞发生后很快即有神经功能恢复者，可能是脑血管痉挛较快解除或栓子向远端移动，预后较好。

八、预防

主要是积极防治各种可能发生栓塞的疾病，特别是各种心脏疾病，以消除栓子来源。

第五节　腔隙性梗死

腔隙性梗死(lacunar infarction)系脑的深穿支动脉闭塞所致的脑深部小缺血性软化灶，直径在0.5～15 mm，最大直径不超过20 mm，外观如粟粒大小的小腔或筛孔样结构，故称之为“腔隙”。本病可反复发作出现多个腔隙，称腔隙状态(lacunar state)。

腔隙性梗死是一种独立存在的、极为多见的闭塞性脑血管病。尽管如此，仅凭临床表现诊断腔隙性梗死仍然是困难的。近20多年来，由于CT及MRI的应用，对以前临床不可能诊断的本病可以确诊，而且发病率相当高，有人统计约占脑梗死的20%～30%。腔隙性梗死的症状决定于梗死部位。

一、病因及发病机制

腔隙性梗死的主要病因是高血压，尤其是持续性高血压更易发病。此外，高血脂症、糖尿病、动脉炎、非血管病的栓子均可造成腔隙性梗死。

长期高血压作用于脑内小动脉及微血管壁，导致节段性脂质透明样变、纤维素样坏死及微动脉瘤，其中最主要的是脂质透明样变。上述改变引起血管腔狭窄或闭塞，血液渗入血管壁层，甚至穿通整个血管壁，最终因管腔阻塞而形成腔隙性梗死。

二、病理

梗死灶多位于脑的深部，尤其是基底节区、丘脑和桥脑基底部，系大脑及脑干的深穿支动脉供血区，如豆纹动脉、丘脑穿通动脉、基底动脉的旁中央支等发生狭窄或闭塞所致。病变血管直径在200 μm以下，一般在40～100 μm，管壁发生脂质透明样变、纤维素样坏死，这类穿动脉多为终末动脉，缺乏吻合侧支；因此，穿动脉管腔重度狭窄乃至闭塞时，即可形成供血区的腔隙性梗死。病灶单发或多发，以多发为多见。直径一般在0.5～15 mm，超过20 mm者称为巨腔隙。

三、临床表现

腔隙性梗死的发生可为隐袭性或突然性，相当一部分患者不出现临床症状，只在影像学检查时发现。出现症状时也较轻，持续时间多较短。Fisher将本病的症状归纳成21种综合征。临床表现较常见的类型有：

1. 纯运动性卒中　最常见，约占60%。系锥体束受损所致，病灶位于内囊、辐射冠及脑干基底部等处。表现为对侧面、舌和肢体瘫痪。

2. 纯感觉性卒中　约占10%。表现为偏身感觉障碍，病变在对侧丘脑腹后外侧核。

3. 构音障碍－手笨拙综合征　约占20%。病灶在脑桥基底部或内囊膝部，表现构音障碍伴吞咽困难，病变对侧轻度中枢性面、舌瘫，手轻度无力，精细动作欠灵活，指鼻试验欠稳准，有时可出现锥体束征。

4. 共济失调性轻偏瘫　病变多在脑桥基底部上中1/3交界处，或对侧辐射冠纤维汇集至内囊处，表现对侧轻偏瘫，下肢重于上肢，以及共济失调，共济失调不能完全用无力来解释。

四、诊断与鉴别诊断

根据典型的症状和综合征，结合CT和MRI检查发现相应的腔隙性梗死灶，则可以作出诊断。必须注意，有的病灶太小或处于等密度期而不能检出，故影像学阴性并不能排除本病。反之，有些腔隙病灶并不引起症状和体征，因而CT和MRI检出的病灶未必是“责任病灶”。所以，应当对每例病人进行具体分析。同时，腔隙性梗死需与多发性硬化、小量脑出血、胶质瘤等疾病鉴别。

五、治疗

根据不同的情况，处理不同。对于新发的腔隙性梗死治疗基本上与脑梗死相同；陈旧性腔隙灶应进行预防复发的治疗，如应积极控制高血压、糖尿病、高血脂等，并用小量阿斯匹林等抗血小板聚集剂及尼莫地平、氟桂嗪等钙离子拮抗剂。禁用抗凝剂，以免出现高血压性脑出血。

六、预后及防治

本病发作后常在2周内恢复，但可反复发作，易出现假性延髓性麻痹、血管性痴呆、帕金森综合征。因此，明确本病后，应进行积极防治，详见血栓性脑梗死的防治。

第六节　脑出血

脑出血（cerebral hemorrhage）系非外伤性的脑实质内出血，可由颅内动脉、静脉或毛细血管破裂引起，尤以动脉破裂者居多。约占全部脑卒中的20%～30%。

一、病因及发病机制

脑出血的病因很多，但以高血压、动脉硬化最常见，占全部脑出血的70%～80%；其次为先天性动脉瘤、血管畸形、血液病（白血病、再生障碍性贫血、血小板减少性紫癜和血友病等）、抗凝或溶栓治疗、淀粉样血管病及脑动脉炎等。此外,绒癌脑转移及其他恶性肿瘤均可破坏血管引起脑内出血。高血压病长期不进行降压治疗,10年后半数以上发生脑出血。因此,高血压是原发性脑出血最主要的原因,在未特殊注明时,一般脑出血是指高血压性脑出血。

脑出血的发病机制至今仍有争论,一般认为单纯高血压是不足以引起血管破裂的,常在合并脑血管病变的基础上发生。持续高血压可使脑内小动脉发生脂质透明样变,或形成粟粒样微动脉瘤,在血压进一步骤升时微动脉瘤破裂而出血。有人认为高血压引起血管痉挛致小血管缺氧坏死发生出血,出血融合成片即成较大的出血。此外,脑内动脉外膜不仅无外弹力层,而且中层平滑肌细胞少,管壁结构远较其他器官的动脉壁薄弱,这种结构特点可能是脑出血明显多于其他内脏出血的原因。大脑中动脉与其发出的深穿支动脉即豆纹动脉呈直角状,且距离颈内动脉近,故豆纹动脉的血压与颈内动脉相当,这种解剖结构上的缺陷在用力、激动等因素作用下使血压骤然升高,常可造成该动脉破裂出血,所以有称此动脉为"出血动脉"。

二、病理

高血压脑出血好发于基底节区,多为豆纹动脉、丘脑膝状动脉、丘脑穿动脉破裂所致,其余部位依次是各脑叶、脑干及小脑。出血灶一般在2~8 cm,绝大多数为单灶,仅少数为多灶。脑出血后形成的血肿使脑组织呈现不规则的腔,内充满紫褐色的胶冻状液,腔的周围为坏死水肿的软化带。在急性期该侧大脑半球体积增大,脑回变薄,脑沟变浅。小量出血者,血液渗透在神经纤维之间不破坏脑组织,可不产生临床症状和体征;出血量多形成较大血肿时,血肿及周围水肿可产生急性颅高压,造成脑组织受压、移位或脑疝形成。基底节出血常向下或向内压迫脑干和丘脑下部,引起严重的植物神经功能失调,或损害上行性网状激活系统,出现意识障碍。脑出血可破入脑室或蛛网膜下腔,引起继发性蛛网膜下腔出血。脑出血破入脑室,尤其进入四脑室时产生"铸型",导致急性阻塞性脑积水,颅内压急剧升高,出现脑疝。脑出血的死因主要为天幕疝和枕骨大孔疝。

急性期后,血块和破坏的脑组织逐渐被吸收,周围组织水肿逐渐消失,腔内含铁血黄素被大量吞噬细胞清除,胶质细胞及纤维增生,出血灶小者形成胶质瘢痕,大者则形成含有黄色液体的囊腔,即"卒中囊"。

三、临床表现

本病多发生于中老年人,多数有高血压病史。通常在情绪激动、剧烈运动、大便用力等因素下使血压骤然升高而发病,仅少数在安静或睡眠中发病。脑出血前一般无预感,但少数病人在出血前数小时或数天有头痛、眩晕、呕吐、肢体发麻、活动不便等症状。一般急骤起病,病情在数分钟至数小时内达到高峰,表现为突然头痛、呕吐、眩晕、肢体瘫痪、失语、意识障碍、大小便失禁等。发病时常有显著的血压升高,病情严重者可出现昏迷加深,鼾声呼吸,双侧瞳孔不等大,合并胃肠道出血时可呕吐咖啡色胃内容物。如发生脑疝病情可进一步恶化,出现脉速、体温升高、血压下降、潮式呼吸则提示病情危重。根据出血部位不同,临床表现各异。

(一)基底节区出血

高血压性脑出血好发生在基底节区,而该区又以壳核出血最常见,约占脑出血的60%,系豆纹动脉破裂所致;其次是丘脑出血,约占10%;尾状核及带状核出血少见。壳核出血常波及内囊,因此临床上常称之为内囊出血。该部位出血主要表现为出血灶对侧发生"三偏"综合征,即偏瘫、偏身感觉障碍和偏盲，优势半球可伴有失语。壳核出血破入脑室系统形成继发性脑室出血，也可穿破皮质形成继发性蛛网膜下腔出血。现将常见的症状分轻、重两型叙述如下：

轻型：多属壳核出血，出血量一般为数毫升至30 ml，或为丘脑小量出血，出血量仅数毫升，出血限于丘脑或侵及内囊后肢。患者突然头痛、呕吐，病灶对侧出现不同程度的偏瘫、偏身感觉障碍，也可出现偏盲，两眼可向病灶侧凝视，意识障碍少见，优势半球出血可有失语。脑脊液检查多为清亮，有时很难与脑梗死相鉴别。一般预后较好。

重型：多属壳核大量出血，向内扩展或穿破脑室，出血量可达30～160 ml；或丘脑较大量出血，血液侵及内囊或破入脑室。发病突然，意识障碍重，鼾声明显，呕吐频繁，可吐咖啡样胃内容物（由胃部应激性溃疡所致），两眼可向病灶侧凝视或固定于中央位，丘脑出血患者两眼常向内或内下方凝视。常有双侧瞳孔不等大，一般为出血侧散大，指示已有小脑天幕疝形成。出血对侧偏瘫，肌张力低，可引出病理反射；平卧位时，患侧下肢足呈外旋位（Kennedy征）。如病情发展，血液大量破入脑室或损伤丘脑下部及脑干，昏迷加深，出现去脑强直或四肢瘫痪、高热、呼吸不规则，最后多因发生枕骨大孔疝而死亡。

（二）脑叶出血

是指皮质下白质出血。CT未应用于临床以前难以诊断，应用CT以后发现脑叶出血约占脑出血的15%。脑叶出血的好发部位以顶叶、枕叶、额叶为多见，40%为跨叶出血。脑叶出血仍以高血压性为主，占60%，其他为脑血管畸形、脑血管淀粉样变性、血液病、颅底异常血管网症等。其临床症状多表现为急性起病，出现头痛、呕吐、意识障碍，偏瘫则轻或少见，脑膜刺激症多见，枕叶出血可有皮质盲，优势半球脑叶出血可见各种类型的失语，额叶出血可出现精神症状，颞叶出血易发生钩回疝，如出血接近大脑皮质还可引起癫痫发作。其预后与出血量的多少有关。

（三）脑干出血

占脑出血的10%左右。在脑干出血中，绝大多数为桥脑出血，少部分为中脑出血，延髓出血较少见。脑干出血系由于旁正中动脉和短旋动脉破裂所致。桥脑出血病灶多位于脑桥中部的基底部与被盖部之间，出血量少时，病人表现突然头痛、眩晕、呕吐、复视、眼震、交叉性感觉障碍、交叉性瘫痪、偏瘫或四肢瘫、双眼向病灶对侧凝视等，意识可清楚；也有病人表现一侧中枢性面、舌瘫及肢瘫，系出血位于脑桥上部腹侧所致，需与大脑半球出血鉴别。轻型患者预后较好，不但可存活，有的甚至可恢复工作。出血量大者（>5 ml）病情严重，昏迷出现早且重，四肢瘫痪，且多呈弛缓性，少数可出现去脑强直，双侧瞳孔极度缩小呈针尖样（系交感神经纤维受损所致），由于破坏了联系丘脑下部调节体温的纤维出现中枢性高热，同时呼吸不规则，多于24～48小时内死亡。中脑出血：突然出现复视、眼睑下垂、一或两侧瞳孔扩大、水平或垂直性眼震、同侧共济失调等，典型损害为Weber综合征；重者昏迷，四肢软瘫，迅速死亡。

（四）小脑出血

约占脑出血的10%。多见于小脑半球的齿状核部位，小脑蚓部也可发生。发病突然，表现枕部疼痛、眩晕、频繁呕吐，病变侧共济失调而无瘫痪，可见眼球震颤，半数病人可有脑膜刺激征。病情加重脑干受累时可出现同侧周围性面瘫、外展神经麻痹、瞳孔缩小、锥体束征等，约20%病人病情呈迅速加重，可在24小时内进入昏迷，发生枕骨大孔疝而死亡。

（五）脑室出血

分原发性与继发性两种。继发性出血较常见，其临床表现视脑实质内出血的部位、脑室内积血量及是否阻塞脑脊液通路而异。原发性较少见,系指脉络丛血管出血及室管膜下 1.5 cm 内出血破入脑室者。出血量少者表现为突然起病,剧烈头痛,呕吐,脑膜刺激征阳性,意识清楚或一过性意识障碍,脑脊液血性,酷似蛛网膜下腔出血,预后良好,可以完全恢复。出血量大、全部脑室均被血液充满者,其临床表现为发病即昏迷,呕吐,瞳孔极度缩小,两眼分离斜视或眼球浮动,四肢弛缓性瘫,可有去脑强直,呼吸不规则,体温明显升高,面部充血多汗,预后差,多迅速死亡。

四、辅助检查

脑 CT 扫描是脑出血最有效、最迅速的诊断方法,可显示血肿的部位、大小、是否有脑结构移位、有无破入脑室,以便决定治疗方针。因脑出血发病后立即出现高密度影,可与梗死鉴别。MRI 对亚急性和慢性期脑出血的诊断优于 CT,但磁共振成像检查,特别是中低场强的 MR 机对超早期的出血不甚敏感。无 CT 的单位,对重症脑出血一般可根据临床表现做出诊断。对那些病情不十分严重,无明显颅内压增高的患者可慎重进行腰穿,脑出血者脑脊液压力常增高,多呈血性。有脑疝及小脑出血者应禁做腰穿。疑有脑血管畸形、脑动脉瘤、脑底异常血管网等血管异常时应进行脑血管造影检查。此外,血尿常规、肝肾功能、血糖应列为常规检查。

五、诊断与鉴别诊断

中老年高血压病患者,在活动、情绪激动因素下突发意识障碍、头痛、呕吐及偏瘫、失语等脑局灶体征,应考虑脑出血可能,血性脑脊液有助于诊断。但小量出血与脑梗死相似,而重症脑梗死可出现明显高颅压症状甚至脑疝,又与脑出血难以鉴别,此时需靠 CT 检查诊断。

如果脑出血病人在 45 岁以下、又无高血压病史者,应行脑血管造影以了解有无导致脑出血的原因,如脑血管畸形、颅底异常血管网症、动脉瘤等。

脑出血应与原发性蛛网膜下腔出血、瘤卒中、外伤性颅内血肿、高血压脑病等鉴别。此外,发病突然、迅速昏迷、局灶体征不明显的脑出血者,应与可引起昏迷的全身性疾病如糖尿病、肝性昏迷、尿毒症、急性酒精中毒、低血糖、药物中毒、CO 中毒等鉴别。应详细询问病史,仔细查体,如发现同向偏视、一侧瞳孔散大、一侧面部船帆现象、一侧上肢出现扬鞭现象或一侧下肢呈外旋位时,对诊断脑出血有帮助。

六、治疗

急性期的治疗原则为:防止继续出血,控制脑水肿,减低颅内压,改善脑缺氧,防治并发症。

(一) 防止继续出血

急性期尽可能避免不必要的搬动,最好就近治疗。如需转院或进一步检查,转送途中尽量避免震动。保持安静,避免情绪波动,以利稳定血压,防止进一步出血而加重病情。

(二) 加强护理、改善脑缺氧

应将病人头歪向一侧,便于口腔粘液或呕吐物流出;如分泌物不能流出,应随时吸出,必要时进行气管切开吸痰,以保持呼吸道通畅,防止吸入性肺炎和窒息。密切观察血压、呼吸及瞳孔等生命体征变化,直至病情稳定为止。定时翻身预防压疮。尿潴留时应导尿。为防治肺炎及尿路感染,可早期应用抗生素。发病后 3 日,如神志仍不清楚,不能进食者,应鼻饲以保证营养。

（三）控制脑水肿，减低颅内压

脑出血后第2天即开始出现脑水肿，3～5天明显，可持续2周或更长，因此积极脱水降低颅内压是挽救病人的关键。应立即快速使用脱水剂，常用20%甘露醇125～250 ml静注，每6～8小时一次；病情比较平稳时可用10%复方甘油500 ml静滴，每日1～2次。发病最初几天可将地塞米松10～20 mg加入脱水剂中静滴，对防治脑水肿及清除自由基有益，但不可长期使用，因对高血压、糖尿病、溃疡病及感染不利。有时也可用速尿、白蛋白等脱水。在使用脱水剂时要注意水、电解质平衡和肾功能，尤其是钾的补充。

（四）控制血压

脑出血患者一般血压都高，甚至比平时更高，这是因为颅内压增高时为了保证脑组织供血的代偿性反应；但血压过高不利于止血，有促使再出血的危险。因此脑出血病人降压治疗要慎重，如血压超过平时血压过多，收缩压在26.6 kPa（200 mmHg）以上时，可适当给予作用温和的降压药物如速尿及硫酸镁等。降压要参照原来的血压水平，血压下降不宜过快或过低，否则会影响脑血流量而加重脑缺氧。一般应逐渐下降到病前原有水平或稍高为宜。急性期过后（约2周），血压仍持续过高时可系统应用降压药。急性期血压急骤下降表示病情严重，应给升压药物以保证足够的脑供血量。

（五）凝血、止血剂的应用

脑出血病人是否应用止血剂至今仍有争议。多数认为是没有意义的，但有凝血障碍引起的脑出血或伴消化道出血者，可用止血药，如6－氨基已酸、止血芳酸、立止血、止血敏等。

（六）外科手术治疗

手术目的在于清除血肿，降低颅内压，使受压而未破坏的神经元恢复功能，对某些危重病人不但可以挽救生命，而且可以提高生存质量。一般认为年龄不太大，生命体征平稳，心、肾功能无明显障碍，血压<26.6/16 kPa（200/120 mmHg），符合以下情况者可作为适应证：

1．小脑出血血肿>10 ml，直径>3 cm者，可考虑手术治疗；血肿>20 ml或有脑干受压征应紧急手术清除血肿，否则随时可能发生脑疝死亡。

2．壳核出血血肿>50 ml时，或颅内压明显增高有可能形成脑疝者。

3．丘脑出血血肿>10 ml时，病情继续恶化者。

对重症原发性脑室出血或丘脑内侧出血血液大量破入脑室者，可行颅骨钻孔，脑室外引流加腰穿放液治疗。手术治疗方法有：颅骨钻孔血块碎吸术；颅骨钻孔脑室穿刺引流术；开颅清除血肿并颞肌下减压术。

（七）早期康复治疗

脑出血病情稳定后，应尽早开展康复治疗，这有利于神经功能障碍的恢复。康复治疗先在床上进行，而后视病情下地进行，包括对患肢进行主动和被动的锻炼，防止关节挛缩、肌肉萎缩等，同时可进行按摩、理疗、针灸、高压氧等。但康复治疗必须视情况而定，避免过度，以免加重或促使再次出血。

七、预后

决定于出血部位、出血量、并发症及全身情况等因素。轻型脑出血经治疗后可明显好转甚至恢复工作；重症者致残率、死亡率均高，多在发病后数小时至数天内因脑疝死亡，昏迷1周以上者常死于合并症。

八、预防

控制高血压是预防脑出血的有效途径。应坚持服药控制高血压，注意劳逸结合，避免情绪激动，戒烟忌酒等。非高血压脑出血者应积极寻找原因，并对因治疗。

第七节　蛛网膜下腔出血

蛛网膜下腔出血(subarachnoid hemorrhage，SAH)系指颅内血管破裂后，血液流入蛛网膜下腔的统称。临床上可分自发性与外伤性两类，自发性又分为原发性与继发性两种。由脑脊髓表面或蛛网膜下腔内的血管破裂出血，血液进入蛛网膜下腔者称原发性蛛网膜下腔出血；因脑实质内出血，血液穿破脑组织流入蛛网膜下腔者称继发性蛛网膜下腔出血。一般所谓的蛛网膜下腔出血仅指原发性蛛网膜下腔出血，约占急性脑血管病的15%左右。本节主要阐述原发性蛛网膜下腔出血。

一、病因

最常见的原因是先天性动脉瘤，约占50%以上；其次是高血压、动脉硬化引起梭形及粟粒状动脉瘤，约占15%～20%，老年人蛛网膜下腔出血多与此有关；脑血管畸形，多见于青年人，占原发性蛛网膜下腔出血的5%～10%；还可见于脑底异常血管网症(烟雾病)，各种感染引起的动脉炎、肿瘤破坏血管、血液病、抗凝治疗的并发症等。

二、发病机制及病理

由于颅内动脉管壁的外膜较薄弱，动脉分叉部内弹力层和肌层又先天缺失，在血液涡流的冲击下渐向外突出形成动脉瘤，故脑动脉瘤好发于动脉分叉部，80%～90%见于脑底动脉环前部，特别是颈内动脉与后交通动脉、大脑前动脉与前交通动脉分叉处最为常见。动脉瘤多呈囊状，一般为单发，10%～20%为多发。动脉粥样硬化可影响动脉壁的血供，使其缺氧变性，管壁变薄，逐渐向外扩张而形成梭形动脉瘤，此变化在动脉分叉处最明显。脑血管畸形多为动静脉畸形，血管壁发育不全，厚薄不一。动脉瘤的顶部由于受到血流冲击较大，磨损较多，变得极薄，当剧烈活动、情绪激动时，血压突然升高，动脉瘤遂破裂而致蛛网膜下腔出血。

血液进入蛛网膜下腔之后，脑脊髓表面呈鲜红或紫红色，脑底部各脑池中细胞沉积较多呈紫色。出血量较多者，脑表面被一薄层血凝块铺盖着，甚至埋没血管神经组织，仔细分离血块后，可发现破裂的动脉和血管。脑膜可有轻度炎症反应，以后可发生粘连。少量出血时，对脑脊液循环影响不大；当出血量多时，血液可逆行流入第四脑室和侧脑室，甚至充满整个脑室系统。颅底各池及脑室系统积血后，形成血凝块，可阻塞脑脊液通路，造成急性脑积水。部分红细胞随脑脊液流入蛛网膜颗粒，造成填塞，影响脑脊液吸收；经过相当长时间后，逐渐出现交通性脑积水、脑室扩大。蛛网膜下腔出血后，脑组织缺血、缺氧，从而导致脑水肿，甚至软化和坏死；由于颅内体积增加，常引起高颅压，甚至脑疝。蛛网膜下腔的血液直接刺激或血细胞崩解后释放的炎性物质常诱发血管痉挛，严重者导致脑缺血、脑梗死。

三、临床表现

任何年龄均可发病，但多在30岁以上。约10%病人在发病前1~3周内有头痛、颈背痛、头晕、眼肌麻痹、一过性黑朦等先兆症状。发病突然，多数病人有情绪激动、用力、排便、咳嗽等诱因。最常见的症状是突然剧烈头痛，恶心呕吐，面色苍白，全身冷汗。头痛系颅高压和血液化学改变刺激硬脑膜所致。部分老年人因反应迟钝及脑萎缩，可无头痛或头痛较轻微。半数病人可有不同程度意识障碍，或出现烦躁不安、定向力障碍等精神症状。20%可有抽搐发作。SAH发病后数日可有低热，系出血后吸收热。少数重症患者在发病后很快意识丧失或昏迷逐渐加重，并可出现去大脑强直、脉缓、呼吸变慢，甚至可突然呼吸停止而死亡。

体检可见脑膜刺激征明显，常在1~2天内即出现。少数病人可出现一侧肢体轻瘫、感觉障碍、失语等局灶性体征，早期发生者多因出血破入脑实质和脑水肿所致，晚期往往系迟发血管痉挛、脑梗死引起。一侧动眼神经麻痹，提示为该侧后交通支动脉瘤破裂所致；动脉瘤破裂后的渗血及颅内压增高也可引起其他脑神经麻痹。

眼底检查：25%患者可见玻璃体膜下片块状出血，这种出血在发病1小时内即可出现，这是诊断SAH特征性表现之一。出血量过大时，血流可侵入玻璃体内引起视力障碍。10%~20%可见视乳头水肿。

SAH容易并发脑血管痉挛，是造成死亡和致残的主要原因之一，发生率为31.6%~66%。急性脑动脉痉挛常发生于起病不久，历时数十分钟或数小时即缓解；出血后早期发生一过性意识障碍和轻度神经功能缺失即可能是其结果。迟发性痉挛多发生在病后5~15天，主要表现为意识障碍，局限性神经系统体征，精神障碍等，应与再出血鉴别。

四、辅助检查

1. 脑脊液检查　血性脑脊液是诊断蛛网膜下腔出血的主要依据，也是本病的特征，故腰穿意义重大。对CT扫描阴性的可疑病人，更应及时腰穿；但疑有脑疝形成者，腰穿需慎重。检查可见脑脊液压力多增高，外观呈均匀一致血性。镜检可见大量红细胞，开始时红细胞与白细胞之比与血液相似，如出血时间较久则多见皱缩红细胞。出血3~6天见红细胞吞噬细胞，1周后红细胞开始溶解，脑脊液逐渐黄变，但含铁血黄素吞噬细胞往往持续存在数周至数月。

2. CT检查　是检查本病快速、安全和阳性率较高的手段，应作为本病的首选检查方法。多数可见脑沟、脑池或外侧裂中有高密度影；某些患者同时可见脑室积血，血液可波及一个或全部脑室，或在脑实质内或沟裂中形成血肿。对脑血管痉挛引起的脑梗死和阻塞性脑积水均可得出明确结论。有时还可确定出血原因，如增强扫描后可显示血管畸形等。必须注意，CT检查阴性并不能完全排除蛛网膜下腔出血，如临床高度可疑的病人，需进一步行腰穿检查以排除。

3. 脑血管造影或DSA检查　目前多主张采用股动脉插管作全脑连续血管造影，因其既可明确动脉瘤的部位、大小、单发或多发、脑血管畸形及其供血动脉和引流静脉的情况，又可了解侧支循环情况，对诊断及决定手术方案均有重要价值，而且对继发性动脉痉挛的诊断亦有帮助。也可作MRA检查。除年龄过高，高血压动脉硬化明显不适于手术者外，均应力争早期进行造影检查。约10%患者造影未发现异常，可能是病变过小，或血块填塞了动脉瘤等原因引起，应在短时间内重复造影检查。脑血管畸形、烟雾病可100%显影。

五、诊断与鉴别诊断

不论任何年龄,突然出现剧烈头痛、脑膜刺激征和血性脑脊液"三联征"者,应高度怀疑本病,特别是眼底检查发现玻璃体膜下出血对诊断很有帮助。急性期 CT 检查在脑池、脑沟内有高密度影,则可确诊,有条件时均应做 CT 检查以鉴别。某些病人症状不典型,易致误诊,如老年人出血量较少者,其脑膜刺激征不典型,此时需做腰穿及 CT 检查来确诊。

蛛网膜下腔出血需与各种脑膜炎鉴别,后者均有头痛、呕吐、脑膜刺激征,但起病不如 SAH 急骤,且开始即有发热,腰穿查脑脊液可资鉴别。比较困难的是 SAH 发病 1 ~ 2 周后,脑脊液黄变,白细胞增加,应与结核性脑膜炎鉴别。结核性脑膜炎发病较慢,中毒症状重,脑脊液蛋白增高明显,糖、氯化物降低。某些以精神症状为主要表现者,应与精神病鉴别,需详细询问病史及检查,如疑似本病者,可腰穿查脑脊液或做 CT 检查以防误诊。此外,蛛网膜下腔出血尚需注意与脑出血、偏头痛等疾病鉴别。

六、治疗

本病的治疗原则是积极控制出血和预防再出血,降低颅内压,防治动脉痉挛,应尽早行脑血管造影检查,如发现动脉瘤或血管畸形者,应积极进行血管介入或手术治疗。

(一) 一般治疗

病人必须绝对卧床休息 4 ~ 6 周,避免一切可能引起血压或颅压增高的原因,如用力排便、剧烈咳嗽、情绪激动等。要保持呼吸道通畅,及时排除痰液,酌情给予吸痰、吸氧。便秘者可服用缓泻剂或使用开塞露等。昏迷患者应留置导尿管。烦躁不安、有抽搐发作者可给于止痛镇静剂、抗痉药物,以稳定血压,控制癫痫发作。适当限制入水量,血压高者应予以降血压。

(二) 脱水降颅压治疗

蛛网膜下腔出血引起颅内压升高及脑水肿,严重者脑疝形成,是本病死亡的主要原因之一。故应积极进行脱水降低颅内压的治疗。主要应用的药物有甘露醇、甘油果糖、速尿、白蛋白等。如药物脱水效果不佳并有脑疝发生的可能,或发生急性梗阻性脑积水时,应行颞肌下减压术和脑室引流,以挽救病人的生命。

(三) 止血及防止再出血

为了防止动脉瘤周围的血块溶解引起再度出血,主张用较大剂量的抗纤维蛋白溶解剂以抑制纤维蛋白溶酶原的形成,此类药物还有减轻脑血管痉挛的作用。常用的药物有:① 6 - 氨基己酸:每次 4 ~ 6 g 溶于生理盐水或 5% ~ 10% 葡萄糖液中静滴,每日 1 ~ 2 次,持续 7 ~ 10 天后改口服,逐渐减量共用 3 周左右,肾功能障碍者应慎用,副作用有血栓形成的可能;② 止血芳酸(氨甲苯酸):100 ~ 200 mg 加入 5% ~ 10% 葡萄糖液或生理盐水中缓慢静注,每日 2 ~ 3 次;③ 止血环酸(氨甲环酸):为止血芳酸的衍化物,抗血纤维蛋白溶酶的效价比 6 - 氨基己酸强 8 ~ 10 倍,比止血芳酸略强;每次 250 ~ 500 mg 加入 5% ~ 10% 葡萄糖液中静滴,每日 1 ~ 2 次。还可用立止血、止血敏等药物。

(四) 防治动脉痉挛和脑梗死

防治脑血管痉挛的最主要的方法是早期使用钙离子拮抗剂。这类药物能透过血脑屏障,选择性作用于脑血管平滑肌,阻断血管平滑肌的收缩。常用尼莫地平 20 ~ 40 mg,每日 3 次,连用 3 周以上;也可用异丙基肾上腺素以松弛平滑肌,0.4 ~ 0.8 mg 溶于 5% 葡萄糖液 150 ml 静滴,每分钟 10~20 滴,每 8 小时 1 次。

（五）外科手术治疗

目的在于根除动脉瘤避免再次出血。但在手术时机的选择上有争议。一般主张对动脉瘤患者,在身体情况允许下应争取早期手术治疗。可选用瘤颈夹闭术、孤立术、瘤壁加固术、瘤内填塞或凝固术等。对脑血管畸形应力争手术全切除,这是最合理的方法,供血动脉结扎术只是一种姑息疗法或作为巨大脑血管畸形切除术的前驱性手术。

七、预后

SAH 的预后与病因、出血部位、出血量、有无并发症及是否得到适当治疗有关。颅内动脉瘤出血急性期病死率约为 30%,存活者 1/3 复发,其中 60% 复发在发病 2 周内;第 2 次出血病死率为 30%~60%,第 3 次几乎是 100%。脑血管畸形引起的 SAH 预后较动脉瘤为好,病死率约为 10%~15%,复发也较低。存活的 SAH 经 2~3 周后症状大多消失,一般不留后遗症。有少数病人因迟发性血管痉挛遗留有神经功能障碍,如偏瘫、失语等。个别患者于出血后数月至数年发生正常颅压性脑积水,患者出现智力减退、步态不稳和尿失禁,可考虑作分流手术。

脊髓蛛网膜下腔出血是一种特殊类型的蛛网膜下腔出血,多由脊髓血管畸形引起,也可见于血液病等。临床特点为突然背痛、颈痛或肢体痛,然后迅速出现截瘫、大小便障碍及脑膜刺激征,当血液逆流入脑蛛网膜下腔后即开始头痛,腰穿脑脊液血性。病变处 CT、MRI 检查及脊髓血管造影均有助诊断,甚至可明确病变性质。除内科治疗外,亦可行椎板减压清除血块。

教学病例

病人女性,65 岁。4 小时前劳动中突然出现头痛,右侧肢体麻木、无力,伴说话吐字不清,10 分钟后意识不清,呕吐胃内容物数次。有高血压病史 20 年。

检查:嗜睡,间断出现烦躁不安,血压 30.7/16.0 kPa(230/120 mmHg)。运动性失语,右鼻唇沟浅,右侧肢体肌力 0 级,右侧 Babinski 征(+)。脑 CT 示左基底节有一直径为 4cm 左右类圆形的高密度影。

诊断:脑出血

诊断依据:① 老年患者,有长期高血压史;② 活动时发病,迅速进展;③ 有头痛、呕吐,颅高压症状及偏瘫等脑局灶体征;④ 头颅 CT 扫描见相应脑部有高密度影。

治疗:① 保持安静,防止继续出血;② 控制血压;③ 脱水、降低颅内压;④ 加强护理,防治并发症。

复习思考题

1. 试述常见脑血管病:动脉粥样硬化性血栓性脑梗死、脑栓塞、脑出血及蛛网膜下腔出血临床表现的异同点。
2. 试述 Willis 环的组成与作用。
3. 试述脑内不同动脉闭塞时的临床表现。
4. 腔隙性脑梗死有哪几种常见类型?
5. 试述蛛网膜下腔出血的治疗原则。

（石静萍）

第六章　锥体外系统疾病

第一节　概　　述

锥体外系是运动系统的一个组成部分,包括锥体系以外的所有运动神经核和运动神经传导束,其主要的组成部分是基底神经节。一般认为,基底神经节包括纹状体(壳核、尾状核、苍白球)、丘脑底核和黑质。壳核和尾状核组织形态及生理功能近似,合称新纹状体,以相对于旧纹状体即苍白球。苍白球分内侧与外侧两部分,外侧是基底神经节的主要信息输出部分之一。锥体外系的纤维联系广泛而复杂,除了各核团之间有神经纤维相互联系外,锥体外系还接受大脑皮质、丘脑等处的纤维投射,并经苍白球等发出纤维至丘脑,再与大脑皮质联系。与锥体系不同,锥体外系不直接影响脊髓前角的下运动神经元,其下行通路均主要经脑干的网状结构和红核,再由此发出网状脊髓束、红核束、前庭脊髓束、被盖脊髓束等下行到脊髓。锥体外系对运动功能起着综合和调节的作用,包括对伴随随意运动的不自主动作、姿态反射和下运动神经元反射的控制等。除了丘脑底核的较小病变如出血可以产生偏侧投掷动作外,锥体外系一般仅在受到大型或弥散性病变损害后,方出现症状。症状大致可以分为两类:动作增多－肌张力不全综合征和动作减少－肌张力增高综合征。前者以不自主动作为主,可表现为舞蹈症、投掷症、手足徐动症、扭转痉挛等,其病变常涉及纹状体和/或苍白球;后者以震颤麻痹为典型,其病变主要见于黑质。

与基底神经节功能有关的神经递质主要包括多巴胺、乙酰胆碱、γ－氨基丁酸、5－羟色胺、去甲肾上腺素、谷氨酸、P物质、内啡肽等。黑质纹状体纤维主要利用多巴胺(DA)作为神经递质;谷氨酸可能是皮质纹状体兴奋性纤维和丘脑底核兴奋性神经元的递质;γ－氨基丁酸大量存在于纹状体、苍白球和黑质网状部,为抑制性递质;去甲肾上腺素在基底神经节含量相对较少,来自蓝斑,其与基底神经节功能的关系所知不多,可能与情绪反应有关。不同性能的神经元相互拮抗、调整,以维持功能的平衡。在疾病中,递质的平衡遭受破坏,为产生症状的直接原因。例如在震颤麻痹中黑质纹状体系统的多巴胺减少,使乙酰胆碱作用相对地亢进,造成动作减少和肌张力增高。又如在遗传性舞蹈病中γ－氨基丁酸的合成减少,引致多巴胺作用亢进,造成动作增加和肌张力不全。

第二节　帕金森病

帕金森病(Parkinson disease,PD),又称震颤麻痹,是锥体外系的一种较常见的原发性变性疾病,以运动减少、肌张力强直、震颤和姿势调节障碍为主要症状。脑炎、脑动脉硬化、颅脑损伤、基底节肿瘤或钙化、一氧化碳、某些重金属、吩噻嗪类药物等均可产生与PD类似的临床症状或病理改变,这些情况统称为帕金森综合征。

一、病因及发病机制

原发性 PD 的最主要病变是黑质变性,但引起黑质变性的原因至今尚不清楚。可能与加速老化、环境因素、遗传易感性有关。

脑的正常老化过程对黑质 DA 能神经元的死亡起着重要作用,正常人每 10 年有 13%的黑质 DA 能神经元死亡,黑质 DA 能神经元的减少继发 DA 合成减少。当 80%的黑质 DA 神经元死亡时,就可出现 PD 症状。但单纯老年化并非病因,随着年龄的增长,神经细胞内的单胺氧化酶含量居高不下,易于氧化外来致病因子,可能助长发病机制。因此,PD 多见于老年人。

某些环境因素或毒素,如一种海洛因类的衍生物 MPTP(1 - 甲基 4 - 苯基 1,2,3,6 - 四氢吡啶)能使人和动物产生酷似本病的症状、进行性过程和病理变化。进一步研究发现,MPTP 本身无毒性,其经氧化后成为对黑质细胞有特异性毒性的 MPP^+ 根,在胶质细胞内短期或长期蓄留后,作用于黑质细胞的线粒体复合体Ⅰ而阻碍其呼吸功能,使 ATP 合成减少,导致黑质神经元选择性死亡。从而建立了环境因素病因学,提示 PD 可由环境中类似 MPTP 的毒素引起。

近年来一些研究表明,遗传因素在帕金森病的发病中具有一定的作用,如肝脏内细胞色素氧化酶 P450 的一个等位基因 CYP2D6 和 PD 有关,少数 PD 可呈单基因常染色体显性或隐性遗传等。发病特早的家系(20 岁以下),其同胞的患病率高于对照组。

二、病理

基本病理特点是黑质致密区的多巴胺能神经细胞明显减少,残存的神经细胞变性,胞浆内出现特征性包涵体(Lewy 氏小体)和胶质细胞不同程度的增生。类似的变化也见于蓝斑、迷走神经背核、下丘脑、中缝核、交感神经节等。疾病后期更可有脑室扩大。

PD 患者脑中所有的化学物质改变中,与 PD 发病最重要的是多巴胺能神经细胞明显减少,使 DA 合成减少,造成纹状体中 DA 含量显著减少。DA 是纹状体的抑制性递质,而纹状体神经元间的乙酰胆碱(Ach)则为兴奋性递质。正常人此两种神经递质处于动态平衡状态。患者纹状体的 DA 减少,而 Ach 含量却无变化,使纹状体失去抑制性作用,Ach 的兴奋作用相对增强,两者的平衡一经破坏,就出现症状。因此,在临床上补偿外源性 DA,重建起纹状体的抑制作用;或给抗 Ach 的药物,以抑制 Ach 的兴奋作用,均可使症状缓解。和递质密切相关的突触后受体受损也是产生症状的一种原因。氯丙嗪、氟哌啶醇等药物阻断多巴胺的受体,可导致类似震颤麻痹的征象。反之,长期被阻滞的受体在停服这些抗精神病药后,可能对正常的多巴胺传递变得超敏,发生不自主动作(迟发性运动障碍)。

三、临床表现

临床症状平均约在 55 岁出现,40 岁以前发病者甚少,而 60 岁以上人口的患病率达 1%。男性稍多于女性。起病缓慢,逐渐进展。症状多自一肢或一侧开始,然后扩展至多肢或对侧肢体或全身。以运动减少、肌张力强直、震颤和姿势调节障碍为主要症状。

1. 震颤　本病的典型震颤为每秒 4 ~ 6 次静止性震颤,多自一侧上肢远端开始,逐渐波及同侧下肢及对侧上下肢、下颌、唇、舌和颈部。手指的节律性震颤形成所谓的“搓丸样动作”。震颤于精神紧张时加剧,睡眠中完全消失。部分患者可全无震颤,尤其是发病年龄在 70 岁以上者。

2. 强直　强直多自一侧上肢的近端开始，逐渐蔓延至远端、对侧以及全身。面肌强直使表情和瞬目动作减少，造成“面具脸”。促动肌与拮抗肌的肌力都有增高，在关节被动运动时，增高的肌力始终保持一致，而感到均匀的阻力，称为“铅管样强直”；如病人合并有震颤，则在屈伸肢体时可感到在均匀的阻力上出现断续的停顿，如齿轮在转动一样，称“齿轮样强直”；颈肌和躯干肌强直形成屈曲体态，旋颈和旋体动作均缓慢、困难，行走时上肢协同摆动动作消失。

3. 运动减少　患者随意动作减少，包括始动困难和动作缓慢。常因臂肌和手肌的强直，书写时字越写越小，称为“小写症”。语声单调、低沉。偶然于起身时全身不动，持续数秒至数十分钟，称为“冻结”发作。

4. 姿势调节障碍　行走时屈曲体态、步距缩短、碎步、前冲，称为“慌张步态”。晚期姿态反射进一步失常，容易倾跌。

5. 其他症状　由于中脑腹侧盖部至边缘回的 DA 系统也被累及，患者可有自主神经功能紊乱现象。包括唾液和皮脂分泌增加，汗液分泌增多或减少，大小便排泄困难和直立性低血压等现象。此外，也可有精神症状如忧郁和痴呆症状等。

四、实验室检查

血、尿常规及血生化检查均无异常。脑脊液中 DA 的代谢产物高香草酸（HVA）及 5－羟色胺（5－HT）的代谢产物 5－羟吲哚醋酸（5－HIAA）的含量均减少；尿中 HVA 的排泄量也减少。脑电图上除基础波型稍呈慢化外，无明显变化。头颅 CT、MRI 检查亦无特征性表现，仅在部分智能障碍者可见脑萎缩。PD 患者的^{18}F－多巴－PET 显像中，其壳核对^{18}F－多巴的摄取率明显减少，该指标有助于早期 PD 的诊断和判断病情的严重程度。

五、诊断与鉴别诊断

根据本病的主要症状和进行性病程，诊断一般并不困难，对早期 PD 患者，^{18}F－多巴－PET 检查有助于诊断。PD 需与下列各种原因所致的继发性帕金森综合征鉴别：

1. 继发性帕金森综合征　可由脑血管病、脑炎、外伤、中毒、肿瘤、药物等原因引起，根据有关病史及检查发现可作出诊断。

2. 老年性震颤　见于老年人，四肢、下颌、舌均可受累，震颤以速率更快、节律更规则及幅度更小为特征。主要出现在随意运动中，一般无强直，但痴呆很常见。

3. 特发性震颤　起病早且有震颤家族史，肢体静止时震颤减轻，随意运动时加重，无肌强直征。往往仅局限于两手或两臂。

4. 其他弥散性脑病　如进行性核上性麻痹、橄榄体脑桥小脑变性（OPCA）、Alzheimer 病等，均可伴有类似的症状，程度不等。鉴别在于发现震颤麻痹所无的症状体征，例如小脑征、锥体束征、眼球运动障碍，或是进行迅速的痴呆等。

六、治疗

各种药物治疗虽能使病人的症状在一定的时间内获得不同程度的好转，并可因减少并发症而延长患者生命，但皆不能阻止本病的进展，药物须长期服用，现常用抗胆碱药物和 DA 替代疗法。不经治疗者，一般在起病后 10 年左右因严重肌强直和继发的关节僵硬而不能行动，可并发吸入性肺炎、跌伤、压疮等，影响寿命。

（一）多巴替代治疗

1. 左旋多巴　由于 DA 不能通过血脑屏障，对脑部 DA 缺乏的替代疗法需应用其前体左旋多巴（L－dopa）。左旋多巴自 125 mg 每日 2 次开始，缓慢增加其剂量和服药次数。患者的需求量和对副作用的耐受程度差异很大，常用维持量在每日 2～4 g 之间。大多数获得症状改善，尤其是运动减少和强直。

能使左旋多巴脱羧的 α 氨基酸脱羧酶，不仅存在于脑内，在其他脏器和血管壁细胞内也广泛存在。因此在左旋多巴的吸收和传输过程中，大部分已转化为多巴胺。后者不但不能进入脑部，更因刺激许多系统内的多巴胺受体而引致不良反应。小部分进入脑内的药物，除产生治疗效果外，也会因改变受体的敏感度或造成递质间平衡紊乱而产生神经精神症状。基于上述原因，左旋多巴的副作用是多方面的，有严重内脏疾病、前列腺肥大、狭角青光眼者禁用。副作用属于消化系统的，常见为恶心、呕吐、腹部不适、肝功能变化等；属于心血管系统的，可有心律失常，直立性低血压等；属于泌尿系统的，可有尿潴留、尿失禁、血尿素氮升高等；属于神经系统的，可有不宁、失眠、梦魇、幻觉、妄想等，但最常见的为运动障碍（dyskinesia）和症状波动（fluctuation）两项。

2. 脑外多巴脱羧酶抑制剂（DCI）　这类药物的特点是本身不易通过血脑屏障，故当小剂量时仅抑制外周左旋多巴的脱羧作用，而不影响脑内的脱羧作用。与左旋多巴合用时阻止脑外多巴转变为多巴胺，使血中有更多的多巴进入脑内脱羧变成多巴胺，从而使脑外器官的副作用大为减少，并可减少多巴类药物的用量。此外，单服左旋多巴需禁服维生素 B_6，因后者为脱羧酶的辅酶，加给 DCI 时便不再禁用。α－甲基多巴和卞丝肼都是脑外多巴脱羧酶抑制剂。当前的复方多巴有两种：心灵美（帕金宁，sinemet）是左旋多巴与 α－甲基多巴（10∶1 或 4∶1）的混合剂；多巴丝肼（美多巴，madopar）是左旋多巴和卞丝肼（4∶1）的混合剂。应用均自小量开始，例如 sinemet 或 madopar 25/100 mg 片，从每日 2 次，每次半片开始，每周增加 1 片/日。至每日 3 次，每次 1 片时，观察 1～3 个月，以不超过按多巴量每日 600 mg 为宜。美多巴和心灵美都有 3 种制剂：标准制剂、控释剂和水剂或快速弥散剂。开始治疗时多用标准片剂。水剂服后快速弥散便于吞咽，起效快，适用于吞咽有困难者，或要缩短“关”期而迅速起效者。

服用复方多巴类药物胃肠道的副作用明显减少，但不能减少神经系统副作用。相反，由于患者易于耐受而用量过大或增量过快时，可使运动障碍和/或症状波动较早或更突出地发生。运动障碍也称“异动症”，是舞蹈样、手足徐动样或简单重复的不自主动作，最常见于面、唇、舌、下颌部，也可见于颈、背、四肢。其机制可能与纹状体受体的超敏有关，可给受体阻滞剂如泰必利，或降低多巴剂量而合并使用受体激动剂。

症状波动主要有两种形式：① 剂末现象：每剂药物的作用时间逐渐缩短，表现为症状规律性地波动。由于分次服用多巴使血浓度不恒定，以致黑质内 DA 储存量和纹状体受体的承受量都呈波动。可采用帕金宁控释片（sinemet CR 50/200 mg 片），或加 L－deprenyl，或合并激动剂治疗。② 开关现象：每日多次突然波动于严重运动减少和缓解而伴有异动症两种状态之间，多数认为是血浆左旋多巴浓度的波动所致，可改用激动剂，或试行移植疗法。在应用多巴类药物治疗数年以后，多数患者即使不发生神经系统副作用，也逐渐呈现不同程度的药效衰减，这与疾病的不断进行和长期用药都有关系。如果开始多巴类药物治疗时即与受体激动剂合并使用，则可以延缓衰减的发生。

（二）抗胆碱能药物

此类药物有抑制乙酰胆碱的作用，相应提高另一种神经递质多巴胺的效应而达到缓解症状的目的，对震颤和强直可有部分改善。常用安坦2 mg，每日3次；或苯甲托品1～2 mg，每日3次。副作用有口干、瞳孔调节功能不良、便秘、尿潴留等。有青光眼及前列腺肥大者禁用。

（三）金刚烷胺

此药的主要作用机制是加强突触前合成DA，并促进DA在神经末梢的释放，减少DA的重摄取，与左旋多巴有协同作用。但其疗效一般仅数月至一年。用法每次100 mg，每日2次。90%的药物以原形由肾脏排出，故有严重肾病者应禁用。

（四）多巴胺受体激动剂

多巴胺受体激动剂即能直接激动纹状体，产生和多巴胺相同作用的人工药物。常用溴隐亭或Pergolide。溴隐亭自0.625 mg/d开始，缓慢增加，维持量在10～30 mg/d间。Pergolide自0.025 mg/d开始，维持量在1～4 mg/d。单独使用时，疗效均不及复方多巴，副作用近似复方多巴，唯溴隐亭运动障碍和症状波动均少见，而疲乏、不宁、幻觉、妄想较多。Pergolide可有运动障碍、失眠、兴奋、妄想等。

（五）单胺氧化酶抑制剂

人脑内单胺氧化酶（MAO）主要为B型，可以服用B型MAO如selegiline（又称L－deprenyl）以减少氧化酶对DA的分解，使症状波动现象减轻。Selegiline对黑质神经元也有保护作用，可使之免受MPTP的毒性作用。临床研究表明，selegiline可延迟帕金森病的进展。国外有些学者主张在症状初起时即服5～10 mg/d，待至症状影响生活时再开始多巴治疗。

（六）儿茶酚胺氧位甲基转移酶抑制剂

DA通过MAO及COMT两酶交替作用最后降解成高香草酸。应用COMT酶抑制剂可阻止DA的降解而加强多巴的治疗。常用托卡朋（tolcapone），剂量为100 mg，每日3次。

（七）外科治疗

对于60岁以下患者，震颤、强直或运动障碍明显地侧重于一侧肢体，而药物治疗效果欠佳或副作用严重者可行手术治疗。可采用立体定向或γ－刀手术，破坏丘脑腹外侧核后部可以制止对侧肢体震颤；破坏其前部则能制止对侧强直。然而，双侧手术常会引致情感淡漠和构音障碍。当前也有采用高频电刺激丘脑底核方法。外科另一方法为神经移植，同体含DA能的肾上腺髓质移植至纹状体获得成功，但疗效不甚显著。

第三节　小舞蹈病

小舞蹈病（sydenham chorea）是风湿热在神经系统的最常见的表现，又称风湿性舞蹈病，多见于儿童。以情绪不稳、肌张力降低、舞蹈样不自主动作为特征。本病能自发缓解，但可复发。

一、病因和病理

与风湿病密切相关，多数病人有A组链球菌感染史或风湿热史，如关节痛、红斑、紫癜、频繁喉痛、风湿性心脏病等。免疫学检查发现多数患儿抗神经元抗体滴度升高，免疫荧光染色法证实约半数患儿血清中具有IgG抗体，这种抗体能与尾状核、丘脑下核及其他部位神经元上的抗原起反应，提示小舞蹈病是一种自身免疫病。由于预后良好，病理报告很少，主要病理改变为基底节、脑皮质、脑干、小脑等处动脉炎、神经元变性和缺失。

妊娠也是本病一种诱因，其间发生的舞蹈症称为“妊娠舞蹈症”，多发生于初次妊娠的早期，以后还可复发。

二、临床表现

发病年龄大多在5~15岁间，女性多于男性一倍。除少数因精神刺激而急骤发病者外，一般起始缓慢。患孩多先呈虚弱、情绪不稳、注意力散漫、性格改变、举止笨拙、步态不稳。症状日益加重，出现舞蹈样动作。

舞蹈样动作都是不规则、不重复、变幻不定、突发骤止的。在面部表现为扮鬼脸、眨眼、撅嘴、挤眉、吐舌、牵动口角、摇动下颌等简单动作。在上肢，各关节交替发生伸直、屈曲、扭转等动作，手指不停地屈伸与内收。动作常牵涉许多肌群和关节。在躯干可有扭转和不规则的呼吸动作，下肢动作较少。面部和躯干的不自主动作都是双侧性，在肢体则有时仅见于一侧，称为偏侧舞蹈病（hemichorea）；下肢不稳可以造成行走困难；舌肌、口唇、软腭及其他咽肌的不自主运动引起构音、吞咽障碍。以上动作在情绪紧张时加剧，睡眠时消失。与此同时，肌收缩力亦有降低，或是易于疲劳，严重时达到瘫痪程度。

患孩常有精神症状，情绪不稳可演进到哭笑无常，注意散漫，从而对环境全无兴趣。严重病例可有视幻觉，甚至谵妄状态和躁狂。

除不自主动作外，在上肢尚可见特殊姿态，即伸臂时腕部屈曲，掌指关节和手指直伸，而拇指外展（Warner征）。如令举臂过顶，则可见腕部旋前，称为“旋前肌征”（pronator sign）。肌张力普遍降低。肌力即使无明显减退，也不能持久。使患孩持续紧握检查者的双手时，可感到间歇地收缩和无力，称为“盈亏征”（wax - waning sign）。腱反射可能正常或降低。极个别病人可出现“钟摆样膝反射”。共济失调主要表现为手部快复动作的障碍。深、浅感觉均正常。其他风湿热现象可能存在。血液检查白细胞、血沉、抗“O”、血清粘蛋白等可能异常。

三、诊断与鉴别诊断

根据起病年龄、典型舞蹈样不自主动作、肌张力和肌力的改变，以及可能存在的风湿热病史和现象，诊断比较容易。但需要与下列儿童疾病鉴别：

1. 习惯性痉挛　习惯性痉挛也是儿童的常见疾患。可见于面、舌、颈、上肢或喉部。和舞蹈病不同，动作是刻板式的、重复的、局限于在同一肌肉或同一肌群的收缩。肌张力、肌力、共济运动等也无变化。

2. 遗传性进行性舞蹈病　本病发病多在中年以上，以家族史、舞蹈样动作和进行性痴呆为特征。偶然在儿童期出现，则都伴有强直性肌张力增高，并常有癫痫发作。

3. 药源性舞蹈样运动　在服用强安定剂如氯丙嗪、氟哌啶醇等，可引起舞蹈样运动，藉有药物服用史而无风湿热病征可资鉴别。

4. 抽动秽语综合征　为数组肌肉的重复性、快速性抽动症，见于头部和颈部者为多。虽仅半数吐说秽语，每个患儿皆有喉部抽动，引致重复性、爆发性无意义的单词怪声，如狗叫、猪哼，据此可与本病区别。

四、治疗

风湿热的治疗参见《内科学》有关章节。急性期需卧床,避免声、光刺激,防止外伤。患者往往已有营养缺乏,需要高热量饮食。如吞咽困难则给予鼻饲。本病确诊后,无论轻重,即使无风湿热表现,均给长效青霉素。有精神刺激者适当配用镇静类药物如安定、苯巴比妥等。

对于不自主运动,选用氟哌啶醇,自 0.5 mg 开始,每日 2~3 次,以后逐渐增加至不自主运动控制为止。也可选用丙戊酸钠 200 mg,每日 2~3 次;或氯丙嗪 12.5~25 mg,每日 3 次,均可有效。即使不经治疗,约 50%的病例在经过 6 周至 6 个月后可自行缓解。

1/5~1/3 患者可在间隔不定的时间后再次复发。女性舞蹈病患者可见于初次妊娠中或服避孕药中复发或首次发作。因此,痊愈后应注意随访。如症状复发,应重新启用上述药物。

第四节　肝豆状核变性

肝豆状核变性也称 Wilson 病,是一种常染色体隐性遗传性铜代谢障碍所致的肝硬化和以基底节为主的脑部变性疾病。

一、病因

正常人每日自肠道摄取少量的铜。铜在血液中大部分(95%~98%)先和白蛋白作疏松结合,然后在肝脏内与 α_2 球蛋白紧密结合成具有氧化酶作用的铜蓝蛋白(间接反应铜),小部分(2%~5%)继续留在血循环中成为直接反应铜。体内各脏器和体液中所含铜大多数以铜蓝蛋白的形式存在。肝豆状核变性患者由于遗传缺陷,致病因子造成铜蓝蛋白的合成减少,正常铜-蛋白结合体的减少和正常含铜酶的缺乏反馈地使肠道摄铜量增加,但铜蓝蛋白仍低;其结果首先是血清总铜量降低,血清直接反应铜增多,直接反应铜易与白蛋白分离,沉积于组织内或经尿排出,导致尿铜增加。铜在肝脏中大量沉积,造成小叶性肝硬化,直至肝细胞浆中溶酶体无法容纳时,铜即通过血液向各个器官散布和沉积。基底节的神经元和其正常酶的运转对无机铜的毒性特别敏感,大脑皮质和小脑齿状核等对铜的沉积也产生症状。铜对肾近曲小管的损害产生氨基酸尿症,甚至葡萄糖、尿酸、钙和磷酸盐的流失,而钙、磷的缺失又易引致骨折。铜在角膜弹力层的沉积产生 Kayser-Fleischer(K-F)环,在皮下的沉积引致皮肤黝黑。

二、病理

肝脏自脂肪变性发展为大、小结节混合性肝硬化,肝小叶因铜沉积而呈棕黄绿色。有一些病例肝脏可发生急性、亚急性或慢性肝炎样改变。脑基底节,尤其是壳核改变最明显,其次是苍白球及尾状核,显示软化、萎缩、色素沉着,甚至腔洞形成。镜检可见神经元缺失而胶质增生,包括巨大变形的 Alzheimer 星形胶质细胞和游走组织细胞称为 Opalski 细胞者。脑沟增宽、脑室扩大。大脑皮质、小脑叶、齿状核及脑桥等部位都可见神经元减少,胶质增生和脱髓鞘病变。

三、临床表现

发病在 5～40 岁间，两性均见。起病多缓慢隐袭，偶有急性发病。不同的家族往往表现不同的发病年龄和进行方式。10 岁以下起病者多以肝损害为首发症状；成人以神经症状为首发表现者约占半数，以精神症状为首发表现者约占 20%，少数成人病例患慢性肝炎而始终不呈现神经症状。

神经系统最初的症状往往是一侧或两侧上肢粗大震颤，从手指开始，逐渐波及对侧及身体其他部分，震颤以混合性(静止性和姿位性)为主。也可出现肌强直，动作减少和慌张步态。儿童期发生的神经症状以舞蹈、手足徐动性动作和肌张力不全性动作为主，并有小脑性共济失调，面部怪容，张口流涎，言语讷吃，吞咽困难，全身扭转痉挛姿态。精神症状表现为注意力和记忆力减退，学习能力低落，情绪不稳，常有强哭、傻笑，也常有冲动性行为。后期呈现明显痴呆。

肝脏损害可表现急性肝炎、肝硬化、肝性脑病及暴发性肝炎等不同类型。个别患者可发生急性溶血性贫血伴白细胞和血小板减少。因钙磷代谢障碍，患者骨质疏松，易发生骨折。

体检可见肌张力增高，也可为增高和减低波动不定，轮替动作不能，指鼻试验时可能引致粗大的意向性震颤。腱反射可能亢进，跖反射偶然伸性。感觉系统正常。K－F 环常先在角膜上或下缘呈棕绿色半月形沉积，在裂隙灯下更为清晰。肝硬化严重者可出现脾脏肿大，甚至腹水。

四、实验室检查

特征性改变为正常血清总铜量低于正常值 50% 以下；血清铜蓝蛋白含量 < 200 mg/L，或血清铜氧化酶活力 < 0.2 光密度；24 小时尿铜排泄量 > 100 μg 可以明确诊断。国际上认为肝脏穿刺活检证实相应病理改变和组织铜含量增高可确诊。

五、诊断与鉴别诊断

根据儿童或青少年期起病，临床表现有锥体外系为主的神经症状、精神症状或肝损害，均应考虑本病。当锥体外系症状与角膜 K－F 环或肝损害合并存在、或有家族史者即可考虑本病可能。对可疑本病者可进一步测定血清铜氧化酶、铜蓝蛋白、血清总铜量或尿铜，以明确诊断。

肝豆状核变性需与神经精神症状为主的帕金森病、小舞蹈病、手足徐动症及扭转痉挛等鉴别。以肝脏损害为主者需与门脉性肝硬化、慢性活动性肝炎等相鉴别。

六、治疗

肝豆状核变性是一种可有效治疗的神经遗传病，早期确诊，早期治疗，及时纠正患者铜代谢平衡状况是阻止本病进展的关键，治疗的目的在于减少铜的摄入和促进体内铜盐的排泄。

（一）低铜饮食

患者应避免高铜食物如各种动物的肝脏和血、贝壳类、螺类、虾、蟹、鱿鱼、牡蛎、蕈类、坚果类、巧克力、玉米等。

（二）药物治疗

1．减少铜摄入　服用硫化钾 40 mg，每日 3 次，能使铜在胃肠道中沉淀；硫酸锌 100～300

mg，每日3次，或葡萄糖酸锌560 mg，每日3次，可以抑制铜的吸收，使体内产生负铜平衡而起效。此类药物的缺点是容易产生缺铁性贫血。

2. 增加铜排泄　需用螯合剂如右旋青霉胺1～4 g/d。为了避免其并发视神经炎或多发性神经病，一般合用维生素B_6。青霉胺治疗前应予青霉素皮试，如果发生过敏现象如发热、皮疹、血白细胞减少等，则暂停药，重新自小剂量开始，并加给泼尼松。青霉胺不能增加铜排泄时，可改用二巯基丁二酸钠1～2.5 g溶于10%葡萄糖液40 ml内静脉缓慢推注，每日1～4次；或二巯基丙醇每日3～5 mg/kg，分2次肌内注射，每月注射10天，均需长期使用。但二巯基丙醇副作用较多，长期使用易引起局部疼痛、硬结或脓肿等，目前该药已淘汰。

3. 对症治疗　震颤与强直明显时，可同时加用抗震颤麻痹药物，如安坦、左旋多巴类，有舞蹈手足徐动者，可加服氟哌啶醇。出现痛性强直发作时，可联合应用卡马西平和氯硝西泮。有精神障碍者，需行心理治疗和适当的抗精神病药物治疗，抗精神病药多对肝脏有毒性作用，应注意。

（三）手术治疗

对门静脉高压的病人可施行门体静脉分流术，对脾脏大并有脾功能亢进者可施行脾脏切除术，以上手术均应严格掌握手术适应证。当病情发展至极为严重，各种治疗均无效时，有条件者，可考虑肝移植。

第五节　遗传性进行性舞蹈病

遗传性进行性舞蹈病又称亨廷顿病（Huntington disease，HD），是大脑皮质和纹状体变性的一种常染色体显性遗传病，临床特征为舞蹈样运动与进行性认知障碍而至痴呆。

一、病因

HD为常染色体显性遗传。新近研究发现，其致病相关基因IT15（interesting transcript 15）位于第4号染色体4P16.3区域D4S180和D4S182之间，该基因的5'端有一个多态性的（CAG）n三核苷酸重复序列，正常人（CAG）重复拷贝数为11～34，而HD病人（CAG）重复拷贝数明显增加。通常（CAG）n三核苷酸重复越多，病人的发病年龄越早。一般认为（CAG）三核苷酸重复扩展达一定范围是导致HD的病因。但（CAG）n三核苷酸重复扩展与神经细胞变性之间的关系并不清楚。

此外，并非所有HD都是（CAG）n重复扩展的结果，少数病例染色体的（CAG）n重复拷贝数没有增加，提示可能还存在着其他部位的基因变异导致HD类同病征的可能，即本病可能还存在着遗传方面的异质性。

二、病理

本病主要侵犯纹状体和大脑皮质。脑外观萎缩，脑沟加深，脑室普遍扩大。大脑皮质萎缩以额叶最明显，纹状体萎缩以尾状核及壳核最明显，苍白球的损害比纹状体要轻得多。镜下可见尾状核和壳核内小型中间细胞明显脱失，这类神经元含GABA与多种神经肽如脑啡肽与P物质，其纤维向外侧苍白球投射。脑的其他部分也有不同程度的变性。脑的变性区伴有神经胶质细胞增生。

生化变化是由于尾状核和壳核内小型中间细胞明显脱失，导致抑制性递质 GABA 不足，或因胆碱乙酰化酶的活性降低，导致乙酰胆碱减少，引起黑质的多巴胺能系统作用增强而发病。此外，黑质与苍白球内 P 物质、甲硫氨酸－脑啡肽、缩胆囊素也降低。近来有学者发现，纹状体内 mAch 受体、多巴胺受体、GABA 受体等受体异常也与本病的发生有一定的关系。

三、临床表现

本病多发生在 35～40 岁，约 5%病人起病年龄小于 4 岁。男女同样受累。主要症状包括舞蹈样运动和进行性精神衰退。不自主运动往往比精神症状先出现，但有些病例相反。病人最初只诉动作笨拙或不安，并可间歇性出现轻度耸肩、手指的抽搐和扮鬼脸等不自主动作。随后，舞蹈样动作日益严重，范围扩大，波及全身。面肌受累的病人可出现各种鬼脸，舌肌和咽喉肌受累可发生构音障碍甚至吞咽困难，四肢受累可出现手足徐动、不自主扭转等。HD 病人的舞蹈样动作以肢体近端和躯干为重，行走时有较明显的腿、臂部异常运动，造成舞蹈样步态；病人常跌倒，是为 HD 的特征性异常运动。多数病人在疾病的早期有眼球运动障碍，表现两眼意向性快速扫视速度减慢，眼动性眼震异常等。舞蹈样不自主运动可因情绪紧张而加重，安静时减轻，睡眠时完全消失。个别病人还可出现癫痫、肌阵挛发作、共济失调等。随着病情演进，舞蹈样运动逐渐减少，代之以僵直、动作缓慢等类似帕金森综合征。

精神衰退见于每一个病人，显示器质性智能障碍的特征。早期表现记忆减退和注意力不集中等，也可出现精神症状如情绪不稳、幻觉及妄想。精神衰退多在不知不觉中进展，往往在舞蹈病出现多年后才变得明显，最后则呈痴呆。

四、实验室检查

血、尿及脑脊液的常规检查均正常。脑电图呈弥漫性改变。脑 CT 或 MRI 检查可见尾状核萎缩；脑室扩大，双侧脑室前角前端最大距离（FH）与两尾状核内侧最短距离（CC）均大于正常，FH/CC 比值小于正常（正常值为 2.13 ± 0.20）。用氟脱氧葡萄糖作 PET 检查可发现患者的尾状核及壳核的代谢明显减退。

五、诊断与鉴别诊断

依据家族遗传史，特征性的舞蹈样动作、行为人格改变与痴呆三联症，诊断并不困难。没有家族史时诊断则有一定的难度，基因检查、神经影像学与神经心理学检查有助于确诊。

亨廷顿舞蹈病需与下列疾病进行鉴别：

1. 小舞蹈病　多发生于儿童，且是非进行性、自限性疾病，虽可伴精神症状，但系短暂性的，与慢性进行性舞蹈病的精神症状逐渐发展成为痴呆不同。

2. 棘红细胞增多性舞蹈病　舞蹈样运动是轻度的，周围血象中见有棘红细胞增多，可伴肌肉萎缩与轴索性神经病。

3. 迟发性运动障碍　常见于使用抗精神病药物后，其异常运动具有刻板性，步态正常。凭有服药史可供鉴别。

4. 抽动秽语综合征　本病具有特征性的发声并可伴秽语，其异常运动常有一定的刻板性，无家族史，无进行性痴呆。据此可与儿童期发病的 HD 鉴别。

六、治疗

目前尚无阻止或延缓本病发生、发展的特效药物，故治疗的重点集中在对心理和神经系统功能障碍两方面的症状治疗，同时进行必要的支持治疗。

1. 心理治疗与精神症状的治疗　HD 病人常有孤独、失望、抑郁、焦虑等心理障碍，对此必须予以相应的心理治疗。对于抑郁、焦虑病人可用三环类抗抑郁剂如阿米替林、丙咪嗪、多虑平或帕罗西汀等。但应注意抗抑郁剂的胆碱能作用可加重病人的异常运动和认知障碍。对合并有痴呆的病人，尤需加强护理和支持治疗。

2. 不自主运动的治疗　对舞蹈样运动可选用抑制或耗损多巴胺能的药物，如舒必利、丁苯那嗪、氟哌啶醇、奋乃静、氯氮平等。但这些药物可有致震颤麻痹、迟发性运动障碍、抑郁、静坐不能等副作用而加重原有的运动障碍。因此，宜从小剂量起用，缓慢加量，直到满意控制舞蹈样运动。同时，在使用过程中要严密观察药物的副作用。对运动过缓、运动不能－强直征群，可选用抗震颤麻痹药物如左旋多巴类、金刚烷胺或安坦等。

七、预后

本病属慢性进行性疾病，病程 10～25 年，平均 19 年。通常起病越早，病情进展越快。最后常因吞咽困难，进行性体重下降，长期卧床并发感染而死亡。

教学病例

病人女性，9 岁。半月前发热、咽痛，5 天前出现坐立不安、兴奋、失眠，3 天前出现双上肢为主的不自主舞动，睡眠中症状消失；行走不稳，常跌倒。家族史(－)。

体检：面色苍白，挤眉弄眼。四肢肌力 $5^{\circ -}$，肌张力和腱反射均降低。双上肢可见快速的、不规则的舞动。

实验室检查：血沉 40 mm/h，抗“O”增高，余血清生化均正常。头颅 CT 未见异常。

诊断：小舞蹈病

诊断依据：① 儿童期发病；② 病前有风湿热史；③ 有舞蹈样不自主运动、肌张力减低；④ 有情绪精神改变；⑤ 无舞蹈病家族史。

治疗：① 保持安静，避免刺激；② 病因治疗，防治风湿热；③ 控制舞蹈样运动，选用氟哌啶醇或氯丙嗪。

复习思考题

1. 试述基底神经节的组成。
2. 试述帕金森病的临床特征、鉴别诊断及药物治疗种类。
3. 多巴制剂常见的神经系统副作用有哪些？
4. 小舞蹈病与遗传性进行性舞蹈病在临床上有何异同点？
5. 试述肝豆状核变性的临床及实验室特点。

（石静萍）

第七章 癫 痫

癫痫(epilepsies)是一组疾病及综合征,虽病因不同,均以在病程中有反复发作的大脑神经元过度放电所致的暂时性中枢神经系统功能失常为特征。按照有关神经元的部位和放电扩散的范围,功能失常可表现为运动、感觉、意识、行为、自主神经等不同障碍,或兼有之。每次发作或每种发作称为痫性发作(seizure),患者可有一种或多种痫性发作。应指出的是:缺氧、缺钙、低血糖或高血糖、尿毒症和子痫等均可导致脑部神经元异常放电,引起脑功能暂时失调,产生单次发作;正常人由于感冒、发热、电解质失调、药物过量、长期饮酒的戒断、缺睡和心理压力等,有时也会引起单次发作;以上情况均不能称作癫痫病,而仅为一次痫性发作。我国癫痫的患病率为3.5‰~4.8‰左右;发病率农村为25/10万人口,城市为35/10万人口。

一、病因

癫痫的病因至今尚未完全阐明,传统上常把是否“找到器质性或代谢性病因”作为划分症状性(又称继发性)癫痫或特发性(又名原发性)癫痫的依据。然而,随着科学技术的进步,如CT、MRI、DSA等的广泛使用,一些特发性癫痫又查出了病因;同时,所谓的症状性癫痫,其相应的病因(如外伤、肿瘤、感染等)也不是其唯一的病因。临床可见在相同条件下,同样的脑损伤有的出现癫痫发作,有的不出现癫痫发作,说明继发性癫痫也有其他内在因素如遗传因素参与。所以,目前认为癫痫主要是由遗传易患性和脑损伤(导致脑内有癫痫性病理改变)两因素决定的,前者是发病的基础和内因,后者是发病的条件和外因。所谓脑损伤是指从胚胎开始至发病前各个方面的因素对脑的损害。Engel(1989)指出,癫痫发病三大因素:① 癫痫易患性:遗传因素;② 病理性致痫:脑损伤;③ 诱发因素。

(一) 癫痫发病基础—遗传因素(内因)

大量的资料显示,癫痫发病具有家属聚集性,在癫痫患者的近亲中,患病率为49‰~178‰,均高于一般人口(3.5‰~4.8‰)。研究显示,癫痫家系有48%的人脑电图出现癫痫波形,而正常家系只有1.93%;同时发现癫痫脑电波的携带率在继发性癫痫亲属与原发性癫痫亲属中并无显著性差异,进一步表明癫痫(包括继发性癫痫)有遗传性。研究证实,单卵双生癫痫发病及脑电图一致性分别为37%~80%(平均57%)、69%~80%,而二卵双生则分别为3%~32%(11%)、2%~36%。以上的研究说明,遗传因素是癫痫发病的基础。癫痫实际上包含多种疾病和综合征,具有不同的遗传方式,牵涉一个或数个基因。如儿童失神癫痫为常染色体显性遗传,特发性婴儿痉挛症为常染色体隐性遗传。在大多数疾病中,所遗传者仅为痫性发作的预致性,其外显率也受年龄限制。如以脑电图上3Hz棘慢波组合为特征的儿童失神癫痫,其兄弟姐妹在适龄时(5~16岁)有40%以上示同样异常脑电图,但其中仅有1/4发生临床发作,提示环境因素的作用。

(二) 癫痫发病的主要条件(外因)

1. 先天性疾病　如染色体畸变、先天性脑积水、小头畸形、脑皮质发育不全等。

2. 产前期和围生期疾病　产伤、脑挫伤、水肿、出血和梗死,脑性瘫痪等。

3. 高热惊厥后遗　严重和持久的高热惊厥可导致包括神经元缺失和胶质增生的脑损害。主要在颞叶内侧面，尤其在海马。

4. 脑外伤　尤其是脑皮质结构受损时。

5. 脑部感染　包括各种细菌性、病毒性、真菌性及寄生虫感染，如脑膜炎、病毒性脑炎、隐球菌脑膜炎、脑囊虫、血吸虫、弓形体等。

6. 中毒　铅、汞、乙醇、一氧化碳等及全身性疾病如妊高症、尿毒症等。

7. 颅内肿瘤　尤其是生长在额叶及中央回皮质附近的少突胶质细胞瘤、脑膜瘤、星型细胞瘤、转移瘤等。

8. 脑血管病　脑血管畸形、蛛网膜下腔出血、卒中后癫痫、高血压脑病等。

9. 营养代谢性疾病　儿童佝偻病时常发生癫痫，胰岛细胞瘤所致低血糖、糖尿病、甲状旁腺功能减退、维生素 B_6 缺乏等均可产生癫痫发作。

10. 变性疾病　结节性硬化、Alzheimer 病也常伴有癫痫。

11. 缺氧。

12. 脱髓鞘疾病　多发性硬化、弥漫性硬化及急性播散性脑脊髓炎等。

(三) 影响癫痫发作的因素

1. 年龄　有多种特发性癫痫的遗传因素，其外显率和年龄密切相关；大脑的发育过程也影响癫痫的发作形式，如儿童期失神发作癫痫，多在 6～7 岁开始，青春期后常转化为全面强直阵挛发作。流行病学调查资料表明，癫痫发病年龄 75% 以上的患者在 10 岁以前。

2. 内分泌　在女性病人中，癫痫的发作通常在经期、妊娠期加频，这可能与雌激素增高及妊娠期的水钠潴留、电解质紊乱、精神紧张、内分泌改变、抗癫痫药物代谢加快而使药物浓度降低有关。

3. 睡眠　特发性强直－阵挛发作和肌阵挛发作常在晨醒后发生；婴儿痉挛症常在醒后和睡前；颞叶癫痫常在日间表现精神运动发作，而在夜间发生强直－阵挛发作；此外，睡眠减少常会导致癫痫发作。

4. 诱发因素　除缺睡外，疲劳、饥饿、便秘、饮酒、情感冲动，以及各种一过性代谢紊乱和过敏反应，都能激发癫痫的发作。过度换气对失神发作、过度饮水对强直－阵挛发作、闪光对肌阵挛发作有诱发作用。

二、发病机制

癫痫发病是一个很复杂的问题，对其发病机制迄今尚未有全面的、一致的了解。一般认为，除了神经元结构异常外，神经元间的电解质如 K^+、Na^+、Ca^{2+}、Mg^{2+}、Cl^- 及 HCO_3^- 等离子的细胞内外平衡失调，以及神经元突触间各种神经递质，包括兴奋性递质（如谷氨酸 Glu、天门冬氨酸 Asp）和抑制性递质（如 GABA）之间的平衡失调均与癫痫发作有关。

(一) 痫性活动的发生

1. 部分性发作

(1) 结构改变：病变中央部位的神经元坏死、缺失，临近部位神经元群结构紊乱，神经细胞减少而胶质增生；受损神经元的树突缩短，其分支和棘突减少，棘突为正常时接受抑制性突触的部位；电镜下见细胞体和树突上的对称型突触也减少。

(2) 痫波产生的突触机制：目前研究认为，癫痫发作间期的痫波是由于兴奋性突出活动的显著增强，同时抑制性活动也未被制止；当痫波由发作间期转化为发作期时，此时神经元的抑制活动显著减弱或完全消失，而兴奋性活动则持续增强。

(3) 痫波产生的非突触机制：包括① 神经细胞外离子环境的改变、药物（青霉素）直接作用等可使轴突末梢重复放电而致神经元活动增强；② 细胞外离子环境的改变而使神经元的兴奋性发生改变，大量实验证明 K^+ 与癫痫的发作密切相关，发作间期棘波时神经细胞外的 K^+ 增高，在发作期中 K^+ 继续增加至更高的水平，Ca^{2+} 同时降低。

(4) 生化改变：Glu、Asp 是脑内最重要的兴奋性递质，其作用是使钠离子和钙离子进入神经元。在癫痫发作前，可在病灶中发现这两种递质暂时性的增加；病灶中谷氨酸脱羧酶的减少，影响 GABA 的合成；钙离子内流，触发兴奋性递质释放；细胞内钾离子的外流，延长去极化的过程。

(5) 电位改变：在发作间隙，病灶中有一部分神经元，其膜电位显示异常，在每次放电以后，不是恢复平静而是持续去极化状态，称为阵发性去极化漂移(paroxysmal depolarization shift, PDS)，历时数十至数百毫秒后方转入超极化状态，这种缓慢转化活动符合钙离子进入细胞后的作用过程。将近发作时，PDS 后的超极化不再发生，代以高频率的动作电位，并通过突触联系造成外周和远处的神经元同步放电。

(6) 实验性痫灶：印防己素能拮抗 GABA，青霉素能阻遏氯离子在神经膜上的通透性，局部使用均可引致痫性发作，而药物对不同的脑内部结构有不同作用。

2. 全面性发作

(1) 发作的起点：以番木鳖用于动物运动前区皮质可产生和失神发作病人一样的脑电图和行为变化，双侧同步播散系通过胼胝体而不是丘脑。

(2) 动物模型：对猫的外侧膝状体行使点燃性刺激可造成 GTCS 模型；某些蒙古沙田鼠易产生反射性癫痫等。

(二) 痫性发作的传播

痫灶细胞群高频重复放电，使其轴突直接联系的神经元产生较大的兴奋性突触电位，从而连续传播，但其范围决定于其他部位的抑制能力。痫性活动可能仅牵涉一个区域的大脑皮层而不再扩散，引起临床上的单纯部分性发作。在中央前、后回皮质神经元可能通过放电后细胞外 K^+ 的增多，而将兴奋过程传到邻近神经元，如此缓慢的局部扩散，造成临床上的杰克逊(Jackson)癫痫。痫性活动时常有皮质通过下行投射纤维传播到丘脑和中脑网状结构，引起意识丧失，再有弥散性丘脑投射系统传播到整个大脑皮质，产生继发的全面性强直－阵挛发作。若起源于颞叶内侧、额叶眶部的痫性活动在边缘系统中播散时，则表现为复杂部分性发作。特发性癫痫开始即发生脑干网状结构和皮质间的联系紊乱，意识首先丧失；强直－阵挛发作通过丘脑系统向各处扩散；失神发作传至丘脑网状结构即被抑制。

(三) 痫性发作的停止

发作的终止与神经元的能源消耗无关，而主要是由于各梯层的抑制作用，包括痫灶周围抑制性神经细胞的活动，胶质细胞对兴奋性物质的回收，病灶外抑制机构的参与，后者包括尾状核、黑质网络区和小脑。此外，在发作时脑部释放的一些物质，如内啡呔、腺苷、次黄嘌呤等有抑制发作的作用。

三、临床表现

如前所述，痫性发作和癫痫症系两种概念，现将其分开择要说明。

(一) 痫性发作的分类及临床表现

1981年,国际抗癫痫联盟提出了痫性发作的分类方案,其分类原则是:① 痫性发作起始的异常放电是源于一侧脑部(部分性发作)还是两侧脑部(全面性发作);② 病人的意识是否保存(存在:单纯性;丧失:复杂性)。国际分类重视症状和体征所示的起始脑功能障碍部位和其扩张情况,这种分类的正确性已被临床发作和脑电图检查的同时录像资料所证实,分类中的新命名已被国际广泛采用。

1. 部分性发作(partial seizures) 临床症状和脑电图均提示局部起始的发作。

(1) 单纯部分性发作(不伴意识障碍)

a. 有运动症状者:局限性运动发作指局部肢体、口角、眼睑、手指或脚趾的抽动。如发作自一处开始后,按大脑皮质运动区的分布顺序缓慢地移动,即自一侧拇指沿手指、腕部、肘部、肩部扩展,称为 Jackson 癫痫,病灶在对侧运动区;如部分运动性发作后,遗留暂时性(数分钟至数日)局部肢体的瘫痪和无力,称为 Todd 瘫痪;如局部抽搐持续数小时或数日,则称为持续性部分癫痫;此外还有旋转性发作(双眼突然向一侧偏斜,也可包括头部和躯干,偶然造成全身旋转,病灶多在附加运动区)、姿势性发作(一侧上肢外展,肘部半屈,伴有向该侧手部注目动作,病灶多在附加运动区)、发音性发作(为喉部发声,不自主重复单音或单词,偶尔表现为语言抑制,病灶在言语区)。

b. 有体觉或特殊感觉症状者:体觉性发作常为肢体麻木感或针刺感,多发生在口角、舌部、手指或脚趾,病灶在中央后回,偶有缓慢扩散犹如 Jackson 癫痫。特殊感觉性发作包括:视觉性发作(简单幻视如闪光,病灶在枕叶);听觉性发作(简单幻听为嗡嗡声,病灶在颞叶外侧面或岛回);味觉性发作(甜、酸、苦、咸或金属味,病灶在杏仁核或岛回);嗅觉性发作(多为焦臭或其他难闻的气味,病灶在额叶眶部、杏仁核或岛回);眩晕性发作(为旋转感、漂浮感或下沉感,病灶在岛回或顶叶)。几乎全部特殊感觉性发作在某次发作中为复杂部分性发作或全面性强直－阵挛性发作的先兆或最早症状。

c. 有植物神经症状者:如胃气上升感、呕吐、多汗、苍白、潮红、肠鸣、竖毛、瞳孔放大、小便失禁等,病灶在杏仁核、岛回或扣带回。

d. 有精神症状者:这些常发展为复杂部分性发作。包括言语障碍性发作(表现为部分性失语或重复语言,病灶在颞叶外侧面);记忆障碍性发作(似曾相识感、似不相识感,偶有快速回忆往事或强迫思维,病灶多在海马体);认识障碍性发作(如环境失真感、脱离接触感、梦样状态等,病灶在海马体);情感障碍性发作(多为无名恐惧,也有无故感到愤怒、忧郁和欣快者,一般在数分钟内迅速消失,病灶在扣带回);错觉性发作(如视物变大、变小、变形,听声变强或变弱,感到本人肢体的大小、重量有改变等,病灶在颞枕部);复合幻觉性发作(复合幻视如人物、景象,复合幻听如音乐、语言,病灶在海马或颞枕部)。

(2) 复杂部分性发作:伴有意识障碍,可由单纯性发作转化而来,发作时和发作间脑电图显示一侧或双侧不同步的颞部或颞额部局灶性异常,也称精神运动性发作。特点为发作起始出现各种精神症状或特殊感觉症状,随后出现意识障碍或自动症和遗忘症,有时发作一开始即为意识障碍,可为嗜睡状态。其先兆或起始症状可包括上述单纯部分性发作中的各种症状和体征,特别是错觉、幻觉等精神症状以及特殊感觉症状。如在先兆之后无其他发作性症状,则纳入单纯部分性发作;而复杂部分性发作是在先兆以后,患者呈部分性或完全性对环境接触不良,做出一些表面上似有目的的动作,即自动症(automatism)。自动症是在意识模糊状态下的不自主动作，事后不能记忆，例如机械性重复原来的动作，或出现吸吮、咀嚼、舔舌、清喉，或是搓手、抚面、解扣、脱衣、摸索衣裳、挪动桌椅，甚至游走、奔跑，也可有自动语言或叫喊、唱歌等。病灶部位不定，但均涉及边缘系统。

(3) 部分性发作发展成全面性发作：脑电图变化快速发展成全面性发作，醒后若能记得部分性发作时的某个症状，即称先兆。

2. 全面性发作(generalized seizure)　双侧大脑半球自开始即同时受累，意识障碍可以是最早现象，EEG显示神经元异常放电是广泛性的。

(1) 失神发作：也称小发作(petit mal)，表现为突然发生和突然停止的意识障碍，一次持续5～30秒，事后对发作全无记忆，每日可发作数次至数百次。发作中，脑电图呈双侧对称的2.5～4 Hz的棘－慢波，偶尔为多棘－慢波，发作间期也有同样或较短的阵发活动，背景波型正常。临床可表现为：① 仅有意识障碍，病人当时停止活动、呼之不应、双眼瞪视；② 伴有轻微阵挛成分，如眼睑、口角或上肢的颤抖；③ 伴有无张力成分，表现为头部、上肢的下坠，腰部屈曲，手中持物可能坠落，但仅偶然使病人跌倒；④ 伴有强直成分，即头部后仰或偏向一侧，背部后弓，可能造成突然后退动作；⑤ 伴有自动症；⑥ 伴有植物神经症状。不典型失神发作者意识障碍的发生与停止比较缓慢，肌张力改变则较明显。EEG示两侧不对称而较慢的不规则棘－慢波或尖－慢波，背景活动也不正常。

(2) 肌阵挛发作：突然、短暂、快速的肌收缩，可能遍及全身，也可能限于面部、躯干、肢体或个别肌群，可能单个发生，但常见快速重复。醒后和睡时最常发生，自主动作也能诱发。EEG示多棘－慢波或棘－慢波。

(3) 强直性发作：全身进入强直性痉挛，肢体伸直，头、眼偏向一方或后仰，躯干的强直造成角弓反张。常伴有植物神经症状，如苍白、潮红、瞳孔扩大等。脑电图示低电位快活动，或约10 Hz波，逐渐降低频率，增加波幅。

(4) 强直阵挛发作(generalized tonic clonic seizure，GTCS)：又称大发作，以意识丧失和全身抽搐为特征，分为：① 强直期：所有骨骼肌呈现持续性收缩。上睑抬起，眼球上窜；喉部痉挛，发出尖叫；口先强张而后突闭，可能咬破舌头；颈部和躯干先屈曲而后反张；上肢自上举、后旋转变为内收前旋，下肢自屈曲转变为强烈伸直。强直期持续10～20秒后，在肢端出现细微的震颤。② 阵挛期：待至震颤幅度增大并延及全身，成为间隙的阵挛，即进入阵挛期。阵挛频率逐渐减慢，肌张力松弛期逐渐延长。本期约持续1/2～1分钟。最后一次强烈阵挛后，抽搐突然停止。在以上两期中，出现心率增快，血压升高，汗、唾液和支气管分泌增多，瞳孔扩大等自主神经征象。呼吸暂时中断，皮肤由苍白转为紫绀，瞳孔对光反射和深、浅反射消失，跖反射伸性。③ 惊厥后期：阵挛期后尚有短暂的强直阵挛，造成牙关紧闭和大小便失禁。呼吸首先恢复，继而心率、血压、瞳孔等回至正常，意识逐渐苏醒。自发作开始至意识恢复历时5～10分钟。醒后感到头痛、全身酸痛和疲乏，对抽搐全无记忆。不少患者意识减轻后即进入昏睡，个别患者在完全清醒前有自动症和情感变化，如暴怒、惊恐等。在强直期，EEG表现为振幅逐渐增强的弥漫性10周/秒波；阵挛期表现为逐渐变慢的弥漫性慢波，附有间隙性发生的成群棘波；惊厥后期为低平记录。GTCS若在短期内频繁发生，以至发作间隙期内意识持续昏迷者，称为癫痫持续状态。

(5) 阵挛性发作：和GTCS的区别，仅有重复的全身阵挛，且恢复较快，频率逐渐变慢而强度不变，惊厥后期一般较短。EEG见快活动、慢波，偶有棘慢波。

(6) 无张力性发作：部分肌群或全身肌张力突然降低，造成颈垂、张口、肢体下垂或全身跌倒。脑电图示多棘－慢波或低电位快活动。

3. 未分类发作　包括一些资料不足，难以分类的发作，例如新生儿的某些痫性发作等。

(二) 癫痫症的临床表现

癫痫症的分类和特征参照国际抗癫痫联盟 1989 年癫痫和癫痫综合征的修正方案，现概述如下：

1. 部分性癫痫症

(1) 特发性：发病与年龄有关，为儿童期癫痫。有部分性发作和局灶性脑电图异常；无神经体症或智能缺陷；脑电图背景活动正常；但常有家属史。痫性活动表现不尽相同，但每一患儿的症状相当固定。

a. 良性儿童期癫痫伴中央－颞部棘波者：又名良性中央回癫痫。发病多在 3～13 岁，男性较多。表现为口、咽部和一侧面部阵挛性抽搐，偶尔涉及同侧上肢；常伴有舌部僵住感、言语困难、吞咽困难和唾液增多。意识清晰，但偶尔扩散为 GTCS。发作常在夜间，使患儿惊醒。发作一般也比较稀疏，有时隔数月或数年发作一次。脑电图示对侧高电位中央区及/或颞区棘波，继以慢活动。大多在 15～16 岁前痊愈。属常染色体显性遗传。

b. 儿童期癫痫伴枕部阵发者：较少见。发作先有视觉症状如视力模糊、闪光、幻视等；继以偏侧阵挛发作或自动症。脑电图在一侧或双侧枕区和后颞区可见棘波或尖波。将近半数患儿有家属史。

(2) 症状性：包括大多数癫痫患者，其中以颞叶癫痫最为常见。

a. 额叶癫痫：发作时间较短；起于额叶的复杂部分性发作，伴有轻微的发作后意识混浊或不发生；很快引起继发性全身发作，强直性或姿势性运动症状突出；发病时常见复杂的手势性自动症；当发作为两侧性时经常跌倒。

b. 颞叶癫痫：单纯部分性发作的典型特点是具有植物神经和/或精神症状，以及某些感觉(如听、嗅觉)现象，包括错觉在内，最常见是上腹部的感觉。复杂部分性发作往往(但不总是)以运动停止开始，然后典型的出现进食性自动症，也经常随之发生其他自动症。根据不同病灶部位，有不同的发作类型，如海马体有幻觉、错觉和自动症，也常播散为 GTCS；颞叶外后侧有听、视幻觉，言语障碍，有时为自动症；杏仁核的典型发作为胃气上升感、情感变化、嗅及味幻觉，继以自动症，较少继发 GTCS；岛回有前庭觉和听幻觉，伴有自主神经症状，或为单侧面部运动或感觉发作，偶有嗅、味幻觉。

c. 顶叶癫痫：单纯感觉性部分发作多为麻木感、动作感等，很偶然为痛感或烧灼感；在舌部则可能为冷感或僵硬感；左侧发作可能造成感受性言语障碍，右侧发作可能有半身失认或消失感；其他症状可有眩晕和视幻觉。

d. 枕叶癫痫：视觉发作可为简单或复杂的视错觉和视幻觉，也可为暗点和视觉减退。一般在病灶对侧，但可能影响全部视野。患者有时伴有头、眼向对侧偏斜及/或强迫性闭眼。偶而表现为眩晕、耳鸣和头痛。枕叶癫痫不常导致 GTCS，但常向颞、顶部蔓延。

2. 全面性癫痫症

(1) 特发性：发病与年龄有关。临床症状和脑电图变化开始即为双侧对称，无神经体症，脑电图背景活动也正常。

a. 新生儿良性家族性惊厥：为常染色体显性遗传病。大多在出生后第二、三日发生阵挛性或呼吸暂停性发作。脑电图呈现中央区周期性 θ 波。约 10% ~ 20% 在进入儿童期后有 GTCS,但预后良好。

b. 良性新生儿惊厥:在出生后第五日前后有频繁的阵挛性或呼吸暂停性发作。脑电图见交替出现的尖波和 δ 波。

c. 良性婴儿肌阵挛性癫痫:出生后第一、二年出现短促的全身性肌阵挛。脑电图见阵发性棘慢波。有家族史。青春期可能发生 GTCS。

d. 儿童期失神癫痫:最常在 6 ~ 7 岁发病,女性多见。每日有频繁失神发作,可达数十次,故也称密集性癫痫,有强烈的遗传倾向。青春期后可能痊愈、继续,或转化为 GTCS。脑电图示 3 Hz 棘 – 慢波。

e. 青春期失神癫痫:发作与上型相同,但发病年龄较迟,发作也较稀疏。常有 GTCS,甚至与其同时发病。脑电图见 4Hz 棘慢波。

f. 青春期肌阵挛癫痫:也称冲动性小发作。表现为短促不规则性肌阵挛,以下肢为主。若遍及全身,则导致倾跌,但无意识障碍。脑电图示 4 ~ 6 Hz 和 8 ~ 12 Hz 多棘慢波。常有家属史,20%同胞示同样的脑电图变化。

g. 晨醒时强直 – 阵挛发作的癫痫:发病在 11 ~ 20 岁,发作多在早晨醒来后及晚间休息时。常有家族史。过去史中可有良性婴儿肌阵挛癫痫、儿童期失神,及/或青春期肌阵挛癫痫,所以这 4 种病症可能为同一疾病在不同年龄时的不同表现。

(2) 特发性及/或症状性:包括特发性和症状性病因均可产生的综合征,以及迄今未能判断病因者。

a. 婴儿痉挛症(infantile spasm):也称 West 综合征。发病均在 1 岁内,以 3 ~ 7 个月易发。多数为症状性,即病前有发育迟缓和神经体征,病因多样,以围生期缺氧缺血、结节性硬化和大脑发育不全较多见,约 40%病例为特发性。临床表现为短促的强直性痉挛,以屈肌较为显著,常呈突然的屈颈、弯腰动作,也可涉及四肢。每次痉挛约 1 ~ 15 秒,常连续数次至数十次,以睡前和醒后最为密集。EEG 示弥漫性高电位不规则慢活动,杂有棘波和尖波,痉挛时则出现短促低平电位。这种发作一般在 2 ~ 5 岁间消失,但症状性者与治疗无效的特发性者,常有明显的智能障碍,半数以上且转化为不典型失神发作、GTCS 或精神运动性发作。

b. Lennox – Gastaut 综合征(LGS):发病多在学前期,患儿多伴有智能发育障碍。发作形式多样,包括不典型失神发作、强直性发作、无张力性发作、肌阵挛发作、GTCS 等。发作频率高,且经常出现癫痫持续状态,发作很难控制。通常有精神迟钝,发育不良。脑电图示不规则的 1 ~ 2Hz 棘慢波或尖慢波,背景活动亦不正常。预后不良。

c. 有肌阵挛 – 无张力性发作的癫痫:发病多在 2 ~ 5 岁,男性居多。常有家族史,病前发育也属正常。发作形式多样,包括肌阵挛性、无张力性、强直性、失神发作和 GTCS 等。脑电图示较多 θ 波和不规则与多棘慢波。治疗效果较 LGS 好。

d. 有肌阵挛失神发作的癫痫:发病在 7 岁前后,男性居多。发作形式与脑电图类同于儿童期失神癫痫,但肌阵挛和强直成分较突出。治疗效果较差。

(3) 症状性

a. 无特异病因者:如早期肌阵挛性脑病。发病在出生后 3 个月内,有肌阵挛发作和强直性发作,并有智能发育障碍,脑电图示爆发 – 抑制。预后不良。

b. 有特异病因者:痫性发作可为许多疾病的一个表现或并发症。包括:① 发育畸形:

Aicardi 综合征(胼胝体和视网膜发育不全)、缺脑回 - 巨脑回综合征等常引致婴儿痉挛症,面 - 脑膜血管瘤常有单纯部分性发作;② 先天性代谢障碍,如苯丙酮尿症可表现为婴儿痉挛症等。

3. 未能区分为部分性或全面性的癫痫症

(1) 兼有全面性和部分性发作者:包括新生儿发作、严重婴儿肌阵挛性癫痫、睡眠中有连续棘慢波的癫痫、获得性癫痫性失语。

(2) 未有肯定的全面性和部分性特征者:包括 GTCS 中临床和脑电图不能确定分类者,例如许多睡眠中发生的强直 - 阵挛发作。

4. 特殊综合征　如高热惊厥及发作仅发生于由酒精、药物、子痫、非酮性高血糖等因素引起的急性代谢障碍或中毒事件之时。

四、实验室检查

1. 脑电图检查　脑电图是癫痫最有效的辅助诊断工具,结合多种激发方法,如过度换气、闪光刺激、药物、睡眠等,以及特殊电极如蝶骨电极、鼻咽电极,至少可在 80% 患者中发现异常的过度放电。其余的病人可应用遥控脑电图、携带式长程记录仪、闭路电视监护结合脑电图记录,甚至个别病人可做脑深部电极记录来明确诊断。过度放电在 EEG 上表现为棘波、尖波、棘(尖)波综合和其他发作性节律波。EEG 检查对癫痫的定位、分型,抗癫痫药物的选择,药物剂量的调整,停药指征,外科治疗,预后判断均有较大的价值。

2. 影像学检查　头颅 CT、MRI、DSA(数字减影血管造影)等在癫痫特别是症状性癫痫诊断中具有重要的意义,能发现癫痫的病因。

五、诊断及鉴别诊断

癫痫的诊断是个十分严肃的问题,因为大多数患者要长期服药,一旦误诊,就会影响患者的身体、精神状态及工作和生活;另一方面,及时确诊又可提高对病因和对症治疗的效果,因此必须认真对待。尽管有较好的实验室条件,但对癫痫的诊断来说,详细的病史询问(包括家族史和过去史、向目睹者了解整个发作过程)及细致的临床检查是无可代替的。必须强调,癫痫是个临床诊断,如出现实验室检查与临床现象不符时,则拟诊仍以后者为主。

癫痫的诊断应遵循以下原则:

(一) 确定癫痫诊断

确定癫痫的诊断主要依靠临床表现、脑电图波型和抗癫痫药物的效应。对某一位患者来说,初步的诊断并非要求 3 项条件必备,但在诊断过程中,对不同的患者,三者都是重要的。尤其是最后诊断的确诊,对多数患者来说,3 项条件都是必不可少的。除此以外,还应考虑到癫痫的临床特征,即症状多样性、反复发作性、病因双重性。病因的双重性是指癫痫是由遗传因素和脑损伤共同决定的,前者是癫痫发病的基础(内因),后者是癫痫发病的条件(外因),尽管在不同病人两者作用的比重不一定相同。在诊断癫痫时还需除外其他发作性疾病:

1. 晕厥　应与各种失神发作鉴别。多数晕厥在发生前先有头晕、胸闷、眼前黑矇等症状,不似失神发作的突然发生,意识和体力的恢复也远较癫痫缓慢。

2. 短暂脑缺血发作　脑供血不足所致的功能失常,如跌倒发作、一侧轻偏瘫等,应与局限性癫痫相鉴别。但该病仅见于中、老年病人,并有明显脑血管疾病的征象,EEG 也是鉴别诊断依据之一。

3. 偏头痛　局部痫性发作中的感觉性发作、失语发作和运动抑制性发作，其时程均远较偏头痛先兆为短，且不继发头痛。对不典型的偏头痛等发作则需结合病史考虑。

4. 假性发作　为心因性发作，若癫痫病人同时有之，则诊断困难，约20%的难治性癫痫属于此类。发作常为心情紧张或暗示所致，运动症状在全身抽搐中并不同步、对称。但确切诊断常需电视监控。

5. 癔症　均有人在场和受到情感刺激发作，发作时程较长，无意识丧失，EEG也是鉴别依据诊断之一。

6. 过度换气综合征　焦虑状态和其他神经症患者，可因主动的过度换气而出现口角和肢端的麻木或感觉异常，可伴有头昏和手足抽搐，应与癫痫相鉴别。

（二）判断癫痫的类型

掌握各型癫痫临床特征及诊断要点，是鉴别不同类型癫痫的关键。应注意意识障碍、精神障碍及抽搐的不同临床表现；病程中发作类型的变化；治疗中发作形式的变化，如大发作在经过抗癫痫药物治疗后，发作形式变为短暂的意识丧失，这是药物治疗未完全控制发作的一种表现，而不是小发作；发作时发作形式的变化，某些患者可有多种发作类型。

（三）病因诊断

1. 区别特发性和症状性癫痫　综合考虑特发性癫痫的依据，例如家族史、过去史、发病年龄、发作现象（例如大发作并无GTCS的先兆和/或头、眼偏斜，意识丧失很早发生）以及体征正常等。脑电图、影像学等检查均有实用意义。对于中年以上发病的患者，即使体检和脑电图均未发现异常，也不能完全排除症状性癫痫，尚需进一步观察和检查。

2. 鉴别脑部和全身性疾病　对于症状性癫痫，先需排除代谢性疾病，如低血糖症、低血钙症、氨基酸尿症、急性间隙性血卟啉症等。低血糖症时的痫性发作多在空腹或强烈运动后，一般有心悸、头昏、出汗、恶心、烦躁等症状，甚至有行为异常。发病期或空腹血糖低可鉴别。

3. 癫痫如为脑部疾病所致，应查明脑部病变的性质　过去史（如产伤史、高热惊厥史、脑膜炎史、脑外伤史、卒中史等）、临床症状与体征（如有渐起头痛，局部神经系统的定位体征和视乳头水肿等体征，应考虑颅内占位性疾病；脑动静脉畸形，眼眶部可闻及血管杂音；脑囊虫病可触及皮下结节等）和发病年龄均可提供一些诊断依据，再结合前述的各项实验室检查，绝大多数患者可发现病因。

六、癫痫的防治

（一）预防措施

防止各种已知的致病因素，如产伤、脑外伤、各种颅内感染、新生儿及婴幼儿的高热惊厥等，有家族遗传史者更应注意。

（二）病因治疗

对于症状性癫痫应进行病因治疗，如低血糖、低血钙、脑炎、脑囊虫病、脑血管畸形或颅内占位性病变等。

（三）对症治疗

抗癫痫药物（anti - epilepsy drugs，AEDs）总的治疗原则是使用最少的药物和最小的剂量达到控制癫痫发作的目的，同时又不产生明显的毒副作用。目前，有效的抗癫痫药物可使80%癫痫患者的发作得到控制。具体用药原则如下：

1. 用药时机　诊断应明确，试验性治疗不可取。患者12个月内有2次或以上发作，应该建议治疗。

2. 药物的选择

(1) 常用AED及其主要作用机制

a. 调节电压依赖性离子通道，包括动作电位的传播和阵发性放电，如苯妥英钠、卡马西平、乙琥胺等。

b. 增强GABA抑制功能，如丙戊酸类等。

c. 抑制兴奋性氨基酸(主要是谷氨酸)，如拉莫三嗪等。

一般每种AED大多有多种药物作用机制，如丙戊酸可阻断电压依赖性钠通道；抑制GABA转氨酶，增强GABA的作用；对兴奋性氨基酸也有部分抑制作用。近20年开发的AED有加巴喷丁、拉莫三嗪、氨己烯酸、非氨酯、托吡酯等。

(2) 药物的选择：主要取决于发作的类型：① 单纯及复杂部分性发作、部分性发作继发GTCS：卡马西平、苯妥英钠、苯巴比妥、扑癫酮；② GTCS：卡马西平、丙戊酸钠、苯妥英钠、苯巴比妥、扑癫酮；③ 失神发作：丙戊酸钠、乙琥胺；④ 失张力性和非典型失神发作：奥沙西泮、氯硝西泮和丙戊酸钠；⑤ 肌阵挛发作：氯硝西泮、丙戊酸钠和乙琥胺；⑥ 婴儿痉挛症：促肾上腺皮质激素(ACTH)、泼尼松等。对儿童患者应避免使用有镇静作用的药物(如苯巴比妥、安定类药物)及影响发育或毒副作用较大的药物(如苯妥英钠)。

3. 坚持单药治疗　多种AED药物合用存在药物互相作用、慢性中毒、增加病人负担等情况，只有在确认单药治疗失败后，方可加用第二种AED。但作用相同(如苯巴比妥和扑癫酮)，有相互作用的药物(如苯妥英钠与卡马西平均有肝酶诱导作用，可相互降低血药浓度)，或具有相同副作用的药物(如苯巴比妥和氯硝西泮)不要同时使用。

4. 药物使用与调整　小剂量开始，逐渐加量；维持剂量应以最小的剂量达到控制发作又不产生明显毒副作用为目的。忘记服药，可在24小时以内加服一次药；此外，如病人在服药1小时以内发生呕吐，应加服一次药。

5. 药物的更换原则　对任何药物疗效的评定应在用药数周后，稳态血药水平达到时进行，以决定是否更换药物。不轻易更换药物，只有在最大耐受剂量的药物仍不能控制的发作、或出现明显的毒副作用时，才考虑换用另一种AED。因此，第二种药物应逐渐加量，当新药的剂量调整好以后，再慢慢撤除第一种药物。治疗失败时，应考虑诊断错误、依从性差、癫痫系渐进性神经疾患所致等因素。

6. 停药原则　最后一次发作后，根据患者发作类型、原发作频率和药物毒性反应的大小，再服2~5年药后逐渐减药。切忌突然停药，一般停药过程为半年到1年。

另外，癫痫患者应有良好的生活规律和饮食习惯，避免过饱、过劳、睡眠不足和情感冲动等一切诱发因素。对药物实在无效的部分癫痫患者，可考虑手术治疗。

(四) 癫痫持续状态的处理

癫痫持续状态是指反复频繁或持续的癫痫发作所导致固定而持续的癫痫状态。

1. 护理　保持呼吸道畅通，将毛巾或外裹纱布的压舌板塞入齿间，以防舌部咬伤；惊厥时不压患者的肢体，以免发生骨折或脱臼；惊厥后将头转向一侧，让分泌物流出，避免窒息；对自动症要防止自伤或伤人。

2. 治疗

(1) 吸氧、保持呼吸道的畅通；心电监护，维持生命征的平稳。

(2) 快速静脉给药，控制癫痫发作。如地西泮 10～20 mg 静脉推注，速度为 2 mg/min，有效而复发者可在半小时后重复注射；或给予地西泮 100～200 mg + 5%葡萄糖液 500 ml 12 小时内缓慢滴注。如地西泮效果不佳，可改用苯妥英钠、异戊巴比妥钠(阿米妥钠)、硫喷妥钠等治疗，也可用 10%水合氯醛 20～30 ml(儿童 0.5 ml/kg)保留灌肠。

(3) 鼻饲给予长效抗癫痫药，如卡马西平、苯妥英钠、苯巴比妥、丙戊酸钠；或肌注长效抗癫痫药，如鲁米那钠等。

(4) 20%甘露醇 125～250 ml 静注，每 6～8 h 1 次，以防脑水肿，避免癫痫发作的恶性循环。

(5) 抗感染，防止肺炎等并发症。

(6) 维持水、电解质、酸碱、能量、氮平衡。

七、预后

癫痫发作时一般不致生命危险，仅个别的 GTCS 发作时因窒息或吸入性肺炎而发生危险，偶而也导致骨折、脱臼或严重跌伤。癫痫持续状态则病情危重，如不能及时控制，将引起脑水肿、酸中毒、电解质紊乱、循环衰竭和肺部感染等而致死亡。癫痫能否有效得到控制，决定于发作类型、病变性质、病程长短、药物效能及合理使用、患者的合作程度等多种因素。一般而言，特发性者比症状性者预后较好；而症状性癫痫中，发病较早、病程较长、发作频繁、形式多样、伴有精神症状、智能障碍及脑电图长期有明显异常者，预后较差。

教学病例

患者，男，12 岁，学生。因发作性意识丧失、四肢抽搐、口吐白沫 1 月就诊。患者于 1 月前早晨，突然跌倒，家长发现患者呼之不应，两眼上翻，牙关紧闭，四肢强直，随之出现四肢抽动，口吐白沫，大小便失禁。抽动约 2～3 分钟，10 分钟后意识逐渐苏醒，患者感头痛、全身酸痛、疲乏。以后有 3 次类似发作。患者系足月顺产，无脑外伤、脑炎等疾病史，既往身体健康。家族中未发现有类似病例。

体检：发育良好，智力正常。神经系统检查未发现有阳性体征。

实验室检查：EEG 示广泛中度异常脑电图，可见多棘－慢复合波。头颅 MRI 检查正常。

诊断：特发性癫痫(全面性强直－阵挛性发作)

诊断依据：① 少年发病，临床表现为 GTCS 型，脑电图有发作波的检出，临床可诊断为癫痫；② 过去无疾病史，头颅 MRI 正常，基本除外症状性癫痫；③ 家族中无类似病例，考虑为散发病例。

治疗：① 保持有规律的生活，避免过饱、过累，饮食清淡。不宜在危险处活动，尽量不要单独活动。② 坚持服药，不要漏服。丙戊酸钠 0.1 每日 3 次，根据疗效调整药物剂量。

复习思考题

1. 癫痫的定义？痫性发作与癫痫症的区别？
2. 国际抗癫痫联盟提出的痫性发作分类原则是什么？简述其主要临床表现。
3. 何谓癫痫持续状态？癫痫持续状态的治疗原则？

(狄晴)

第八章　中枢神经系统感染

第一节　概　述

中枢神经系统感染系指由病毒、细菌、立克次体、螺旋体、寄生虫等引起的中枢神经系统的炎症性疾病。中枢神经系统的实质、被膜及血管等均可被感染。根据受侵犯的主要部位，分为两类：① 主要侵犯脑和/或脊髓实质者，称为脑炎（encephalitis）、脊髓炎或脑脊髓炎；② 主要侵犯软膜者，称为脑膜炎或脑脊膜炎。

病原体感染中枢神经系统途径有：① 血行感染，通过呼吸道或皮肤粘膜感染或被昆虫叮咬后，由血流进入，也可通过头面部静脉逆行入颅；② 直接感染，穿透性外伤、或邻近结构感染后蔓延入颅；③ 通过神经干逆行感染，例如单纯疱疹病毒、狂犬病毒等。

脑炎为中枢神经系统感染的重点内容，但其分类至今尚未统一。依病原体分为病毒性、细菌性、真菌性、寄生虫性等；依发病情况和病程分为急性、亚急性、慢性；按病理特点分为包涵体性、出血性、坏死性、脱髓鞘性等；尚有依病变位置分为大脑炎、小脑炎、间脑炎、脑干炎、脑脊髓炎、脑膜脑炎等；如根据流行情况则可分为流行性（如乙型脑炎）及散发性等。

中枢神经系统感染的病种繁多，本章仅重点介绍急性单纯疱疹病毒性脑炎、结核性脑膜炎、新型隐球菌脑膜炎、脑囊虫病。

第二节　单纯疱疹病毒性脑炎

单纯疱疹病毒性脑炎（herpes simplex virus encephalitis，HSE）亦称急性坏死性脑炎、急性包涵体脑炎，为单纯疱疹病毒所引起的一种急性中枢神经系统感染。本病无季节性，无地区性，可见于任何年龄，以 20 岁以下和 40 岁以上为多，男女无差异。约占已知病毒性脑炎的 20% ~ 68%，占全部脑炎的 5% ~ 20%。日本及美国的流行病学资料年发病率为 0.2 ~ 0.5/10 万人口，我国尚无准确统计。

一、病因及发病机制

单纯疱疹病毒属 DNA 病毒。成人均系由Ⅰ型单纯疱疹病毒以口、眼、脑的感染为主，大多数感染后病毒潜伏于三叉神经半月节内，于机体免疫功能降低时，潜伏的病毒再激活，沿轴突入脑，发生脑炎；少数儿童及青年患者属原发性感染，可能通过嗅神经轴突直接侵犯脑组织。Ⅱ型疱疹病毒主要感染性器官，感染子宫致胎儿畸形；或新生儿产道内受感染，经血行传播而致脑炎。

二、病理

病变广泛分布于双侧大脑半球,可不对称,以海马回、颞叶中部、额叶眶面和扣带回等处受累为最显著,也可引起下丘脑、延髓和脑桥病变。脑实质常有局灶性出血、坏死、软化,周围水肿明显,可导致颞叶钩回疝。神经细胞变性坏死、脱落,可见噬节和卫星现象,受累神经细胞核内有嗜酸性的 Cowdry A 型包涵体,形如细颗粒的圆形或不规则形,内含疱疹病毒颗粒和抗原。急性期电镜易观察到神经细胞核内病毒颗粒。脑病变部位及脑膜有充血、渗出,血管周围可见淋巴细胞及浆细胞浸润。急性期后可有神经胶质细胞增生、脑组织萎缩。脑实质出血性坏死和细胞核内包涵体是本病最特征性的病理改变。

三、临床表现

一般为急性起病,少数为亚急性、慢性病例。通常有前驱期,多为 1 日至数日,也可至半月,常见为头痛、头晕、肌痛、恶心、呕吐、咽喉痛、全身不适等上呼吸道感染症状。起病后临床症状主要包括全身感染症状、脑膜刺激症状及脑部症状(神经精神功能障碍)。80%以上患者以全身感染症状和脑膜刺激症状起病,表现为高热、头痛、呕吐,体温升高可达 40～41℃。约 20%开始即有脑部症状。精神症状常较突出,其出现率为 69%～85%,重型病例可有意识障碍,在意识障碍之前多有人格改变、记忆及定向力障碍、行为异常、失语,甚至可出现幻觉、妄想、谵妄等。神经系统症状可多种多样,其局灶性症状常为两侧明显不对称。常出现癫痫发作,且形式多变,也有不少患者以癫痫发作为首发症状。少见偏瘫、双眼同向偏斜、肌阵挛或其他锥体外系症状。常有颅内压增高,严重者可致脑疝形成。少数患者以累及脑干和/或间脑为主而呈脑干炎的表现;偶可见去大脑强直;轻型患者可仅有头痛、发热、轻度脑膜刺激征或有轻微脑部损害体征。约 1/4 的患者可有口唇皮肤粘膜疱疹史。本病病程长短不一,严重者可在数日内死亡,亦有迁延达数月者。

四、实验室检查

血中白细胞和中性粒细胞增高,血沉加快。脑脊液检查:压力增高,少数可正常;细胞数轻度或中度增加,数十至数百,最多可达 $1\,000 \times 10^6/L$,以淋巴细胞或单核细胞占优势;约 14%病例可见中性粒细胞一过性增高,可高达 80%以上,约 60%以上可出现红细胞,是脑实质出血、坏死的表现;蛋白质轻度至中度增高,一般低于 1.5 g/L,偶有高达 10 g/L 者;糖和氯化物一般正常(约 5%病例糖可降低);脑脊液可有黄变,与坏死、出血及蛋白量增高有关。

脑电图在本病早期即出现异常,81%病例有与病灶部位一致的异常波,常呈弥漫性高波幅慢波,亦可呈局灶性异常。最有诊断价值的为左右不对称、以颞叶为中心的周期性同步放电(多数为 2～3 Hz)。

脑部 CT 多在起病后 6～7 天显示颞叶或以颞叶为中心并累及额叶的、边界不清的低密度区,并有占位效应,其中可有不规则的高密度点、片状出血影,增强后可见不规则线状影。MRI 早期在 T2 加权像上可见颞叶和额叶底面周围边界清楚的高信号区。

本病的确诊方法有赖于:

(一) 单纯疱疹病毒(HSV)或 HSV 抗原检测

1. 脑组织活检观察神经细胞核内 Cowdry A 型包涵体,或电镜下查 HSV 病毒颗粒,但脑活检多不易被接受。

2. 脑活检组织或脑脊液作 HSV 病毒分离，虽特异性高，但耗时过长，对早期诊断无助。

3. 酶联免疫吸附法(ELISA)单克隆抗体双夹心法测脑脊液(CSF)中 HSV 抗原。

4. 间接免疫荧光染色检查脑脊液特异细胞内特殊抗原。

5. 聚合酶链反应(PCR)技术，可检测脑脊液中单纯疱疹病毒Ⅰ型、Ⅱ型。

(二) HSV 抗体测定

HSV 抗体测定包括中和试验(NT)、补体结合试验(CF)、ELISA 等，以 ELISA 的敏感性最高，为国际上常采用。本法可用双份血清和双份脑脊液作 HSV-1 抗体的动态检测。诊断标准为：① CSF 抗体在双份检查中有升高趋势，滴度达 1:80 以上；② 血、CSF 抗体比 < 40；③ CSF 抗体有 4 倍以上升高。

五、诊断与鉴别诊断

根据临床表现为急性起病，有发热、脑膜刺激征，脑实质的局灶性症状、体征，癫痫发作及意识障碍、精神紊乱等颞叶症候群；结合实验室检查有上述脑脊液、脑电图及影像学(CT、MRI)的相应改变，即应考虑本病，如有口唇疱疹史则更支持本病之可能。确诊则需做上述血及脑脊液的病毒学及免疫学检查。

本病需与带状疱疹病毒脑炎、腮腺炎病毒脑炎、麻疹病毒脑炎、风疹病毒脑炎等，及急性播散性脑炎、急性寄生虫性脑炎、感染中毒性脑病等鉴别。

六、治疗及预后

(一) 病因治疗

1. 无环鸟苷(acyclovir)　为目前最理想的抗疱疹病毒药物，作用远强于过去所使用的阿糖腺苷、阿糖胞苷等，且副作用轻。剂量为 5 ~ 10 mg/kg，静脉滴注(每次须滴 1 小时)，每日 1 ~ 3 次，连用 10 ~ 21 日，根据病情而定。本病的预后与治疗是否及时、充分及疾病的严重程度有关，未经抗病毒治疗的严重病例病死率可达 60% ~ 80%。应用无环鸟苷以来，预后已大为改善，死亡率降至 20% ~ 28%，轻症者于短期内恢复而无后遗症。有人报道，预后与开始应用抗病毒治疗时病人的意识水平和年龄有关，意识障碍轻及 30 岁以下者预后较好。因而强调早期诊断和早期治疗极为重要。只要临床表现强烈提示 HSE 或不能排除 HSE 时，即应给予无环鸟苷治疗，而不应等待病毒学确诊后才开始。

2. 阿糖胞苷(Ara-C)　每日 1 ~ 8 mg/kg，静滴，连用 3 ~ 5 天。

(二) 免疫疗法

1. 干扰素　许多实验表明，干扰素可抑制病毒在细胞内增殖。对 RNA 和 DNA 病毒均有效，且对宿主细胞损害较小。但宿主特异性高，只在人体细胞中产生的干扰素才对人的病毒疾病有效，且不易制备大量、纯净及高浓度的制剂，故目前未能在临床上广泛应用。

2. 转移因子　是从迟发性变态反应者的外周白细胞中提取的一种物质，可使正常淋巴细胞致敏而转化为免疫淋巴细胞，适用于免疫缺陷患者。通过逆转细胞的免疫缺陷，有人用来治疗急性病毒性脑炎有一定效果。

(三) 对症治疗

对高热、抽搐、精神错乱、躁动不安及颅内压增高等，分别给予降温、抗痉、镇静、安定、脱水降颅压等处理。对严重脑水肿者有人主张早期、大量、短程使用肾上腺皮质类固醇治疗(地塞米松 10～15 mg/d,置液体内静脉滴注;用 10～14 日)。

(四) 全身支持治疗

对昏迷患者尤为重要,注意保持营养、水、电解质平衡、呼吸道通畅。必要时可给予复方氨基酸、小量输血等,对重型病例加强护理,防止压疮、肺炎及泌尿道感染。恢复期针灸、锻炼。

教学病例

病人男性,20 岁,未婚,服务员。急起发热、头痛、恶心、呕吐(非喷射性)12 天。病前感冒数天。

体检:浅昏迷,口角唇边可见粟粒状疱疹。双眼向右侧上方同向凝视,右侧鼻唇沟浅。四肢肌张力增高,偶有乱动,病理征(－),颈强直,双侧克氏征(＋)。EEG:重度异常(各导联以 θ 波为背景,δ 波增多)。头颅 MRI:双侧颞叶、脑干可见片状长 T1、长 T2 信号,边缘不清。CSF:蛋白 0.49/L,糖 3.24/L,氯化物 119 mmol/L;细胞学:白细胞 80×10^6/L,中性 2%,单核 30%,淋巴 66%,吞噬细胞 20%;IgG 87 mg/L。单疱抗体(＋)。

诊断:单纯疱疹病毒性脑炎

诊断依据:① 病前有病毒感染史;② 急起发热、头痛、恶心、呕吐,皮肤有疱疹,有意识障碍,半球定位体征(＋),脑膜刺激征(＋);③ 脑电图异常;MRI 示脑实质损害;脑脊液细胞数增高。

治疗:① 无环鸟苷 5～10 mg/kg(＞1 小时),2～3 次/日。② 脱水剂:20% 甘露醇 250 ml,8 小时 1 次。地塞米松 10～20 mg/d,加入静滴液中静滴。③ 对症处理:抗感染,抗癫痫治疗。

第三节　结核性脑膜炎

结核性脑膜炎(tuberculous meningitis, TM)简称结脑。是由结核杆菌引起的脑膜非化脓性炎症。常继发于粟粒性结核以及肺、淋巴、肠、骨、肾等器官的结核病灶。是儿童脑膜炎中最常见的一种。近年来,成人发病率有所增加。

一、病理

罹患粟粒性结核时,结核杆菌可随血行播散到脑膜及脑。婴幼儿结核性脑膜炎往往因纵隔淋巴结的干酪样坏死溃破到血管,结核杆菌大量侵入血循环,在脑部形成小病灶,以后病灶破裂而蔓延及软脑膜、蛛网膜及脑室,形成结核性脑膜炎。

主要病理改变为脑膜广泛性慢性炎症反应,形成结核结节,蛛网膜下腔有大量炎症和纤维蛋白性渗出,尤其在脑基底部的 Willis 动脉环、脚间池、视交叉池及环池等处,充满黄厚粘稠的渗出物,脑膜增厚、粘连,压迫颅底脑神经及阻塞脑脊液循环通路,引起脑积水。炎症累及大、中、小脑动脉血管及脑膜血管,形成结核性动脉内膜炎及血栓形成而引起多处脑梗死及软化。

二、临床表现

起病隐袭,开始可有低热盗汗、精神不振,儿童常表现躁动不安、食欲差、体重下降等。继而出现头痛、呕吐、颈强直等颅内压增高征象和脑膜刺激征。部分病人出现意识障碍。神经系统体征主要为脑膜刺激征,尚可有视力障碍、视乳头水肿、瞳孔不等大、眼肌麻痹、肢体瘫痪、癫痫。婴幼儿可有头围增大和前囟饱满隆起。严重病例可因脑疝致呼吸衰竭而死亡。

炎症扩散到脊髓蛛网膜,引起脊髓神经根病变;或因厚粘的渗出物围绕脊髓而造成完全性或部分性脊髓腔阻塞,形成脊髓蛛网膜炎,出现截瘫(少有四肢瘫)及感觉异常。

三、实验室检查

脑脊液压力增高,晚期可因椎管粘连、梗阻而致检测压力减低。脑脊液无色透明或呈毛玻璃状,标本放置数小时后常有白色纤维薄膜形成。白细胞数增多,通常不超过 500×10^6/L,在疾病早期或严重病例可有多形核白细胞增多。蛋白含量中度增高,约 1 ~ 2 g/L,亦有高达 5.0 g/L者。糖含量降至 2.2 mmol/L 以下。氯化物降低,常低于 115 mmol/L。脑脊液荧光素钠试验,在结核性脑膜炎病例几乎全部是阳性,具有可靠的早期诊断价值。腺苷脱胺酶(ADA)测定 > 10 U/L。抗核抗体测定(+)。乳胶微粒凝集试验(LPA)检测结核菌胞浆抗原。脑脊液沉渣或薄膜涂片找结核杆菌,以及结核菌培养或动物接种可增加病原诊断的手段。

对结核性脑膜炎并发症的诊断,CT 扫描或 MRI 主要表现:脑水肿、结核瘤、脑梗死及脑积水。

四、诊断和鉴别诊断

根据结核病接触史或病史,身体其他部位结核病灶,脑膜刺激征和特征性脑脊液改变,可明确诊断。但需与真菌性脑膜炎、已经部分治疗的细菌性脑膜炎、病毒性脑膜炎和脑炎、脑膜转移性癌肿或肿瘤细胞脑膜浸润、脑囊虫病(脑膜炎型)相鉴别。

五、治疗

早期诊断、尽早开始治疗与预后直接相关。在选用抗结核药物时,要考虑到药物是杀菌或抑菌、能否透过血-脑屏障,以及剂量与副作用等问题,并强调联合用药。可采用下列方案治疗:

(一) 抗结核药物治疗

1. 初治病例　异烟肼(INH)+链霉素(SM)+乙胺丁醇(EB)。

2. 耐药、疗效差病例　异烟肼(INH)+利福平(RFP)+链霉素(SM)+乙胺丁醇(EB),或异烟肼(INH)+利福平+乙胺丁醇(EB)。

3. 危重病例　异烟肼(INH)+乙胺丁醇(EB)+吡嗪酰胺(PZA),或异烟肼(INH)+左旋氧氟沙星+乙胺丁醇(EB)+吡嗪酰胺(PZA)。

4. 巩固期　异烟肼(INH)+乙胺丁醇(EB)。

(1) 异烟肼(INH):为基础药物,杀菌力强,毒性低,易透过血脑屏障,常为首选药。成人剂量 300 ~ 400 mg/d,严重者 600 ~ 1 200 mg/d;也可静脉用药:600 mg/d,用 5% 葡萄糖液 40 ~ 60 ml 稀释,缓慢静脉推注。儿童每日 10 ~ 15 mg/kg。在给药 4 周后改为维持剂量,疗程一般为 1 ~ 1 年半。

(2) 链霉素(SM):不易透过正常的血脑屏障,但易透过发炎的脑膜。适用于结脑的急性炎症反应期。成人剂量 0.5 肌注,每日 2 次;密切观察其毒副作用,如听神经损害、眩晕、呕吐和共济失调。

(3) 利福平(RFP):易从胃肠道吸收,且易透过血脑屏障,杀菌力亦强,为首选药物之一。用量 0.45,每日 1 次。

(4) 乙胺丁醇(EB):在治疗中的作用为防止结核杆菌产生耐药性,不单独使用,应与其他抗结核能力较强的药物合用。成人剂量 15 ~ 25 mg/kg,每日 1 次,< 13 岁不宜用;副作用为球后视神经炎。

(5) 吡嗪酰胺(PZA):对细胞内的结核杆菌效果较好,可通过血脑屏障。成人剂量 0.5,每日 3 次。

(6) 丁胺卡那霉素:0.2 g + 5% 葡萄糖液 250 ml,静脉滴注,每日 2 次。注意肾功能。

(7) 左旋氧氟沙星:0.1 ~ 0.2 静脉滴注,每日 2 次。

(二) 地塞米松

减轻炎症反应和脑水肿。5 ~ 10 mg + 5% 葡萄糖液 250 ml,静滴,每日 1 次。

(三) 维生素

治疗期间加用维生素 B_6,以预防周围神经病变的发生。

(四) 对症治疗

主要是降低颅内压,控制癫痫。

(五) 手术治疗

结核瘤、单个结核脓肿可采取手术治疗。脑积水严重者应行脑脊液分流术。

教学病例

患者女性,37 岁,农民。渐起发热、头痛、呕吐 20 天,神志不清 5 天。有糖尿病史 2 年。

体检:浅昏迷,颈强直。

辅助检查:EEG:广泛重度异常,以中高幅 θ 波为主,杂有稍多多形性 δ 波。头颅 CT:梗阻性脑积水,脑膜脑炎。CSF:蛋白 6.96 g/L,糖 7.54/L,细胞数 240×10^6/L,中性 20%,淋巴 80%。

诊断:结核性脑膜炎,梗阻性脑积水

诊断依据:① 发热、头痛、呕吐;② 浅昏迷、颈强直;③ 头颅 CT:梗阻性脑积水,脑膜脑炎;④ 脑脊液细胞数增高,蛋白含量高。

治疗:① 异烟肼 0.6,每日 1 次;② 利福平 0.45,每日 1 次;③ 吡嗪酰胺 0.75,每日 1 次;④ 20% 甘露醇 250 ml 静滴,每 8 小时 1 次;⑤ 地塞米松 10 mg 加入葡萄糖盐水 250 ml 静滴,每日 1 次。

第四节　新型隐球菌脑膜炎

新型隐球菌是真菌中直接侵犯中枢神经系统的最常见的一种,常存在于泥土、鸽粪、水果、牛奶等处。鸽或其他鸟类为其中间宿主,鸽子饲养者患隐球菌感染比一般人群高数倍。隐球菌为条件性致病菌,在宿主免疫力降低时易致病,约 30% ~ 50% 隐球菌病患者可同时患有其他慢性消耗性疾病或全身免疫缺陷性疾病,如艾滋病、白血病、霍奇金病、多发性骨髓瘤、淋巴肉瘤、网织细胞肉瘤、结节病、糖尿病、结核病、肾病及红斑性狼疮等。呼吸道为常见感染途径。

隐球菌中枢神经系感染可为全身性感染的一部分(全身性隐球菌感染者约70%有神经系统病变),亦可单独发生于中枢神经系。据国内统计的180例患者中,临床上以脑膜炎型为最常见,占56.1%,脑膜脑炎型占32.3%,颅内肉芽肿型占11.7%。

一、病理

脑膜广泛增厚,脑组织水肿,脑回变平;脑膜上满布小的灰色肉芽肿结节,沿血管周围、沿软脑膜下侵入脑内形成多房性肉芽肿或囊肿病灶,囊内含有胶冻状渗出物和隐球菌;脑沟或脑池也可见小肉芽肿、小结节、甚至小脓肿。镜检可见脑膜有淋巴细胞、单核细胞浸润,并可见隐球菌广泛存在于脑膜、脑池、脑室及脑实质内。

二、临床表现

起病形式主要为亚急性起病(约占60%),慢性起病者次之(约占30%),急性起病者仅约占10%。早期常见间歇性头痛,以后变为持续性头痛并渐加重,恶心、呕吐及发热,多为不规则发热;大多数患者早期即有脑膜刺激征;少数病例早期即出现局灶性神经系体征或精神症状。随着病情进展可有意识障碍、癫痫发作、人格改变、记忆力减退、烦躁不安、精神异常;有脑实质肉芽肿可出现肢体瘫痪、共济失调等局灶性体征,类似脑瘤等颅内占位性病变的表现。颅内压增高见于半数以上病例,可出现视乳头水肿,后期可致视神经萎缩。颅底蛛网膜粘连,常易出现脑神经麻痹(约占34.0%),以视神经最多见,其次为第Ⅷ、Ⅲ、Ⅶ,亦有第Ⅴ、Ⅵ、Ⅶ脑神经损害者。病程后期脑室系统梗阻时则出现脑积水的表现。

三、辅助检查

大多数患者脑脊液检查常可见压力增高明显,其中1.96~3.92 kPa(200~400 mmH_2O)者占72.2%,最高可达9.6 kPa(980 mmH_2O),但也有少数病例脑脊液压力在正常范围。细胞数轻至中度增加,一般为$10 \sim 500 \times 10^6/L$,以淋巴细胞增加为主;糖降低者占93.6%,氯化物降低者占75.3%,蛋白质增高者占94.7%。确诊则须依赖于脑脊液中找到隐球菌。在脑脊液细胞学检查时,常规MGG染色即可发现隐球菌,其粘多糖夹膜不着色,使菌体间保持等距离,颇为特殊,可资识别。一般更常用脑脊液墨汁染色涂片镜检,其中第1次即发现隐球菌者约占66%,第2次发现阳性者约占17.3%,其余需3~20次涂片才发现阳性。如将脑脊液加隐球菌抗血清,然后离心,再作墨汁染色涂片镜检,阳性率可大为提高,近于100%。脑脊液培养、动物接种可分离出隐球菌。有时脑脊液细胞数也可正常,而其中却能找到隐球菌。

CT扫描可观察到较大的肉芽肿或低密度软化灶,亦可发现梗阻性脑积水。MRI显示脑实质肉芽肿在T1加权像上呈等或略低信号区,T2加权像则从略低信号到明显高信号,周围的水肿则为高信号。

胸部X线检查约65.2%可见异常,可类似于肺结核灶,亦可为肺炎样改变,少数可合并肺不张、胸膜改变或肺部占位影。

四、诊断

根据亚急性或慢性起病,临床表现为脑膜炎或脑膜脑炎,脑脊液有类似结核性脑膜炎改变,应考虑有本病的可能。应作脑脊液细胞学检查或作墨汁染色涂片检查,仔细寻找隐球菌,即使1～2次检查为阴性，亦不能轻易排除本病，对疑似病例强调要反复多次检查。此外，尚可作脑脊液真菌培养及动物接种，从多方面来提高检出率，以免误诊。

五、治疗

（一）抗真菌治疗

特别强调早期治疗，必要时可多途径用药，合并用药。药量及疗程要足够，脑脊液正常后，需3次连续无菌后才能考虑停药。

1．两性霉素B　目前仍为首选药物。静脉滴注给药，首次剂量1～5 mg/d，加入5%葡萄糖液500 ml内，6小时滴完。以后根据反应情况，每日增加剂量2～5 mg，直至最大日剂量1 mg/kg，注射浓度不能超过0.1 mg/ml。总量2～3 g。此药副作用较大，可引起血栓性静脉炎、恶心呕吐、寒颤、高热、头痛、肾功能损害（血尿素氮升高）、电解质紊乱（常见有低血钾）、贫血等。为减低用药量或因未取得较好疗效，有时尚需加用或改用脑室内或鞘内给药法：开始每次剂量0.1 mg，以后渐增，每次可增加0.1 mg，直至0.5～1 mg，每周2～3次，总剂量不超过15 mg。注射时先溶于注射用水1～2 ml中，再缓慢地反复用脑脊液3～5 ml稀释后注入。必要时尚可加入地塞米松2～4 mg。颅内压增高者鞘内注射慎用。

2．氟康唑（达复康）　为三唑类抗真菌药，抑制真菌的P_{450}依赖酶，从而阻碍细胞膜中的麦角甾醇合成的药物。用法：100 mg，静滴，每日2次。副作用：恶心、腹痛、腹泻、胃肠胀气、皮疹、肝酶升高。孕妇、儿童慎用。

3．5－氟胞嘧啶　为口服的抗真菌药物，有一定的疗效。成人剂量为每日4 g，或50～150 mg/kg，分4次服用，连服3个月以上。副作用有呕吐、腹泻、肝功能损害等。

4．克霉唑　成人剂量每日2～4 g，或30～60 mg/kg，分3次服用。

5．咪康唑（双氯苯咪唑）　毒性低，较安全。一般开始给予200 mg加入5%葡萄糖液250～500 ml，静脉滴注，总量不超过90 g。亦可作鞘内注射，剂量为每次20 mg，可隔日1次。静滴易致静脉炎。副作用有恶心、呕吐、低钠血症等。

6．大蒜液　有以下用法：20%～30%大蒜液口服，每日3次，每次30 ml；100%大蒜液肌内注射，每日2次，每次5～10 ml；100%大蒜液80～100 ml，加入5%～10%葡萄糖液500～1000 ml内，静脉滴注，每日1次，40～60次为一疗程，未愈或复发时可重复疗程。本药副作用较轻，有静脉炎、恶心呕吐或肌注局部疼痛等。

（二）降颅内压

1．20%甘露醇250 ml，静注，每8小时1次。

2．地塞米松10～20 mg＋5%葡萄糖液250 ml静滴，每日1次。

3．复方甘油果糖250 ml静滴，每12小时1次。

（三）有癫痫发作者给予抗癫痫药物。

（四）全身支持治疗及加强护理

注意全身营养，给予高热量、高维生素饮食；意识不清者鼻饲维持营养；注意口腔、皮肤等护理，防止压疮、肺炎、泌尿系感染等并发症；注意水、电解质平衡；高热者应予降温，并注意有无静脉炎或其他合并感染病灶；有梗阻性脑积水者可作脑室穿刺，持续引流减压。

六、预后

未经确诊及抗真菌治疗患者，常于数月内死亡。但也有少数病例可迁延数年，多次缓解复发；偶有自发缓解的病例。有时患者经过不彻底的治疗可一直带菌多年而无明显临床症状。经抗真菌药物彻底治疗后，多数病例可以痊愈，部分病例可有视力障碍、智能障碍、或肢体瘫痪等后遗症。

教学病例

患者男性，26岁，国家干部。发热、头痛2月。

体检：神清，颈强直(+)，双巴氏征(+)。EEG：广泛轻度异常。VEP：双侧视路功能障碍。头颅CT：正常。CSF：常规：潘氏试验(+)，白细胞 9×10^6/L；生化：蛋白 0.29 g/L，糖 1.68 mmol/L，氯化物 121.6 mmol/L；细胞学：30×10^6/L，中性3%，淋巴82%，单核15%；免疫球蛋白正常；隐球菌(+)。

诊断：隐球菌性脑膜炎

诊断依据：① 发热、头痛，颈强直(+)，双巴氏征(+)；② CSF细胞学：30×10^6/L，隐球菌(+)。

治疗：① 20%甘露醇250 ml静滴每8小时1次；② 达复康0.2静滴每日2次。

第五节　脑囊虫病

脑囊虫病(cerebral cysticercosis)是猪带绦虫幼虫(囊尾蚴)寄生脑部所致。脑囊虫病的发病率颇高，约占人囊虫病的60%～92%，在我国主要流行于东北、华北、西北、山东、云南一带，而河南、西藏、青海、四川、福建等地亦有散发。患者以青壮年为多见。

一、发病机制

因食入被猪绦虫卵污染的食物，或已患肠绦虫病的患者呕吐时虫卵逆流入胃，在十二指肠内孵化，六钩蚴脱囊逸出，穿入肠壁，随血循环而至身体各处，发育成为囊尾蚴，寄生于皮下组织、肌肉、脑、眼、肝等处。其在脑部寄生者即为脑囊虫病。

二、病理

脑部病变以大脑皮质为最多见，软脑膜、脑池、脑室及椎管内均可受累。总体表现为3种形式：① 广泛型：在脑实质内有多发散在的、大小不等的囊虫结节分布；② 孤立型：在脑室内(以第四脑室为最常见)有孤立性囊虫囊肿，常导致脑脊液通路的阻塞；③ 葡萄串状囊肿：较多囊虫囊肿成团成簇地位于脑基底部、脑池处。急性期可见脑局部炎症、水肿、坏死，慢性期可见胶质增生、萎缩、机化、脑膜粘连，可形成纤维结节性包囊，最后囊虫结节钙化。位于脑池或脑室内者常因脑脊液循环通路受阻而产生脑积水及颅内压增高。囊虫在脑内的存活时间不等，一般约为3～10年，个别可达数十年。

三、临床表现

因寄生颅内囊虫的数目多少、受累的部位及范围的不同，以及囊虫的发育、死亡过程不一而表现不同症状、体征。起病多数缓慢，自食入虫卵至包囊形成约需3个月左右；个别因一次大量虫卵入颅，亦可急骤起病，甚至迅速死亡。

1. 癫痫型　主要表现为以强直－阵挛性发作、部分性运动性发作或Jackson发作。

2. 脑膜炎型　以急性或亚急性起病，头痛、呕吐、脑膜刺激征阳性，脑脊液淋巴细胞增多，糖和氯化物正常。如合并有脑实质弥漫损害症状则又有人称为脑膜脑炎型。

3. 颅内压增高型、脑室型或脑瘤型　以进行性颅内压增高为突出表现，囊虫常位于脑室内，使脑脊液循环受阻而引起脑室内积水。如第四脑室内有孤立性囊肿漂浮于脑脊液中，头位改变时可突然阻塞第四脑室的正中孔和/或侧孔，导致颅内压急骤上升，患者突发眩晕、呕吐、意识障碍，称为Bruns综合征。有时甚至可呼吸骤停而猝死。如同时伴有明显的神经局灶性体征时，则称为脑瘤型。

4. 精神型或痴呆型　以精神障碍或痴呆为主要表现，多与大脑半球内散在多个囊虫病灶，引起脑组织破坏和脑皮质萎缩有关。

5. 脊髓型　囊虫侵入椎管压迫脊髓，产生脊髓压迫征，表现截瘫、感觉障碍及大小便障碍。

四、实验室检查及诊断

流行地区患者如有皮下结节，经活检证实为囊虫，则诊断可成立。如未发现皮下结节但有猪绦虫感染史，亦应考虑本病而需作进一步检查，以资鉴别。患者粪便中可发现绦虫卵，有血及脑脊液嗜酸细胞增高，蛋白质及淋巴细胞亦可增多，少数可有糖降低。免疫学检查可以囊虫抗原作血及脑脊液的补体结合试验、间接血凝试验或酶联免疫吸附试验等测抗体，均有助于诊断。头颅X线平片可发现囊虫结节钙化斑。CT可发现并存的脑积水，脑实质内可见低密度囊泡，有时可发现囊内尾蚴头影，囊虫钙化后则呈高密度灶，强化后可见囊壁周围环形增强，有时尚可见大肉芽肿。MRI在T1加权像为边界清楚的低信号灶，T2加权像则为高信号灶，易发现囊内尾蚴头影。本病需与其他原因所致癫痫、脑肿瘤、结核性或隐球菌性脑膜炎、脑脓肿等鉴别。一般根据病史、CT特征、免疫学检查等不难鉴别。

五、防治

（一）病因治疗

治疗猪绦虫及其寄生于颅内的囊尾蚴。常用的药物有：

1. 吡喹酮（praziquantel）　① 囊虫数量少、病情轻者用大剂量法：总剂量300～600 mg/kg，日剂量50～60 mg/kg，分3～4次服。② 囊虫数量较多，病情较重者用小剂量法：总剂量120～200 mg/kg，日剂量30 mg/kg，分3次服；疗程完毕2～4个月后再重复第2疗程，共用3～4疗程。吡喹酮治疗过程中，可因死亡虫的异体蛋白释放，引起免疫反应而导致颅内压进一步增高，有产生脑疝的危险。因此，凡已有颅内压增高者，在治疗前5～7日应先用20%甘露醇125～250 ml，每日1～2次；或用地塞米松10～20 mg＋5%GS 250 ml静脉滴注，每日1次；或先行脑室穿刺持续引流，待颅内压下降后再用吡喹酮（此法很少用）。

2. 阿苯哒唑(albendazole,肠虫清)　每日 20 mg/kg,分 2 次服,7～10 日为一疗程,3 个月后复查。一般可重复 3 个疗程。必要时可与吡喹酮合并治疗。

(二) 手术治疗

对单个病灶者(尤其是脑室内者)可考虑手术摘除。对广泛蛛网膜粘连者,单用药物难以根治,需与手术联合治疗,应先行脑脊液分流术后再用药物治疗。

(三) 对症治疗

1. 颅内压增高　20%甘露醇 125～250 ml,每 12 小时 1 次静注。或用地塞米松 10～20 mg + 5%葡萄糖液 250 ml 静脉滴注,每日 1 次。复方甘油果糖 250 ml,静脉滴注,每 12 小时 1 次。

2. 癫痫发作　抗癫痫药物。

3. 有精神症状　予镇静剂等,以控制症状。

(四) 预防

严格猪肉检疫,彻底治疗肠绦虫病患者,加强粪便管理,消灭传染源。勿吃未煮熟的肉食,避免误食被粪便污染而未经消毒的瓜果、蔬菜等。

教学病例

患者女性,16 岁,学生。发作性意识不清、四肢抽搐 3 月;半月发 1 次,1 次持续数分钟。

体检:神志清晰,无阳性神经系统体征。头颅 MRI:左额叶可见数个圆形病灶。血、CSF 囊虫抗原抗体(+)。

诊断:脑囊虫病

诊断依据:①发作性意识不清、四肢抽搐;②头颅 MRI:左额叶、顶叶可见数个圆形病灶,呈长 T1、T2 信号;③血、CSF 囊虫抗原抗体(+)。

治疗:①20%甘露醇 250 ml 静注,每 12 小时 1 次;②5%GS 250 ml + 地塞米松 10 mg 静滴每日 1 次;③第 1、2 天用吡喹酮 0.2,每日 3 次;3 天后 0.4,每日 3 次,用 10 天。

复习思考题

1. 单纯疱疹病毒性脑炎诊断标准。
2. 结核性脑膜炎实验室检查。
3. 新型隐球菌性脑膜炎临床表现及实验室检查。
4. 脑囊虫病临床分型及影像学特点。

(赵薛旭)

第九章　头　痛

第一节　概　述

头痛(headache)是临床常见的症状,一般泛指头颅上半部,即眉毛以上至枕下部范围内的疼痛,面部及颈部的疼痛不应属于头痛的范畴。头痛病因及发病机制十分复杂,并不限于神经系统疾病,也可有功能性、精神性因素及全身疾病所引起。

一、头痛的解剖生理基础

头部的各种结构并不都能引起疼痛感觉,对疼痛刺激敏感的颅内结构有:① 静脉窦以及引流到静脉窦的脑皮层静脉;② 颅底动脉,包括大脑基底动脉环以及和该动脉环连接的脑动脉近段部分,脑膜中动脉;③ 硬脑膜,特别是颅底的硬脑膜;④ 脑神经,主要是三叉、舌咽、迷走神经及其神经节;⑤ C1~3 脊神经的分支。当小脑幕上的对疼痛敏感的结构遭受刺激时,经三叉神经传导的疼痛反映在额、颞部或前顶部;颅后凹结构所引起的疼痛由舌咽、迷走神经及 C1~3 脊神经传导,反映在枕部、颈部。在颅外,痛觉纤维则分布广泛,包括头皮、面部的皮肤和血管;头部、面部及颈部的肌肉;鼻腔和口腔的粘膜以及中耳、外耳、牙髓和眶内组织。这些部位病变(青光眼、鼻窦炎、中耳炎)所引起的疼痛大多局限,但也扩散至头部。

二、病因及发病机制

造成头痛主要原因有:① 大脑基底动脉环及其主要分支的牵拉(如颅内占位性病变、颅高压、低颅压综合征等);② 颅内外血管扩张、痉挛、破裂以及化学刺激(偏头痛、蛛网膜下腔出血);③ 血管及颅内外结构炎症(颞动脉炎、脑膜炎);④ 头皮和颈部肌肉的持久收缩(紧张性头痛);⑤ 颅内压改变和副鼻窦、眼眶、内耳、牙髓腔内压力改变(腰穿后头痛、鼻窦炎、青光眼、中耳炎);⑥ 对含有痛觉纤维的神经直接压迫和牵引(占位性病变);⑦ 全身性疾病(如发热、缺氧、低血糖、贫血、高血压、高碳酸血症等)可导致脑血流增加,也可产生头痛。

三、引起头痛的常见疾病

1. 血管性头痛　偏头痛;高血压头痛,可有额部及/或枕部头痛,为持续性、搏动性满头痛,头部低俯或屏气用力可加剧头痛,与血压的高低有关;脑血管疾病引起的头痛如蛛网膜下腔出血、脑出血、脑动脉瘤与动静脉畸形、颞动脉炎等。

2. 颅内压变化引起的头痛　腰穿后头痛,反复多次穿刺的患者可发生位于额部或枕部的钝痛,其特征是患者坐起或站立时加重,卧床或补低渗液可使症状缓解或消失;低颅压综合征;颅高压可使得脑膜与血管移位和牵引引起头痛,而非颅高压本身所引起;脑肿瘤引起的头痛常有颅底动脉、静脉窦、脑神经与它们的颅内分支移位所引起。

3. 脑膜炎　炎症可造成脑膜水肿并刺激供应脑膜及颅底血管的神经末梢而引起头痛；同时炎症累及颈神经根，使肌肉反射性痉挛而导致颈强直及颈、枕下部的疼痛。

4. 头部外伤性头痛　除一小部分是颅内因素（主要是损伤性蛛网膜下腔出血、硬膜下血肿）引起外，大多数都是由颅外因素所致，如局部头皮损伤、颈神经损伤、颈部肌肉持续收缩等。找不到器质性病损基础者，头痛往往由精神刺激造成。脑外伤综合征是一很复杂的综合征，除头痛外，可有头昏、疲乏、失眠、情绪紧张、易激惹、注意力不集中及记忆力减退，头痛的剧烈程度及持续时间与头部损伤的轻重程度不相关。

5. 癫痫性头痛　头痛可为癫痫一个症状，癫痫与头痛、偏头痛的关系目前还没有完全阐明，而癫痫后的头痛却比较常见。

6. 眼、鼻、副鼻窦、咽喉疾病所致的头痛　如眼疲劳、儿童眼屈光不正、眼眶部组织炎症、鼻窦炎等。

7. 颈椎病引起的头痛　头痛常位于枕部，为牵拉痛，可伴有颈椎病的其他症状和体征。

8. 紧张性头痛　该病极为常见，其病理生理基础是头部和颈部肌肉持久性收缩，而此种收缩可由以下原因所致：① 作为焦虑和忧郁伴随精神紧张的直接结果；② 作为其他原因的头痛或身体其他部位疼痛的一种继发症状；③ 由于头、颈、肩胛带姿势不良所引起。起病年龄多在30岁前后，女性较多，头痛为持续性胀痛、压痛或紧束感，可在额部、颞部或枕部，疼痛程度为轻、中度，可有起伏。诊断时应考虑头痛的非搏动性、长期性和经常性。

9. 中毒、代谢性和血液病等全身疾病引起的头痛　全身感染性疾病、低血糖、缺氧、高碳酸血症、贫血、绝经期等疾病。

10. 精神性头痛　神经症引起头痛的原因主要是疼痛耐受性的阈值减低和肌肉紧张。同时伴有神经症其他症状如失眠、头昏、烦躁、注意力不集中、记忆力减退等症状。头痛为持续性，程度较轻，不影响工作、学习与生活。

四、头痛的诊断及鉴别诊断

头痛的诊断应考虑以下因素：

1. 起病缓急及发作形式　应注意头痛是急性、亚急性或慢性；病情经过是波动性的、持续进展、周期发作或慢性发作；发作在什么特定的时间，持续多久。

2. 头痛部位　系单侧或双侧、具体部位、局限性或全头部、颅内或颅外等。颅外病变的头痛多局限而浅表，颅内多弥散而深在。小脑幕上病变的头痛一般位于头颅的前部；而小脑幕下病变的头痛通常位于枕部、耳后部及上颈部，但也可反射至前额。

3. 头痛性质　血管性头痛常为胀痛、跳痛或搏动性头痛；肌紧张性头痛多为头顶部重压感、紧束感；神经痛多为电击感、刺痛样和烧灼感；功能性或精神性头痛的性质多样而不固定。

4. 头痛程度　一般以是否影响日常生活和工作作为衡量头痛程度的标准。轻度：能坚持日常生活、工作；中度：能坚持日常生活、工作，但效率下降；重度：不能坚持日常生活、工作。紧张性头痛和功能性头痛的程度一般为轻或中度，不会是重度。

5. 诱发及相关因素　血管性头痛、颅高压、颅内感染及颅内肿瘤的头痛可在咳嗽、喷嚏、大笑、摇头、俯首和弯腰时加重；低颅压头痛可在卧床时缓解，站立时加重；丛集性头痛在直立时可缓解；颅外动脉扩张性头痛可压迫颈总动脉或颞动脉使之缓解；慢性或职业性颈肌痉挛性头痛可按摩颈肌而减轻。

6. 伴随症状或体征　应特别注意患者有无发热、意识障碍、精神症状、恶心、呕吐、眩晕、血压改变、眼底视乳头水肿、鼻窦炎症、脑膜刺激征及其他全身和神经系统的症状和体征。

第二节　偏头痛

偏头痛(migraine)是一种周期性发作的神经－血管功能障碍引起的头痛，以反复偏侧或双侧头痛为特征，临床较常见。女性多见，男:女＝1:5，发病年龄多在20～30多岁，少数患者在儿童或中年以后发病。

一、病因和发病机制

发病机制目前仍不十分清楚，且该病有许多亚型，各型的病因及发病过程牵涉各种因素。

(一) 发病机制的主要学说

1. 血管学说　由Wolff于20世纪30年代提出，曾被广泛接受。该学说认为偏头痛系颅内血管收缩(先兆期)，继以颅外血管扩张(头痛期)引起的血管原发性变化。80年代以后先进的非侵入性检查基本否定了该学说。

2. 神经学说　约25%患者有前驱症状，如情绪、食欲和睡眠等改变，提示下丘脑有轻度障碍。有先兆期偏头痛患者，发作时其先兆始于指，逐渐扩散至上肢、下肢，其速度十分缓慢，难以用大脑中动脉收缩解释，而认为是神经抑制性扩散。因此，有学者认为偏头痛的发生是由原发性中枢神经系统紊乱引起，而血管变化是继发性的。

3. 三叉神经血管假设　该学说认为由于某种原因激活了脑血管周围的三叉神经末梢，三叉神经周围血管纤维释放血管活性物质，使脑血管过度扩张，血浆蛋白渗出，肥大细胞释放组胺，引起硬膜和其他三叉神经分布组织发生神经源性炎症，这种伤害性刺激沿着三叉神经传入纤维至三叉神经核尾部，冲动到达延脑化学感受区，引起恶心、呕吐；传入下丘脑，出现畏光症状；传入大脑皮层产生痛觉。该学说将神经、血管和神经介质三者结合起来，并统一于三叉神经血管系统中，比较能解释一些偏头痛的临床表现，目前倍受青睐。

(二) 遗传因素

约60%偏头痛患者有家族史，但无一致的遗传形式。某些特殊类型如基底动脉型和一部分偏瘫型偏头痛，则显示常染色体显性遗传。

(三) 血小板和生化因素

大多数患者的血小板聚集力较常人为高，在发病前进一步增强，然后在头痛期减退。5－羟色胺(5－HT)能维持颅内外动脉壁收缩张力的作用，偏头痛时5－HT降低，对偏头痛有效的药物均直接或间接作用于5－HT递质或受体；去甲肾上腺素在中枢疼痛处理通路中有重要作用。另外，一氧化氮、前列腺素、兴奋性氨基酸、镁等在偏头痛的发病中均起一定的作用。

(四) 内分泌因素

偏头痛往往在青春期开始发病，女性较多。而女性患者的发作大多在经前期或经期，妊娠期减少或不发，更年期后发作逐渐停止；女性患者服用避孕药时，发作往往加重、加频。

(五) 饮食因素

不少患者在摄取某些食物后引起发作。较常见的有奶酪、熏鱼、啤酒(含酪氨酸)和巧克力

(含苯乙酸胺)等。正常时这些氨基酸大部分被血小板内单胺氧化酶分解,促进前列腺素的合成。

(六)其他因素

情绪紧张、饥饿、缺睡、噪音、强光、气候变化均可诱发。

二、分类

目前国内尚未有统一的分类。1988年,国际头痛学会将偏头痛分为无先兆偏头痛(又名普通型或单纯型偏头痛)、有先兆偏头痛(包括典型偏头痛、家族性偏瘫性偏头痛、基底动脉性偏头痛等)、眼肌麻痹型偏头痛、视网膜型偏头痛、儿童周期型综合征、偏头痛并发症、不符合以上的类型等7种亚型。

三、临床表现

(一)典型偏头痛

1. 前驱症状　在先兆发生前数小时或1天有些患者会有一些异常现象,如怕光、怕吵、情绪不稳定、困倦等。

2. 先兆症状　持续约20~30分钟。主要是视觉症状,如眼前闪光、冒金星、水波纹、城跺形、视野缺损等;先兆也偶尔表现为咽、舌、唇或偏侧肢体感觉异常,偏侧麻木,偏侧轻瘫或失语。少数患者只有先兆而无头痛。

3. 头痛及伴随症状　持续4~72小时。在先兆症状消失后出现剧烈头痛,多从先兆症状对侧的眶后部或额颞部开始,呈搏动性、烧灼感,逐渐蔓延及全头部;伴恶心、呕吐、畏光、畏声,病人愿意在黑房内休息,如能睡一觉,大多数病人能缓解。

4. 后遗症状　发作终止后,病人感到无力、食欲差,1~2天后就好转。

(二)无先兆型偏头痛

约占全部偏头痛的80%,其特点是在头痛发作前无先兆症状,少数患者可有短暂而轻微的视觉模糊。头痛发作的部位、性质和伴发症状与典型偏头痛相同,而头痛的时间持续略长,可达数日。

(三)特殊类型的偏头痛

1. 眼肌麻痹型偏头痛　一般有普通偏头痛史。在一次偏头痛发作中,当1~2日后头痛逐渐减退时,出现同侧的眼肌麻痹,一般是动眼神经受累,其次为外展神经;眼肌麻痹持续数日或数周后恢复。反复多次发作,眼肌麻痹可持久不愈。

2. 偏瘫型头痛　患者先出现轻偏瘫、偏身麻木或失语,数十分钟后出现头痛,而头痛消退后一至数日偏瘫等症状才消失,甚至可有部分残留,患者往往有家族史。

3. 基底动脉型偏头痛　多见于女性,发作与月经有关,多有家族史。先兆症状包括视觉障碍,如暗点、闪光、偏盲、双侧视力模糊或全盲;可有眩晕、复视、耳鸣、共济失调、构音障碍、口周或舌发麻等脑干症状;还可有嗜睡状态或跌倒发作。先兆期平均为20~30分钟,继而出现头痛,位于枕部,向后颈部放射,伴恶心、呕吐。头痛持续数小时至一日,睡眠后可缓解。个别患者可多次发作后而导致基底动脉或大脑后动脉血栓形成。

4. 视网膜动脉型偏头痛　常见于有典型偏头痛病史的年轻患者,表现为以闪光暗点为先兆的单眼黑朦,视野缺损变化较大。眼底检查可见视网膜水肿,偶见樱红色黄斑,可能为视网膜动脉痉挛所致。

（四）偏头痛等位症

在极少数情况下，偏头痛患者可无头痛，而以其他植物神经症状为主要临床表现，或与头痛交替出现，称为偏头痛等位症。临床常见闪光暗点、偏瘫、偏侧麻木、腹型偏头痛、复发性眩晕、精神型偏头痛等亚型。

四、诊断与鉴别诊断

偏头痛的诊断主要是临床诊断，目前国内无统一的诊断标准，根据临床表现、反复发作史、家族史及体检正常，排除其他疾病。典型病例一般不难诊断，若使用麦角胺制剂止痛有效，则诊断更加明确。需与以下疾病鉴别：

1. 丛集性头痛(cluster headache)　又名组织胺性头痛或 Horton 神经痛，为另一机制的血管神经性头痛。男性约 4 倍于女性，因在一段时间内密集发作而得名丛集性头痛。头痛发作极其凶猛，20 分钟达高峰，1～2 小时内完全缓解。头痛为强烈的钻痛，多局限于一侧眼眶，伴同侧眼结膜充血、流泪、鼻塞，有时畏光和恶心。该病缓解期较长，往往在每年同一季节或每天同一时间发病，一般抗偏头痛药无效，发病早期使用吸氧、消炎或皮质类固醇可获缓解。

2. 其他血管性头痛　严重的高血压，可有额部及/或枕部头痛，为持续性、搏动性满头痛，头部低俯或屏气用力可加剧头痛，与血压的高低有关。脑供血不足发生的缺血性头痛，一般不剧烈，无恶心、呕吐，年龄偏大，有动脉硬化的征象。颞动脉炎头痛常有动脉曲张、压痛，血沉加快。脑出血及蛛网膜下腔出血常有其他相应的症状和体征，较易鉴别。

3. 紧张性头痛　为反复发作的头痛，1 年内不超过 180 天，每次持续 30 分钟到 7 天，头痛性质为压迫感或紧束感，头痛的程度为轻或中度，位于两侧，不因日常躯体活动而加重，不伴恶心，但可有畏光和怕声(仅一项)。慢性紧张性头痛每月在 15 天以上，并至少持续 6 月，其他特点如发作性。

4. 颅内占位性病变　任何头痛诊断时均应排除占位性病变。对于眼肌瘫痪型、无家族史的偏瘫型等特殊类型的偏头痛，诊断更应谨慎，因脑瘤、动脉瘤、血管畸形和其他病变均可产生以上类似的症状。

5. 癫痫　部分癫痫性发作中感觉性发作、失语性发作和运动抑制性发作，可产生偏头痛先兆或特殊症状的表现，应注意鉴别。但癫痫的发作远较偏头痛的时程要短，一般不继发头痛。部分偏头痛患者尤其是偏瘫型、基底动脉型和部分典型偏头痛，发作时脑电图可呈现局灶性慢活动，甚至尖波、棘波，应与癫痫鉴别，其区别在于偏头痛不发作时脑电图无局部异常或痫性活动。

6. 神经症　头痛为持续性，程度较轻，部位、性质不固定，一般不影响工作、学习与生活，同时伴有神经症的其他症状如失眠、头昏、烦躁、注意力不集中、记忆力减退等症状。

五、防治

（一）预防发作

避免诱发因素，如精神紧张、心理压力大、疲劳、睡眠不足、喧闹嘈杂、强烈气味和某些食物如奶酪、巧克力及酒等。

（二）预防性治疗

只有在发作频繁、症状重、治疗效果差、病人能并愿意坚持的情况下使用，有效 60%。主要药物有：① β－肾上腺能阻滞剂：心得安，有效率50%；② 抗癫痫药：苯妥英钠、丙戊酸钠；③ 钙拮抗剂：尼莫地平、氟桂利嗪（西比林）等；④ 5－HT受体拮抗剂：苯噻啶；⑤ 抗抑郁药：苯乙胺、多虑平等。

（三）急性治疗

轻型可选用非类固醇类消炎镇痛药如阿斯匹林、消炎痛、布洛芬等，也可用泰必利、颅痛定；对不常发作但很强烈的偏头痛可在发作早期给予麦角胺咖啡因（5－HT受体拮抗剂）1片（每片含1 mg麦角胺和100 mg咖啡因），头痛可减轻，如无改善可每隔半小时加用1片；因该药对心脏、肝、肾的毒性作用很大，1天用药最好不超过4片，1周不超过10片。英明格（imigran，sumatriptan）是90年代初推出的5－HT受体激动剂，可引起脑血管收缩，服药后偏头痛可在半小时内缓解；副作用为恶心、呕吐、心悸、烦躁、焦虑等。用麦角胺无效时可用盐酸可待因。偏头痛持续状态可用强的松30～60 mg/d。佐米格（zoming）为高选择性5－HT受体激动剂，疗效较好，但价格昂贵。

教学病例

患者女性，25岁，教师。因发作性头痛伴恶心呕吐5年，频发1月就诊。患者自5年前出现发作性头痛，头痛发作前时有眼前闪光、暗点，约10分钟后出现前额及右颞部搏动样疼痛，伴恶心、呕吐、畏光、厌声，同时有烦躁、面色苍白、精神萎靡。患者喜静卧于暗室中，睡一觉后头痛即缓解（约2～4小时）。一般每1～2月发作1次，大多在月经前期或月经期发作，发作间隙期如常人。近1月患者发作明显增多，每周发作1～2次，且每次持续时间延长，头痛症状也加重。近期患者工作较忙，精神压力也较大。患者既往身体健康，无其他疾病史，也无头颅外伤史。母亲有头痛史，但症状轻。

体检：心、肺检查无异常，神经系统检查也均正常。脑电图检查（－），头颅CT（－）。

诊断：典型偏头痛

诊断依据：① 头痛为发作性，间隙期正常；② 头痛前有视觉先兆症状；③ 头痛以一侧为主，为搏动性，头痛在2～4小时内，睡一觉后缓解；④ 神经系统检查无阳性体征，头颅CT及脑电图检查也均正常；⑤ 过去无其他疾病史，无脑外伤史；⑥ 有家族史。

治疗：① 避免诱发因素：如精神紧张、睡眠不足、心理压力大及某些饮食和气候的变化。② 对症治疗：百服宁0.5每日3次；如百服宁效果不佳，可用麦角胺咖啡因1片，于发作早期服，如无改善可于1小时后加服1～2片，每天不超过4片，1周不超过10片。③ 预防性治疗：苯噻啶，自每日0.5 mg起，缓慢增至0.5 mg，每日3次；西比林5 mg每晚1次。

复习思考题

1. 引起头痛的常见疾病有哪些？
2. 典型偏头痛的主要临床表现是什么？

（狄晴）

第十章　脱髓鞘疾病

第一节　概　述

脱髓鞘疾病是一种神经病理改变以神经纤维髓鞘脱失而轴突和神经细胞则保持相对完整性为特征性的一类疾病。髓鞘脱失是由于髓鞘细胞的核与原生质膜受损所致。在中枢神经系统内，主要在白质呈现对各种有害刺激的反应。原发性脱髓鞘病按病因分两大类型：① 髓鞘破坏性：多发性硬化，视神经脊髓炎，急性播散性脑脊髓炎，弥漫性硬化，同心圆硬化；② 髓鞘形成障碍：异染性脑白质营养不良，Krabbe 球状细胞性脑白质营养不良，嗜苏丹脑白质营养不良，亚力山大病等。

第二节　多发性硬化

多发性硬化（multiple sclerosis，MS）是一种常见的以中枢神经系统中多发散在髓鞘脱失斑块，伴以胶质增生为特征的自身免疫性疾病。其临床特征是病灶部位的多发性及时间上的多发性。除 10%～20%患者自起病后呈进行性加重外，多数均为反复多次发作与缓解的病程呈阶梯式进展。病变最常侵犯的部位是脑室周围的白质、视神经、脊髓、脑干和小脑等处。

一、发病情况及流行病学

多发性硬化在世界上分布广泛，各地的发病率不同，和人种无关而与地理纬度有一定的关系，越远离赤道，其发病率越高，如西北欧、美国北部、加拿大南部、澳大利亚南部、新西兰等地发病率最高，可达 30～60/10 万人口；中等发病率地区如欧洲南部、美国南部、澳大利亚北部、中东等地，为 5～15/10 万人口；亚洲、非洲等地发病率较低，约为 < 5/10 万人口。近年来我国有关本病的报道亦日益增多，地区分布广，大多数为汉族，少数属满族、蒙古族、朝鲜族。此外，流行病学调查资料表明，从本病高发病地区 15 岁以后移民至低发病地区的人群，其发病率仍高，如在 15 岁以前即移居，则发病率可降低，提示环境因素对发病所起作用，关键是在青少年时期。

二、病因和发病机制

多发性硬化的病因和发病机制很复杂，大量的研究资料表明，与免疫、病毒感染、遗传、环境、民族、个体素质等因素有关，但其确切的机制仍尚未完全确定。

多发性硬化的脱髓鞘斑块病灶多分布于脑白质小静脉周围和脑室周围，主要为淋巴细胞浸润，其中可见抗体分泌细胞和激活的白细胞介素－2（interleukin－2，IL－2）受体阳性的 T 淋巴细胞，提示有免疫激活现象；免疫荧光检查有 IgG 沉着，活跃的病灶中 IgG 明显增高。多发性硬化复发时，病人外周血淋巴细胞的 T－抑制细胞数目降低，T－辅助/T－抑制（$CD4^+/CD8^+$）比值增高；脑脊液细胞增加，且 90％为 T 细胞，脑脊液中 IgG 含量及 24 小时合成率增高，并发现 IgG 寡克隆区带，脑脊液中可测到抗髓鞘相关糖蛋白抗体；血清、CSF 中 α、γ－干扰素、肿瘤坏死因子水平升高，提示免疫调节异常。病人外周血淋巴细胞对脑组织 MBP 和髓鞘相关糖蛋白有特异性细胞免疫应答；用纯化的 MBP 主动免疫动物所制成的慢性复发型 EAE 动物模型在临床上和病理上均有许多方面与多发性硬化很相似；部分多发性硬化病人还合并有其他自身免疫疾病。因此，多发性硬化为一自身免疫性疾病。

大量流行病学研究提示，MS 发病与病毒感染有关，在患者的血清或/和脑脊液有较高的某些病毒（如流感、副流感、单纯疱疹、水痘、风疹、腮腺炎、EB 病毒等）抗体滴定度增高，麻疹病毒为主要代表。病人的淋巴细胞对麻疹病毒感染细胞有亲附及溶解作用。此外，普通感染或发热、外伤或外科手术、接种疫苗、输血及对某些药物的过敏反应、过度疲劳或情绪紧张、虫咬伤等，均可促使其发病或导致复发。可能由于外界因子作用，使血－脑屏障渗透性增高，结果产生局部水肿和炎性脱髓鞘斑块形成。

遗传学方面，约 10％患者有家族史，患者的一级亲属中的本病发病率比普通人群高 15～30 倍，最高是兄弟、姐妹，其次为双亲。双胞胎的患病一致率在二卵者为 5％～15％，单卵者高达 25％～50％。在 MS 高发区病人中，人类某些Ⅱ类组织相容性抗原（HLA）出现率比普通人群高得多。目前发现相关的是位于第 6 对染色体上 HLA，并发现不同人种均与一定的 HLA 相连锁，而相关的抗原则不同，说明 MS 具有遗传异质特点。倾向于 MS 遗传易感性可能是多基因产物相互作用的结果。气温、日照、食物、生活方式、毒素等环境因素也对 MS 发病起作用。

三、病理

在中枢神经系统白质内可见有多发性脱髓鞘斑块，常发生于侧脑室周围、室管膜下、视神经、脊髓白质、小脑和脑干等处，灰质偶也可受损；围绕小静脉分布，大小不一（0.1～4 cm）。急性期新鲜病灶呈粉红色，有充血、水肿、炎性脱髓鞘改变，血管周围袖套状、以淋巴细胞为主的浸润，亦可见浆细胞及巨噬细胞，髓鞘崩解，轴突相对保存，巨噬细胞内有吞噬的髓鞘破坏产物。随着病情的好转，充血水肿消退，炎性改变代之以星状细胞增生和神经胶质形成，陈旧的病变为密集的纤维胶质细胞，构成晚期硬化斑或疤痕，颜色转为灰白色。

中国、日本等东方人的多发性硬化与西方人多发性硬化的病理变化、病变好发部位有所不同，以视神经和脊髓受累较为多见，病灶中的软化、坏死亦相对较多见。视神经脊髓炎曾作为一个单独的疾病实体，又名 Devic 病，现大多数学者认为它是多发性硬化的一个亚型。其病理改变除视神经和脊髓白质的大块髓鞘脱失及炎性淋巴细胞浸润外，部分病例的中枢神经白质的其他区域内，尚有与多发性硬化相同的脱髓鞘斑块形成，死亡病例显示有更多的组织破坏和空洞形成。

四、临床表现

发病年龄多在 20～40 岁之间，很少在 10 岁以下（3％），国内外有 2 岁患者的报告，4％在 50 岁以后，1％在 60 岁以后。男女之比约为 1:1.5～1.9。起病形式可急可缓，急性发病者可于数小时或数日内出现局灶性症状，缓慢发病者可在 1 周至 1 个月内病情达严重程度。其临床表现依病灶的分布部位及大小而异。其首发症状顺序为:脊髓性感觉障碍、视力下降、步行困难、肢体无力、复视、平衡障碍或共济失调等。眼部症状常为急性视神经炎的表现,多为急起单眼视力下降,有时为双眼受累,眼底检查可见视乳头水肿或正常,以后出现视神经萎缩;约 30% 病例可有眼肌麻痹、复视及核间性眼肌麻痹(患者向一侧侧视时,对侧眼内收不能,而双眼内聚时则正常,提示内侧纵束受累)。慢性病例常有眼球震颤,常为旋转性、水平性眼颤。可有各种性质的异常感觉,常见 Lhermitte 征:当低头时似有电流顺脊柱向下传导,有时可达下肢的感觉,为脊髓颈段后束受激惹的表现。脊髓受累的传导束型感觉障碍或手部感觉障碍均甚常见,患者常有胸、腰部束带感。运动障碍常表现为单肢或数肢无力,为皮质延髓束受累所致,双侧皮质延髓束受累可出现假性延髓麻痹症状。小脑常出现意向性震颤,及躯干或肢体的共济失调常见。精神症状表现有抑郁或欣快,记忆及智能障碍亦可发生。部分患者可有痛性痉挛发作或其他发作性症状(如构音困难、共济失调、视力下降、复视、三叉神经痛可持续数分至数小时)。括约肌障碍常表现为尿失禁、尿急、尿频、尿潴留、便秘等。极少数患者偶可出现癫痫发作、肌萎缩、腱反射消失等。急性型多发性硬化常为急性或亚急性起病,短期内迅速相继出现大脑、脑干、小脑及脊髓等处多灶性损害临床表现:精神症状、意识障碍、肢体无力、瘫痪、锥体束征、病理反射阳性、脑神经损害、视力障碍,甚至可有强直性抽搐、去皮质状态等。病程短,在几周内症状进展、无缓解而死亡。

视神经脊髓炎型多为急性或亚急性起病,可首先从眼部症状或脊髓症状开始,亦可两者同时出现。眼部症状通常为一眼首先受累,几小时至几周后另一眼亦发病。视力下降一般发展迅速且严重,有中心暗点;呈视神经乳头炎者眼底可见视乳头炎改变;如系球后视神经炎,则眼底正常;后期可出现视神经萎缩。脊髓症状常出现于视神经症状之后几小时、几周,甚至 2~3 个月后发生,也可发生于视神经症状之前,偶然可发生于双眼先后发病之间,有少数患者可反复数次视神经炎后再出现脊髓症状;反之,亦有反复数次脊髓炎发作后再出现视神经症状者。脊髓病变部位以胸段为最多见,颈段次之。首发症状多为背痛或肩痛,随后出现部分性或完全性脊髓横贯性损害的表现,与一般的急性脊髓炎相似,有时可呈上升性麻痹的表现。

五、辅助检查

1. 脑脊液检查　细胞数多数正常,急性期可轻度增多,最高可达$(50\sim100)\times10^6$/L,主要为转化型淋巴细胞和浆细胞。免疫亚型分析可见 T-辅助细胞和抗体分泌细胞显著增多。蛋白质总量为正常上限或轻度增高,很少超过 1 g/L,以球蛋白增高为主,脑脊液中 IgG 量增高(约 70%~90%病例),轻链中 κ 与 λ 比值异常。计算 IgG 鞘内每 24 小时合成量,70%~96%增高,IgG 指数[(CSF IgG/血清 IgG)÷(CSF 白蛋白/血清白蛋白)]70%~80%增高。脑脊液等电聚焦或聚丙烯酰胺凝胶电泳,则 90%~95%可见寡克隆抗体的区带。活动期可有 MBP 抗体暂时性增多,是髓鞘近期遭受破坏的指标。

2. 脑电图　无特征性改变。异常多为弥漫性慢波,以 θ 节律为主,急性期异常率较高,可出现 δ 波。对半球病灶定位有意义。

3. 诱发电位　主要是潜伏期延长,波幅降低,波形异常。对明确诊断 MS 及观察临床下病灶有意义。

(1) 视觉诱发电位:主要表现为各波潜伏期延迟,单纯 P100 延长,波形改变,甚至不出现波。

(2) 听觉诱发电位:Ⅳ、Ⅴ波波幅降低,Ⅳ-Ⅴ峰间潜伏期延迟或波形缺失。

(3) 体感诱发电位:主要表现为神经传导减慢,潜伏期延迟或波形缺失。

4. 脑 CT 扫描　病灶主要分布在侧脑室周围,其次是半卵圆中心、小脑、中脑及桥脑。主要改变是白质内多灶性低密度斑,50% ~ 60% MS 急性期时有局灶性异常(如给予 2 倍剂量的对比剂,延迟扫描,则增强的阳性率更高)和轻度脑白质萎缩(侧脑室扩大)。

5. 磁共振检查　比 CT 扫描的敏感性更高,可发现静止的、小至 2 ~ 3 mm 的、CT 上未能显示的病灶,阳性率可高达 95%。在急性期和进展期,T1 加权像多表现为等信号或略低信号,也可表现为不均匀或中央略低边缘略高的环状,病灶边缘常欠清,T2 加权像多为高信号。在慢性稳定期,T1 加权像呈均匀低信号,边界清楚,T2 加权像为均匀高信号。Gd - DTPA 增强扫描活动性病灶可表现多种形式强化,非活动性病灶多不强化。

六、诊断与鉴别诊断

1. 从病史和神经系统检查,表现中枢神经白质内同时存在两处以上的病灶。

2. 有缓解与复发交替的病史,两次发作的间隔至少 1 个月,每次持续 24 小时;或呈缓慢进展方式,病程至少 6 个月以上。

3. 起病年龄在 10 ~ 50 岁。

4. 排除其他疾病。

符合以上 4 项可临床确诊多发性硬化;如 1、2 中缺少一项,则临床诊断可能多发性硬化;如仅有一个好发部位,首次发作,诊断可疑的多发性硬化。需与以下疾病鉴别:

1. 急性播散性脑脊髓炎　病前多有感染或疫苗接种史,为单次发病,发病急,病程短,一般不再复发。

2. 脑白质营养不良　主要发生于婴儿期和儿童期,为进行性病程,多有家族史,病理特征为脑白质内对称性、弥散性髓鞘缺如,神经元相对保持完整和无炎性反应,多有异常物质沉积,临床上精神发育迟滞、智能障碍、痫样发作等。

3. 另外尚需与系统性红斑狼疮、结节性动脉周围炎、进行性多灶性白质脑病、脑干疾病、颅内肿瘤等疾病鉴别。

七、病程与预后

多发性硬化的各不同亚型之间的病程差异很大。约 10% ~ 15% 的病例为良性型,一生只有 1 ~ 2 次轻微发作,缓解较完全,可历经数十年尚无或仅有很轻度的神经功能障碍。一部分亚临床无症状的病例,由于其他原因死亡而在尸检时才发现其中枢神经系白质内有散在的脱髓鞘性斑块。约 65% ~ 75% 的病例呈缓解 - 复发型,首次发作后多数较完全缓解,以后又复发,每次复发均遗留一定程度的神经功能缺损,总的趋势是逐步恶化。约 10% ~ 15% 的病例呈逐渐进行性发展而无明显的缓解期,称为进展型。还有约 3% 的病例起病急,发展迅速,病程短,称为急性型或恶性型或暴发型;甚至可在数月或数周内死亡,死后尸检证实为多发性硬化。国外曾有人统计报道,起病 15 年之后,约 30% 病人仍能工作,约 39% 病人仍能步行;平均病程约为 25 ~ 35 年。一般认为国内的多发性硬化起病急、病情重、病程短的急性型患者较西方明显多见。一般而论,其预后与发病年龄、早期病变部位、复发频率及进展速度等均有关;发病越早、复发次数越多、进展迅速者,预后多不佳;而早期症状为视力减退或感觉异常者,预后则相对较好。死亡原因多由于合并症,如泌尿道、呼吸道继发感染、压疮、全身衰竭等,死于脑部病变本身者仅为少数。

八、治疗

目前尚无一种特效治疗方法能肯定彻底根治。因此，治疗的主要目的是：急性活动期抑制其炎性脱髓鞘过程，遏制病情的进展；尽量预防能促使复发的外因，以减少复发次数，延长缓解间歇期；预防并发症；对症及支持疗法，尽量减轻神经功能障碍带来的痛苦。

1. 促肾上腺皮质激素(ACTH)或肾上腺皮质类固醇于急性活动期使用，抑制异常的自身免疫反应，减轻炎症反应及水肿，缩短急性期的病程。一般认为长期使用并无益处，目前主张以大剂量甲基强的松龙短程冲击治疗。例如：

(1) ACTH：静脉滴注或肌内注射，每天 80 U，1 周；以后渐减为每日 40 U，4 天；每日 20 U，4 天；每日 10 U，3 天；然后停药。

(2) 泼尼松：口服，每日 80 mg，6～10 天；渐减为每日 60 mg 共 5 天；每日 40 mg 共 5 天；以后每 5 天减 5～10 mg/d。共 4～6 周为 1 疗程。

(3) 甲基强的松龙：每日 0.5～1 g，静脉滴注，3～4 小时，共 5 天；以后继以泼尼松口服，逐渐减量，直至停服。

2. 大剂量免疫球蛋白冲击疗法　每日 200～400 mg/kg，用 3～5 天。

3. 免疫抑制疗法

(1) 环磷酰胺：Killian 建议用环磷酰胺 750 mg/m^2 体表面积加入 5% 葡萄糖液 250 ml 静滴，于治疗当日 24 小时内静滴 5%GS 和 NS 不少于 3 000 ml(其中 NS 占 1/4)，每月 1 次。对控制复发有效，但因对骨髓有抑制作用，临床很少用。

(2) 硫唑嘌呤：每次 20 mg，每日 2 次；可逐渐加量至每日 200 mg，分 2～3 次口服，服用 1～2 年可明显减少发作。但因副作用大，对骨髓有抑制作用，很少用。

(3) 环孢霉素 A：每日 2.5 mg/kg，分 2～3 次服。但对肾脏毒性大。

4. 血浆置换疗法。

5. 外周干细胞移植。

6. 淋巴细胞球蛋白或 T 细胞亚群单克隆抗体疗法、髓鞘碱性蛋白脱敏疗法等，但是，或因疗效尚未被肯定证实，或因治疗费用昂贵，均未获得广泛采用。

7. 支持疗法及对症疗法　安定或卡马西平用于痛性感觉异常、痛性强直性痉挛发作；三环类药物用于精神忧郁者；对尿急、尿频者用普鲁本辛；对无张力膀胱而有大量残余尿者可定时导尿等。

8. 预防感染和能使体温升高的因素　避免过度劳累及精神紧张、疫苗接种、妊娠和分娩等促发因素。

教学病例

病人女性，45 岁，工人。反复肢体麻木无力、行走不稳 13 年。

体检：神清，双侧视乳头苍白，双眼视力 0.2，脑神经正常，双上肢肌力 4°，双下肢肌力 4°，双侧指鼻不稳，双眼侧视可见水平性眼震。头颅 MRI：脑干可见点片状长 T1、T2 信号。VEP：双侧潜伏期延长。ABR：双侧Ⅲ－Ⅴ潜伏期延长。

诊断：多发性硬化

治疗：生理盐水 250 ml + 甲基强的松龙 500 mg 静滴，每日 1 次，用 3 日；改服泼尼松 60 mg，每日 1 次；以后逐渐减量，至 45 mg，每日 1 次。

第三节　急性播散性脑脊髓炎

急性播散性脑脊髓炎（acute disseminated encephalomyelitis，ADE）是累及脑和脊髓的弥散性损害的炎性脱髓鞘疾病，多在以下 3 种情况下发生：① 感染后，又称为感染后脑脊髓炎；② 疫苗接种后，又称为疫苗接种后脑脊髓炎；③ 少数亦可无明显诱因而自发产生，又称为特发性急性播散性脑脊髓炎。

一、病因及发病机制

ADE 和许多感染或免疫接种有关，尤其是病毒感染：麻疹、水痘、风疹、腮腺炎、流感等；免疫接种：狂犬疫苗，其次为牛痘疫苗、百日咳疫苗、流感疫苗等；非特异性病毒感染：上呼吸道炎、胃肠炎；非特异性因素：受凉、雨淋、分娩、人工流产、外科手术。

本病的病理改变与用脑提取物或 MBP 加弗氏佐剂注入实验动物所制成的实验性变态反应性脑脊髓炎（EAE）相似。Alvord（1985）提出本病是一种细胞介导的免疫过程，致敏淋巴细胞释放出多种不同效力的淋巴因子，其他白细胞具有酶的活化作用和吸引作用；这些受到淋巴细胞作用的白细胞对髓鞘进行吞噬，使髓鞘脱失。故目前认为是一种自身免疫性疾病，为髓鞘与抗髓鞘抗体之间所产生的组织迟发性过敏性反应。

二、病理

脑和脊髓充血水肿。在大脑、脑干、小脑和脊髓等处的白质内，围绕在血管（尤其是中、小静脉）周围有播散的脱髓鞘病灶和明显的袖套状淋巴细胞、浆细胞浸润，轴突相对保留完好。小的病灶可融合成片，脱髓鞘区内伴有小胶质细胞增生。严重者白质内可见片状出血、血管周围组织坏死，坏死区有多形核白细胞浸润、显著的纤维蛋白渗出，神经细胞亦可见尼氏体溶解及轴突破坏。

三、临床表现

急性发病，多数病例在 1～2 周前有感染或接种疫苗史，其临床表现多样，受累部位可为单发或多发。脑膜受累时有头痛、呕吐、脑膜刺激征。脑实质弥漫受累时可有意识障碍、精神症状、癫痫发作、颅内压增高等，少数严重病例可出现去大脑强直。脑实质局灶性受累时可出现肢体瘫痪、视野或视力障碍、不自主运动等。脑干受累时可出现脑神经和肢体交叉性麻痹等。小脑受累时则出现共济失调。脊髓受累时可出现截瘫或四肢瘫、传导束型感觉障碍及大小便障碍等，少数可出现上升性麻痹或周围神经受累的表现。暴发起病者症状及体征迅即达顶峰，常有进行性加深的意识障碍及颅内压增高表现，可在 2～4 天，甚至几小时内死亡。

四、实验室检查

外周血白细胞增多，血沉加快。脑脊液压力及细胞数可正常或轻度增高，以单核细胞为主，很少超过 250×10^6/L，细胞数可高达 $3\ 000\times10^6$/L，常有红细胞增多；蛋白质可轻度至中度增加，多为 IgG，可出现寡克隆区带，急性期可测出髓鞘碱性蛋白及其抗体。脑电图呈弥漫性慢波增多，常见为 θ、δ 波，也可有棘波和棘－慢综合波。脑干诱发电位，体感诱发电位可发现异常。脑 CT 扫描常显示白质内弥散性、多灶性、斑状或大片状低密度区，急性期可有明显增强。MRI 显示病变为短 T1、长 T2 信号改变。

五、诊断与鉴别诊断

大多数有感染或疫苗接种史，经过 1～2 周间歇期后，出现多灶性或弥漫性中枢神经系统症状与体征者，CT、MRI 提示脑和脊髓白质内散在多发病灶，要考虑此诊断。鉴别诊断主要为病毒性脑脊髓炎、感染、中毒性脑病或其他病因所致的脑脊髓病、急性多发性硬化、弥漫性硬化。

六、治疗

（一）肾上腺皮质激素

急性期应及早应用大剂量肾上腺皮质类固醇药物治疗，以抑制过度的自身免疫应答，减轻脑和脊髓的充血和水肿，抑制炎性脱髓鞘过程。

1. 甲基泼尼松龙每日 0.5～1 g＋5%葡萄糖液 250 ml，静脉滴注。
2. 地塞米松 10～20 mg＋5%葡萄糖液 250 ml，静脉滴注。

（二）对症及支持疗法

1. 如有颅内压增高者应采用甘露醇等脱水降颅压药物；注意水、电解质、酸碱平衡。
2. 注意保持呼吸道通畅，有呼吸困难者应予输氧、吸痰。
3. 有癫痫发作者给予抗癫痫药物；及早给予抗生素以防治并发感染等。

七、病程及预后

本病为单时相病程，一般为数周。ADE 急性期约为 2 周，过后即渐稳定、好转，多数可完全或基本恢复。预后因病情轻重及促发因素而不一致。严重病例可暴发进展，2～4 天甚至数小时内死亡，死亡率约 10%～30%。部分病例可后遗运动或智能障碍、精神异常或癫痫发作等。

教学病例

患者女性，13 岁，急起头痛，恶心，喷射性呕吐，多语，行为紊乱 2 天。病前 2 周有预防接种史。

体检：神清，烦躁不安，双侧巴氏征（＋）。头颅 MRI：双侧大脑半球可见大片状长 T1、长 T2 信号。

诊断：急性播散性脑脊髓炎

治疗：甲基泼尼松龙每日 0.25 g＋5%葡萄糖液 250 ml，静脉滴注，5 天后症状缓解。

复习思考题

1. 多发性硬化与急性播散性脑脊髓炎如何鉴别诊断。
2. 急性播散性脑脊髓炎诊断及治疗原则是什么？

（赵薛旭）

第十一章　肌肉疾病

第一节　概　述

肌肉疾病是指骨骼肌本身或神经－肌肉接头间传递障碍引起的疾病。

骨骼肌是由大量成束的肌纤维组成，每条肌纤维就是一个肌细胞。骨骼肌细胞含有大量肌原纤维和丰富的肌管系统，以及线粒体、溶酶体、糖原、脂滴等。肌原纤维由许多纵向排列的粗、细肌丝组成。粗肌丝含肌球蛋白，固定于肌节中央的M线，构成暗带。细肌丝含肌动蛋白，一端固定于Z线，另一端伸向暗带，Z线两侧仅含细肌丝，构成明带。两条Z线之间称为一个肌节。肌肉收缩时，Z线两侧的细肌丝向暗带滑动，使肌节缩短。肌管系统指包绕在每一条肌原纤维周围的膜性囊管状结构，行走方向与肌原纤维垂直者为横管，走行方向与肌节平行者为纵管。纵管在接近肌节两端的横管时管腔膨大形成终池。肌细胞兴奋时细胞膜上的电位变化通过横管系统传入细胞内部，纵管和终池通过对钙离子的储存、释放和再积聚，触发肌节的收缩和舒张。

骨骼肌是机体执行运动功能的效应器官，受运动神经支配。一个运动神经元的轴突发出分支支配数十至数千条肌纤维，组成一个运动单位。神经末梢与其支配的肌纤维形成神经－肌肉接头，又称为突触，突触前膜（神经末梢）和突触后膜（肌膜）间形成突触间隙。神经末梢内含许多储存乙酰胆碱（Ach）的囊泡，突触后膜上有Ach受体。电冲动通过神经轴突传至神经末梢，钙离子内流使突触囊泡内的Ach经突触前膜释放入突触间隙，Ach分子弥散至突触后膜，与Ach受体结合，产生终板电位；当终板电位达到一定幅度时可引起肌纤维的动作电位，并沿肌膜进入横管系统扩散至整个肌纤维，使肌肉收缩。

肌肉收缩和舒张所需的能量来源于三磷酸腺苷（ATP），由线粒体的氧化代谢过程产生。组化染色可将肌纤维分为Ⅰ、Ⅱ两型，Ⅰ型肌纤维具有高氧化酶活性、低糖原水解酶活性而富于氧化活动，Ⅱ型肌纤维则为低氧化酶活性、高糖原水解酶活性而富于糖原酵解活动。

神经－肌肉兴奋传递过程中任何部位病变均可引起神经肌肉疾病。突触前神经末梢变性、突触囊泡Ach合成障碍或释放障碍、突触间隙Ach含量异常、突触后膜上Ach受体异常均可引起神经－肌肉接头疾病。肌细胞膜电位异常，肌细胞内肌原纤维、肌质网、线粒体、核糖体等代谢障碍，肌纤维发育不良，肌纤维萎缩、变性，肌纤维炎症、断裂、溶解等均可导致肌肉本身的疾病。以上种种原因导致的肌病，均表现为肌无力。

第二节　重症肌无力

重症肌无力（myasthenia gravis，MG）是神经－肌肉接头传递障碍的获得性自身免疫性疾病。

临床特征为受累骨骼肌易于疲劳，常在活动后加重，经休息或服用抗胆碱酯酶药物后症状减轻或缓解。

一、病因及发病机制

正常神经－肌肉接头的兴奋传递时，先在运动神经终末端内合成乙酰胆碱（Ach），并储存于突触小泡内。当神经兴奋到达末端时，数百个突触小泡内的 Ach 同时释放进入突触间隙，使 Ach 弥散到突触后膜，Ach 分子与突触后膜上的乙酰胆碱受体（AchR）结合，引起突触后膜的离子迁移和膜电位的产生，最终形成终板电位和动作电位而完成肌肉收缩。上述传递过程中任何部位的障碍均可引起肌无力的症状。MG 的发病机制为体内产生了 AchR 抗体，在补体的参与下和 AchR 发生免疫应答反应，破坏了大量的 AchR，导致突触后膜传递障碍而产生肌无力。约 80%～90%的 MG 患者血清中可检测到 AchR 抗体，这种抗体具有特异性，在其他肌病患者中一般不易测出，对诊断本病具有特征性意义。

约 10%～15%的 MG 患者合并胸腺瘤，约 70%的患者胸腺肥大、淋巴滤泡增生。胸腺中还发现有“肌样细胞”的存在，这些细胞具有横纹并载有 AchR，因此推测在一些特定的遗传素质个体中，由于病毒或其他非特异性因子感染胸腺后，导致“肌样细胞”上的 AchR 构型发生某些变化，刺激了机体的免疫系统而产生了 AchR 抗体。

大量临床资料中发现，相当数量的 MG 患者合并其他自身免疫性疾病，如甲状腺功能亢进、甲状腺炎、系统性红斑狼疮、类风湿性关节炎、天疱疮等，因此认为 MG 也是一种自身免疫性疾病。

自身免疫性疾病多发生在遗传的基础上，MG 的发病原因迄今尚未明了，多数学者认为与胸腺的慢病毒感染有关，遗传为内因，感染可能为主要的外因。

二、病理

肌细胞本身的改变无特异性，可有局限性炎性改变，肌纤维间及小血管周围可见淋巴细胞浸润，称为“淋巴溢”，同时有散在的失神经性肌萎缩。神经－肌肉接头处，电镜下可见突触后膜平坦，皱褶变少，突触间隙加宽。多数病例可见胸腺淋巴滤泡增生，生发中心增多，部分病例伴发胸腺瘤。

三、临床表现

MG 的患病率为 4.3～6.4/10 万，女性略多于男性，约为 3:2。任何年龄均可发病，但有 2 个发病年龄高峰：第一个高峰为 20～40 岁，女性多见；第二个高峰为 40～60 岁，以男性多见；多合并胸腺瘤。

MG 发病诱因多为感染、精神创伤、过度疲劳、妊娠、分娩等。这些因素也可使病情加重甚至诱发重症肌无力危象。

本病起病隐袭，主要表现为骨骼肌的无力和易疲劳性，每天的症状呈波动性变化，晨轻暮重，休息后减轻，活动后加重。疾病早期症状常可自发缓解，晚期运动障碍较重，休息后也不能完全恢复。最常见的首发症状为眼外肌麻痹，表现为眼睑下垂、复视、眼球活动障碍。面部表情肌受累可出现表情障碍、苦笑面容、闭眼示齿无力。咀嚼肌及咽喉肌无力时，表现咀嚼和吞咽困难、进食呛咳、言语不清、声音嘶哑或带鼻音。四肢肌肉受累常以近端重，表现为上肢不能上抬、行走困难，可影响日常活动，严重时被迫卧床。呼吸肌受累时可出现活动后气短，重者静卧时也觉气短、紫绀，甚至出现呼吸麻痹。心肌受累时可引起突然死亡。

重症肌无力按 Osserman 氏分型法分为：

Ⅰ型（眼肌型） 单纯眼外肌受累。此型较良性，但对药物治疗的敏感性较差。

Ⅱa 型（轻度全身型） 四肢肌肉轻度受累，可有眼外肌受累，无咀嚼、吞咽及讲话困难，生活能自理。

Ⅱb 型（中度全身型） 四肢肌肉中度受累，眼外肌受累，有咀嚼、吞咽及讲话困难，生活自理有一定困难。

Ⅲ型（重度激进型） 急性起病，进展快，多在 6 个月内达高峰，常出现延髓性麻痹和肌无力危象，死亡率高。

Ⅳ型（迟发重症型） 多在 2 年内逐渐由Ⅱa、Ⅱb 型发展到延髓性麻痹和呼吸肌麻痹，常合并胸腺瘤，预后差。

Ⅴ型（肌萎缩型） 指 MG 病人起病后半年，出现肌肉萎缩。

重症肌无力危象是指急骤发生的呼吸肌严重无力，不能维持正常的换气功能，可危及病人生命，是该病的常见死亡原因。危象可分为：

肌无力危象 为最常见的危象，是疾病发展的表现，多因感染、分娩、月经、情绪抑郁或应用呼吸抑制剂吗啡、神经－肌肉阻断剂如庆大霉素而诱发，亦可由于抗胆碱酯酶药物用量不足引起。静脉注射腾喜龙 2～5 mg，肌无力症状可有短暂明显好转。

胆碱能危象 由于抗胆碱脂酶药物过量引起，多在 1 小时内有应用抗胆碱脂酶药物史。患者肌无力加重，并出现瞳孔缩小、出汗、唾液增多、肌束颤动等胆碱能副作用。腾喜龙试验出现症状加重或无改变。用阿托品 0.5 mg 静脉注射症状好转。

反拗危象 主要见于严重全身型患者，多由胸腺手术、感染、电解质紊乱或其他不明原因引起。治疗药物剂量未变，但突然失效。由于对抗胆碱脂酶药物不敏感，腾喜龙试验无反应。

四、实验室检查

1. AchR 抗体测定 AchR 抗体测定对 MG 诊断具有特征性意义。80%以上病人血清 AchR 抗体阳性。抗体阳性可支持本病诊断，但抗体阴性不能否定诊断。

2. 肌电图重复电刺激 低频（2～3 Hz）和高频（10 Hz 以上）重复电刺激尺神经或面神经，记录远端诱发电位，低频刺激后波幅衰减 10%以上。

五、诊断与鉴别诊断

根据受累骨骼肌无力，易疲劳，一天内症状波动，有晨轻暮重、休息后减轻、活动后加重的特点，对本病的诊断当无困难，同时可做下列检查进一步确诊：

（一）疲劳试验

使受累骨骼肌重复活动后症状明显加重，如连续做眨眼、咀嚼、举臂、下蹲动作，则肌无力症状不断加重，而休息后肌力又恢复者为疲劳试验阳性。

（二）药物试验

1. 腾喜龙试验 静脉注射腾喜龙 2 mg，如无特殊反应，则再静注 8 mg，1 分钟内症状缓解为阳性。

2. 新斯的明试验　肌内注射新斯的明 0.5～1 mg,30～60 分钟内症状明显减轻或消失者为阳性。

需与以下疾病鉴别:

1. Lambert－Eaton 综合征　又称类重症肌无力,为一组自身免疫性疾病。其自身抗体作用于突触前膜。男性患者居多,常见于 50～70 岁。约 2/3 患者伴发癌肿,尤其是小细胞肺癌。其肌无力主要表现在肢体近端,下肢症状往往重于上肢,脑神经支配的肌肉很少受累;肌肉活动后易疲劳,但继续用力收缩,肌力却可获得暂时改善,而持续收缩后又呈病态疲劳。低频重复电刺激时波幅变化不大,高频重复电刺激时波幅明显增高,可达 200%以上。新斯的明试验可阳性,但不如 MG 敏感。血清 AchR 抗体阴性。抗胆碱脂酶药物治疗无效。切除肿瘤后症状可改善。

2. 急性感染性多发性神经根神经炎　急性起病,表现为四肢对称性弛缓性瘫痪,可有脑神经损害,常有神经根痛症状,脑脊液检查可有蛋白－细胞分离现象,无肌疲劳及症状波动的特点。新斯的明试验阴性。

3. 脑干或脑神经病变　此类疾病常有瞳孔改变、舌肌萎缩、感觉障碍和锥体束征,而无肌疲劳及症状波动的特点。新斯的明试验阴性。

六、治疗

(一) 胆碱脂酶抑制剂

此类药能抑制胆碱脂酶对 Ach 的降解,使突触间隙 Ach 增多,肌力获得一过性改善。适用于除胆碱能危象外的所有 MG 病人。

1. 吡啶斯的明　成人口服剂量为每次 60～120 mg,每日 3～4 次。作用时间为 6～8 小时。副作用小。

2. 溴化新斯的明　成人口服剂量为每次 15～30 mg,每日 3～4 次,视病情而定。作用时间为 3～4 小时。副作用为毒蕈碱样反应,可加用阿托品对抗。

3. 美斯的明　成人口服剂量为每次 5～10 mg,每日 3～4 次。此药可导致低血钾,应注意补充钾盐。

(二) 肾上腺皮质激素

此类药可抑制 AchR 抗体合成,使神经－肌肉接头处突触后膜上 AchR 免受或少受自身抗体的攻击。

1. 一般疗法　给予强的松 60～80 mg,隔日晨顿服,直至症状基本消失或明显好转后开始减量,每 1～2 月减 5 mg。

2. 大剂量冲击疗法　给予甲基强的松龙 500～1 000 mg/d 静脉滴注,连续 3～5 天,以后逐渐减至维持量口服。

激素治疗早期可使病情加重,尤其是大剂量冲击治疗期间,有可能出现呼吸肌麻痹,因此应作好气管切开及人工呼吸器的准备。同时应注意补充钾盐。长期应用者应注意骨质疏松、股骨头坏死等并发症。

(三) 免疫抑制剂

可给予环磷酰胺 100 mg,每日 2～3 次;或硫唑嘌呤 50～100 mg,每日 2 次。应定期检查血象,当白细胞 $<3\times10^9$/L 或血小板 $<6\times10^9$/L 时应停药;同时应注意肝肾功能的变化。

（四）血浆置换疗法

此类药能清除血浆中 AchR 抗体及免疫复合物，起效迅速，疗效维持 1 周至 2 月，适用于重症肌无力危象及难治型 MG。

（五）大剂量静脉注射免疫球蛋白

其免疫调节作用可缓解疾病进程。每日 400 mg/kg，静脉滴注，5 日一个疗程。副作用小。

（六）胸腺摘除

对胸腺增生者效果好，适合于病程短、进展快的年轻女性病例。对合并胸腺肿瘤者也有一定疗效。

（七）危象的处理

发生危象的病人常因吞咽及呼吸肌进行性无力，不能排出分泌物、维持足够的换气功能而出现严重的呼吸困难。应立即行气管切开，应用人工呼吸器辅助呼吸，并根据不同危象采取相应的措施。

1. 肌无力危象　一旦确诊即给予新斯的明 1 mg 肌内注射，以后每隔半小时肌内注射 0.5 mg，好转后给予适当剂量口服抗胆碱脂酶药物。

2. 胆碱能危象　静脉注射阿托品 1～2 mg，根据病情可每小时重复一次，直至出现轻度阿托品化时，再根据腾喜龙试验的反应开始给予新斯的明。

3. 反拗危象　可采用"干枯"疗法，即停用有关药物，给予人工呼吸及静脉补液，注意生命体征变化，维持水电解质平衡，2～3 天后重新确立抗胆碱脂酶药物的用量。

教学病例

患者女性，37 岁。9 天前无明显诱因出现双眼睑下垂及四肢无力，清晨或休息后缓解，活动或下午加重。3 天前上述症状加重，不能行走，同时出现饮水呛咳、吞咽困难、咀嚼缓慢，经休息后症状部分缓解。无胸闷气短现象。家族中无类似患者。

体检：双眼睑下垂，双侧瞳孔 3.5 mm，对光反射灵敏，无眼球活动受限，咀嚼肌无萎缩，但反复咀嚼后力弱，声音嘶哑，软腭上抬差，吞咽困难，双侧咽反射迟钝；双上肢肌力 4°，双下肢肌力 3°，肌张力正常，无肌肉萎缩，四肢腱反射迟钝，未引出病理反射；无感觉障碍；共济运动检查无法配合。疲劳试验阳性。新斯的明试验阳性。肌电图检查低频重复电刺激可见波幅递减，神经传导速度正常。

诊断：重症肌无力（Ⅱb 型）

诊断依据：双侧提上睑肌、咀嚼肌、吞咽肌及四肢肌肉弛缓性瘫痪；一天内症状有波动，晨轻晚重；疲劳试验阳性；新斯的明试验阳性；肌电图低频重复电刺激见波幅递减。

治疗：胆碱脂酶抑制剂及皮质类固醇激素治疗。

第三节　进行性肌营养不良症

进行性肌营养不良症（progressive muscular dystrophy，PMD）是一组原发于肌肉的遗传性变性疾病，其临床特征为缓慢进行性加重的对称性肌肉无力和萎缩。

一、病因及发病机制

本组疾病均为遗传性疾病，不同临床类型的遗传方式各不相同，但均与病理基因所引起的一系列酶及生化改变有关，其中以 Duchenne 肌营养不良症(Duchenne muscular dystrophy, DMD)和 Becker 肌营养不良症(Becker muscular dystrophy, BMD)的研究最为深入。DMD 及 BMD 是由 X 染色体短臂上 XP21 – 223 基因缺陷引起。该基因编码的抗肌萎缩蛋白(dystrophin)是一种细胞骨架蛋白，分布在骨骼肌和心肌的细胞膜上，起支架作用。患者因基因缺陷，肌细胞膜下的抗肌萎缩蛋白生成障碍，导致细胞膜功能异常，是发病的主要机制。

二、病理

主要的病理改变包括肌纤维变性、坏死和再生，肌膜核内移。光镜下早期可见肌纤维变性坏死，粗细不均，肌纤维内横纹消失，空泡形成，肌细胞呈链状排列并往中央移动。晚期肌纤维普遍萎缩，并有大量脂肪细胞和结缔组织增生。心肌也有类似的病理改变。假肥大型肌营养不良的肌活检标本免疫组化染色可见抗肌萎缩蛋白大量缺失，对诊断有决定性意义。

三、临床表现

本组疾病根据遗传方式、发病年龄、萎缩肌肉的分布、病程和预后，可分为不同的临床类型。

(一) 假肥大型

由于抗肌萎缩蛋白的空间结构变化和功能丧失的程度不同，又分为两种类型：

1. DMD　为儿童中最常见的一类肌病，属 X 性连锁隐性遗传，男孩发病，女性为基因携带者。起病隐袭，多在 4 岁前发病，以骨盆带肌肉无力为突出症状，走路时向两侧摇摆，犹如鸭步，行走缓慢，易跌到。由于髂腰肌和股四头肌无力，病儿上楼及蹲位站起困难，背部伸肌无力使站立时腰椎前凸。由于腹肌和髂腰肌无力，患儿从仰卧位起立时，必须先翻身转为俯卧位，然后以双手支撑足背、膝部等处顺次攀扶，方能直立，称为 Gowers 征，是本病的特征性表现。肩胛带肌肉受累出现举臂无力，由于前锯肌无力，两肩胛骨呈翼状竖起于背部，称为“翼状肩胛”，在两臂前推时最为明显。受累肌肉可明显萎缩，症状进行性加重，绝大部分病人伴有假性肌肥大，以腓肠肌最明显，臀肌、三角肌、冈下肌等也可发生，系萎缩的肌纤维周围被脂肪和结缔组织充填所致，故肌腹体积增大但肌力减弱，触之坚硬。多数患儿伴有心肌损害。本型肌营养不良症进展迅速，大部分病儿在 15 岁以前即不能独立行走。晚期可累及面肌及肢体远端肌肉，甚至出现肌肉痉挛和骨骼畸形，智能也逐渐衰退。多在 25 ~ 30 岁之前死于呼吸道感染、心力衰竭或消耗性疾病。

2. BMD　也是 X 性连锁隐性遗传，常在 5 ~ 25 岁期间发病。临床表现与 DMD 类似，但进展缓慢，病程较长，预后良好，称为“良性假肥大型肌营养不良症”，病人多数在起病 15 ~ 20 年后才不能行走，很少累及心脏。

(二) 面肩肱型肌营养不良症

此病属常染色体显性遗传，是成人中最常见的肌营养不良症。多在青春期起病，病变主要累及面肌、肩胛带及上臂肌群，也可累及胸大肌、下肢胫前肌。面肌受累可呈现特殊“肌病面容”，上睑稍下垂，额纹、鼻唇沟消失，表情运动微弱或消失，病人可因口轮匝肌假性肥大而显得嘴唇增厚、上翘。肩胛带及上臂肌群受累可出现上肢抬举无力，垂肩及“翼状肩胛”。偶见三角肌及腓肠肌假性肥大。一般不伴心肌损害。病情进展缓慢，生命年限接近正常水平。

（三）肢带型肌营养不良症

此病属常染色体隐性遗传，散发病例亦不少见。多在10～30岁期间起病。首发症状常为骨盆带肌肉无力及萎缩，表现为上楼困难、腰椎前凸、鸭步，以后可累及肩胛带肌肉，出现举臂不能过肩、翼状肩胛。少数病人有腓肠肌假性肥大，无心肌损害。病情进展缓慢，平均于发病后20年左右丧失行动能力。

（四）其他类型

1. 眼咽肌型　多在青年及成年发病，主要侵犯眼外肌及舌咽肌，表现为上睑下垂、眼球运动障碍、吞咽困难、构音障碍。

2. 眼肌型　于青壮年起病，表现为慢性进行性眼外肌麻痹。

3. 远端型　主要影响手部小肌肉及小腿肌肉。

四、实验室检查

1. 生化检查　血清肌酶活性异常。疾病早期及进展期常有血清谷丙转氨酶（GPT）、谷草转氨酶（GOT）、乳酸脱氢酶（LDH）、肌酸磷酸激酶（CPK）、丙酮酸激酶（PK）、醛缩酶等酶活性增高，尤以CPK及PK最敏感。疾病晚期及有明显肌肉萎缩者血清肌酶活性降低或正常。

2. 肌电图　肌电图检查提示肌源性损害。受累肌肉主动收缩时，动作电位波幅减低、时程缩短、多相电位增多，大力收缩时出现病理性干扰相。

3. 肌活检　受累肌肉的病理变化及免疫组化染色对本组疾病的诊断具有决定性意义，对检出携带者也有一定价值。

五、诊断

根据临床症状、体征、遗传病史，加上血清肌酶测定、肌电图、肌活检等辅助检查，一般均能作出诊断。但应与下列疾病鉴别：

1. 婴儿型脊肌萎缩症和少年型脊肌萎缩症　均为遗传性疾病，病理变化为脊髓前角细胞及延髓运动神经核的退行性变。婴儿型脊肌萎缩症与DMD表现相似，但起病年龄更早。少年型脊肌萎缩症临床表现与肢带型肌营养不良症相仿。这两型脊肌萎缩症病人均有肌束颤动，肌电图呈神经源性损害，肌活检可见肌肉病理变化符合失神经支配。

2. 多发性肌炎　病情进展较快，常伴有明显肌肉疼痛，无家族遗传史，肌活检符合肌炎改变，皮质类固醇治疗效果好。以上特点可资鉴别。

六、治疗

目前本病尚无特效治疗，以支持治疗为主。患者应尽可能地从事日常活动，但应避免过度疲劳，防止继发感染。

七、预防

由于进行性肌营养不良症无特效治疗，病情持续进展，预后差，因此，采取预防措施非常重要。可通过家系分析、血清肌酶测定、肌活检及分子生物学方法检出基因携带者，对已怀孕的基因携带者可利用DNA探针进行产前诊断，如发现胎儿为DMD或BMD，则应尽早做人工流产，防止病儿出生。

教学病例

患者男性，29岁。8年前无明显诱因出现双下肢无力，行走缓慢，上楼困难，以后逐渐出现双上肢上举费力。病情进行性加重，近2年行走时身体向两侧摇摆，腰椎前凸。家族中无类似患者。

体检：脑神经未见异常，双上肢肌力近端4°，远端5°，双下肢肌力4°，双侧肩胛带及骨盆带肌肉轻度萎缩，四肢腱反射正常，未引出病理反射。无感觉障碍。血清CPK375 U/L，LDH 560 U/L。肌电图检查提示肌源性损害。心电图正常。

诊断：进行性肌营养不良（肢带型）

诊断依据：进行性四肢近端无力，肌肉萎缩，进展缓慢；血清肌酶增高；肌电图检查提示肌源性害。

治疗：支持治疗；坚持日常活动，避免过度疲劳。

第四节　周期性瘫痪

周期性瘫痪又名周期性麻痹，是一组与钾离子代谢障碍有关的代谢性疾病。主要表现为反复发作的弛缓性骨骼肌瘫痪或无力，持续数小时至数周，发作间歇期完全正常。按发作时血清钾水平可将本病分为3型：低钾型、高钾型和正常钾型周期性瘫痪，临床上以低钾型最常见。有遗传史者称为家族性遗传性周期性瘫痪。伴发甲状腺机能亢进、肾功能衰竭及其他代谢性疾病者称为继发性周期性瘫痪。本节重点描述低钾型周期性瘫痪。

一、低钾型周期性瘫痪

（一）病因及发病机制

低钾型周期性瘫痪为常染色体显性遗传性疾病，在我国则以散发者多见。本病多于饱餐后休息中或激烈活动后休息中发病。此时葡萄糖进入肝脏和肌肉细胞内合成糖原，因代谢需要也带入钾离子，使血液中钾离子含量略有降低而诱发瘫痪。

细胞内外钾、钠离子只有保持适当的浓度比值，才能维持细胞正常的膜电位，这是维持神经肌肉正常兴奋性的主要保证。低钾型周期性瘫痪患者钾离子内流过度，肌细胞内钾离子增加，血清钾降低，肌细胞膜电位增加，极化过度，肌细胞因兴奋性降低而瘫痪。导致细胞内外钾、钠离子失衡的确切机制尚不清楚，可能与肌细胞膜上钠－钾泵的间断活动过度及细胞膜离子通透性异常有关。

（二）病理

主要变化为肌浆网空泡变性。光镜下可见肌纤维内圆形或卵圆形空泡形成。电镜下可见空泡由肌浆网和横管系统扩张形成，内含糖原和糖类物质。

（三）临床表现

任何年龄均可发病，但多见于青少年期，男性多于女性。诱发因素包括过度疲劳、饱餐、寒冷、焦虑等。发病前可有肢体疼痛、麻木、烦渴、多汗、少尿、面色潮红、嗜睡、恶心等前驱症状。一般多在饱餐后睡眠中发病，表现为四肢对称性弛缓性瘫痪，近端重于远端，下肢重于上肢。严重病例可累及呼吸肌，甚至造成死亡。头面部肌肉很少受累，膀胱、直肠括约肌功能正常。部分病人可伴有心率变慢，室性早搏，血压升高等。症状可持续数小时至数天，发作间歇期完全正常。发作频率不等，一般数周或数月一次，也有数年一次或终生仅发作一次。

（四）实验室检查

发作期血清钾低于3.5 mmol/L。心电图呈典型的低钾性改变，U波出现，P－R间期、Q－T间期延长，S－T段下降等。肌电图显示电位幅度降低或消失，严重者电刺激无反应。

（五）诊断

根据典型的周期性发作性四肢弛缓性瘫痪史，血清钾降低，心电图的特征性改变，补钾治疗效果好等，诊断并不困难，有家族史者则更易诊断。本病需与下列疾病鉴别：

1．继发性周期性瘫痪　甲状腺机能亢进性周期性瘫痪亦属低钾型，临床表现与单纯性低钾型周期性瘫痪相似，但发作频率高，每次发作持续时间短，并有甲状腺肿大、突眼、心率加快等症状，做甲状腺功能检查不难鉴别。原发性醛固酮增多症、肾小管性酸中毒、应用噻嗪类利尿剂、皮质类固醇等，亦可出现低钾型瘫痪，但均有原发病的其他特殊症状可资鉴别。

2．吉兰－巴雷综合征　起病相对缓慢，可有神经根痛，脑神经损害及感觉障碍，病程长，少有复发，脑脊液检查可见蛋白－细胞分离。

3．癔症性瘫痪　好发于女青年，病前有心理因素，瘫痪类型不一，以单瘫、截瘫多见，具有暗示性，无腱反射或肌电图改变。

（六）治疗

发作时可给予口服10%氯化钾或10%枸橼酸钾30 ml，每2～4小时重复给药，病情好转后逐渐减量。重症病人可静脉补钾，应每小时不超过1 g。宜进高钾低盐饮食，忌高碳水化合物饮食，应少食多餐。发作频繁者发作间歇期可给予醋氮酰胺125 mg，每日2～4次；或螺旋内酯20 mg，每日4次，预防发作。

二、高钾型周期性瘫痪

本病为常染色体显性遗传，我国较少见。多在10岁前起病，男性多见。常在剧烈运动后休息时出现肌无力发作，往往以下肢近端开始，随后累及躯干、上肢，脑神经支配的肌肉亦可受累。可伴有肌肉痛性痉挛，病人常有不引起主观感觉的轻度肌肉强直，一些病人只在肌电图检查时出现强直样放电，但当肢体浸入冷水中时，则易引起肌肉僵硬，故又称为肌强直性周期性瘫痪。发作时血清钾高于正常水平，心电图呈高钾改变。

可依据发作性无力、血钾升高、家族史等特点作出诊断。但需与醛固酮缺乏症、肾功能不全、肾上腺皮质功能低下及药物性高血钾引起的瘫痪鉴别。

发作时可用10%葡萄糖酸钙10～20 ml静脉注射，或10%葡萄糖500 ml加胰岛素10～20 U静脉滴注以降低血钾。给予高碳水化合物饮食或口服双氢氯噻嗪等药物排钾，可预防发作。

三、正常钾型周期性瘫痪

又名钠反应正常血钾性周期性瘫痪，为常染色体显性遗传病。多在10岁前发病，诱发因素与低钾型周期性瘫痪相同。常在夜间入睡后或清晨醒转时出现四肢瘫痪，部分病人可出现吞咽困难和呼吸肌无力。发作时间长，一般在10天以上。有些患者极度嗜盐，在限制进盐量或给予钾盐后可诱发。发作时血清钾水平正常。发作时大量生理盐水静脉滴注可使瘫痪缓解。

教学病例

患者男性，35岁。20年前一天清晨起床时发现四肢无力，表现为上肢上举无力，双下肢不能抬离床面，不能自行翻身、起床，症状持续约1天后自行缓解。此后每年有类似发作1~2次，均于夜间睡眠中发病。2天前患者晨起再次出现四肢无力，四肢均不能抬离床面，不能翻身，病程中感双下肢疼痛，无肢体麻木，无视物成双、饮水呛咳、呼吸困难及排尿费力。否认有甲状腺机能亢进病史。患者的弟弟有类似病史。

体检：脑神经未见异常，双上肢肌力3°，双下肢肌力2°，四肢肌张力低，腱反射消失，未引出病理反射，无感觉障碍。血清钾2.7 mmol/L。心电图检查可见U波。

诊断：低钾型周期性瘫痪

诊断依据：发作性四肢对称性弛缓性瘫痪；有家族史；发作期血清钾低于正常水平；心电图有低钾改变。

治疗：口服补钾。

第五节　多发性肌炎

多发性肌炎是一组以骨骼肌弥漫性炎症性改变为特征的综合征。如病变局限于肌肉则称为多发性肌炎；如病变同时累及皮肤则称为皮肌炎。有些病例可同时伴发类风湿性关节炎、风湿热、红斑狼疮、硬皮病等其他结缔组织病。

一、病因及发病机制

多发性肌炎的病因尚不清楚，有不少迹象表明本病与自身免疫失调有关，包括细胞免疫和体液免疫异常。在患者血清中可检测到不同程度的抗肌球蛋白抗体、抗核抗体、PM_1抗体、Jo-1抗体。肌纤维内及其周围可见激活的T淋巴细胞和自然杀伤细胞。周围血淋巴细胞对肌肉抗原敏感，并对培养肌细胞有明显的细胞毒性作用。目前本病自身免疫发病机制中的抗原性质、肌肉损伤机制和激发因素等仍未完全明了。

二、病理

受累肌肉形态学改变有肌纤维溶解、断裂，肌纤维间炎性细胞浸润及肌束周围萎缩。小血管梗塞，毛细血管内皮增厚肿胀和毛细血管小动脉、静脉和毛细血管网闭塞，血管壁有免疫球蛋白和补体沉积。免疫组化示血液胶原纤维增加，肌纤维内和肌纤维结缔组织的碱性磷酸酶活性增高对本病具有很高的诊断价值。

三、临床表现

任何年龄均可发病，女性略多于男性，呈亚急性起病，主要表现为对称性四肢近端无力及颈肌屈肌受累。在数周至数月内逐渐出现肩胛带、骨盆带和四肢近端肌无力,表现为蹲位站起、上楼及双臂上举困难,颈肌受累可出现抬头困难,5%的患者伴有肌肉疼痛及压痛。部分病人咽喉肌受累可出现讲话、吞咽困难,呼吸肌受累者可出现胸闷及呼吸困难。少数患者可出现心肌受累。病情进展数周至数月时可出现肌肉萎缩。

皮肌炎者常在肌肉损害前出现皮肤损害,典型改变为眶周、口角、颧部、颈部、前胸、肢体外侧、指节伸侧和指甲周围出现红斑和水肿,尤其常见的是上睑呈淡紫红斑和水肿。晚期病者皮肤变硬,酷似硬皮病而被称为硬皮病性皮肌炎。

40 岁以上发生肌炎,尤其是皮肌炎者,须高度警惕潜在肿瘤的可能性,应积极寻找原发的肿瘤病灶;一时不能发现病灶者应定期随访,有时需数月至数年才能发现肿瘤病灶。

四、实验室检查

1. 血液检查　急性期可有血白细胞增多,约半数患者血沉加快,血清肌酶(CPK、LDH、GOT、GPT)活性增高,血清白蛋白正常,球蛋白增高。约 1/3 患者血清类风湿因子及抗核抗体阳性。

2. 24 小时尿肌酸增高,部分病人可有肌红蛋白尿。

3. 肌电图可见典型的肌源性损害。部分病人还可见周围神经或神经－肌肉接头处受累的征象。

五、诊断

根据典型的临床表现(即对称性四肢近端肌肉无力、酸痛或压痛)、血清肌酶活性增高、肌电图呈肌源性损害、肌活检示炎症性改变等,诊断一般不难,但应注意是否伴发其他结缔组织病。对 40 岁以上患者应注意是否伴发恶性肿瘤。

本病需与肢带型肌营养不良鉴别,后者虽有四肢近端肌肉无力,但无肌肉疼痛,肌活检示肌纤维变性、坏死和再生,肌膜核内移,脂肪细胞和结缔组织增生,而无明显炎症细胞浸润,家族中往往有类似患者。

六、治疗

本病治疗以皮质类固醇激素为主,可给予强的松 30～60 mg 口服,每日 1 次。也可用大剂量激素冲击治疗,可给予甲基强的松龙 500～1 000 mg 静脉滴注,3～5 天为一疗程;以后逐渐减至维持量口服 2～3 年,如病情不再活动可逐渐停服。激素治疗无效者,可用其他免疫抑制剂治疗。个别病例进展迅速影响呼吸功能者可用血浆置换疗法治疗。

教学病例

患者女性,42 岁。1 月前“感冒”后逐渐出现四肢无力,双手持物尚可,双臂上举费力,能行平路,但上楼困难。1 月来病情进行性加重,近 1 周已不能下床活动,并逐渐出现饮水呛咳,吞咽困难。病程中无明显肢体疼痛、麻木,无胸闷及呼吸费力。家族中无类似患者。

体检:双侧软腭上抬稍差,咽反射迟钝,未见舌肌纤颤及萎缩;双上肢肌力近端 2°,远端 4°,双下肢肌力近端 1°,远端 3°,四肢肌张力低,肌肉无明显压痛及萎缩,四肢腱反射迟钝,未引出病理反射;无感觉障碍;共济运动检查无法配合。血清 CPK 570 U/L。肌电图检查提示为肌源瘫痪性损害。肌活检可见左侧三角肌纤维变性坏死,淋巴细胞及单核细胞浸润,可见散在肌纤维萎缩。

诊断:多发性肌炎

诊断依据:进行性四肢近端肌肉及吞咽肌无力;血清肌酶增高;肌电图提示肌源性损害;肌活检见肌肉病理变化符合肌炎改变。

治疗:皮质类固醇激素治疗。

复习思考题

1. 重症肌无力的诊断要点是什么?如何治疗?
2. 进行性肌营养不良症如何分型?临床特征是什么?
3. 临床各型周期性瘫痪如何治疗?
4. 多发性肌炎的临床表现有哪些?

(霍晓丽)

第十二章　运动神经元疾病

运动神经元疾病(motor neuron diseases,MND)是一组病因未明,选择性损害脊髓前角细胞、脑干运动神经核、皮质锥体细胞、皮质延髓束或皮质脊髓束的一组慢性进行性变性病。临床表现为下运动神经元损害及相应肌群的萎缩、无力、延髓麻痹和上运动神经元(锥体束)损害的特征。感觉系统一般不受侵犯。

一、病因及发病机理

迄今未明,可能与下列因素有关,但尚未定论。

1. 中毒因素　有报告认为本病与某些植物毒素或重金属中毒有关,如木薯中毒或摄入过多的铝、锰、铜、硅等元素,可能影响中枢神经系统细胞的正常代谢,引发退行性变。

2. 慢病毒感染　虽然至今尚未有灵长目动物接种成功的报告,但仍有人认为本病与某些慢病毒感染有关。

3. 遗传因素　2%~5%的患者有阳性家族史,为常染色体显性或隐性遗传。近年来,利用分子生物学技术,发现本病的某些生化缺陷与基因异常有关。

4. 其他　尚有人认为本病与免疫功能异常有关。

二、病理

肉眼检查可见大脑半球额上回轻度萎缩。脊髓较正常略小,切面见前角变小,前根变细。显微镜下见脊髓前角细胞、桥脑和延髓的运动神经核退行性变,数目减少,甚至消失,伴胶质细胞增生。大脑皮质运动区的锥体细胞也有类似改变。皮质脊髓束和皮质延髓束弥散性变性,有的病例还可见其他传导束(脊髓后索、脊髓小脑束)的变化。脊髓前根和脑干运动神经根的轴索变性,髓鞘脱失。受累肌肉呈典型的神经源性肌萎缩表现。

三、临床表现

常在40~50岁起病,30岁以前少见,男女比约为2:1。起病隐匿,缓慢进展。偶见亚急性进展者。由于损害部位的不同,临床表现为肌无力与肌萎缩、锥体束征的不同组合。仅损害脊髓前角细胞,表现为无力和肌萎缩而无锥体束征者,为进行性脊肌萎缩。单独损害延髓运动神经核而表现为咽喉肌和舌肌无力、萎缩者,为进行性延髓麻痹。仅累及锥体束而表现为无力和锥体束征者,为原发性侧束硬化。如上、下运动神经元均有损害,表现为肌无力、肌萎缩和锥体束征者,为肌萎缩侧束硬化。但不少病例先出现一种类型的表现,随后又出现另一类型的表现,最后演变为肌萎缩侧束硬化。因此,在疾病早期有时难于确定属哪一类型。曾认为这几种类型是同一疾病的不同时期表现,但现代研究证据表明,不同类型是由不同疾病所致。

1. 肌萎缩侧索硬化(amyotrophic lateral sclerosis,ALS)　为最多见类型。常见首发症状为一侧或双侧手指活动笨拙、无力,随后出现手部小肌肉萎缩,以大、小鱼际肌、骨间肌、蚓状肌为明显,双手呈鹰爪形;逐渐延及前臂、上臂和肩胛带肌群。随着病程的延长,肌无力和萎缩扩展至躯干和颈部，最后到面肌和咽喉肌。少数病例肌萎缩和无力从下肢或躯干肌开始。受累部位常有明显的肌束震颤(肉跳动感)，偶尔发生至频繁出现。双上肢肌萎缩，肌张力不高，但腱反射亢进，Hoffmann征(+)。双下肢痉挛性瘫痪，肌张力高，腱反射亢进，病理反射阳性。下肢肌萎缩和肌肉跳动感较轻。患者一般无客观的感觉障碍，但常有主观的感觉症状，如麻木等。括约肌功能常保持良好。病人意识始终保持清醒。

随着病程延长，肌无力症状蔓延到躯干、颈部，最后累及延髓支配的肌肉，表现延髓麻痹的临床相。至疾病晚期，双侧胸锁乳突肌萎缩，患者无力转颈或抬头，被迫卧床，饮食由鼻饲维持。疾病之初，一般无膀胱括约肌障碍，后期可出现排尿功能异常。呼吸肌一旦受累，即致呼吸困难、胸闷、咳嗽无力，患者多死于肺部感染。眼外肌一般不受影响。预后不良，多在3～5年内呼吸肌受累，死于呼吸肌麻痹或肺部感染。

2. 进行性脊肌萎缩(progressive spinal muscular atrophy)　运动神经元变性仅限与脊髓前角细胞，表现为下运动神经元损害的症状和体征。发病年龄在20～50岁之间，多数在30岁前后，男性较多，隐匿起病，进展缓慢。常见首发症状为双上肢远端肌肉萎缩、无力，也可由一侧开始，再发展到对侧。逐渐波及前臂、上臂和肩部肌群。少数病例肌萎缩从下肢开始。受累肌肉萎缩明显，肌张力降低，可见肌束颤动，腱反射减弱，病理反射阴性。感觉和括约肌功能一般无障碍。本病进展较慢，病程可达10年以上，晚期发展至全身肌肉萎缩、无力，生活不能自理，最后因呼吸肌麻痹或肺部感染而死亡。少数早期波及延髓肌者，1～2年内可并发肺部感染而死亡。

3. 进行性延髓麻痹(progressive bulbar palsy)　少见，主要表现为进行性发音不清，吞咽困难，饮水呛咳，咀嚼无力。舌肌明显萎缩，并有肌束颤动，唇肌、咽喉肌萎缩，咽反射消失。有时同时损害双侧皮质脑干束，出现强哭强笑、下颌反射亢进，从而真、假性延髓麻痹共存。病情进展较快，多在1～2年内因呼吸肌麻痹或肺部感染而死亡。

4. 原发性侧索硬化(primary lateral sclerosis)　临床上罕见。常见首发症状为双下肢对称性僵硬、乏力，行走时呈剪刀步态。缓慢进展，逐渐累及双上肢。四肢肌张力呈痉挛性增高，腱反射亢进，病理反射阳性。一般无肌萎缩和肌束颤动，感觉无障碍，括约肌功能不受累。如双侧皮质脑干束受损，可出现假性延髓麻痹表现。进展慢，可存活较长时间。

四、实验室检查

脑电图、脑脊液检查无异常。肌电图示插入电位延长，纤颤电位，动作电位时限增宽、波幅增高、波型以混合相或单纯相多见，可见巨大电位。肌活检可见神经源性肌萎缩的病理改变，但特异性不强。

五、诊断与鉴别诊断

依据中年隐匿起病，逐渐进展，以上或下运动神经元瘫痪或两者并存为主要表现，伴肌跳而无感觉障碍，肌电图呈神经元性损害，一般不难作出诊断。但在疾病早期或不典型病例，应注意与下列疾病鉴别：

1. 颈椎病　可有手肌萎缩，四肢腱反射亢进，双侧病理反射阳性。有上肢或肩部疼痛，客观检查有感觉障碍，无延髓麻痹表现。颈椎X片、CT或MRI显示颈椎骨质增生，椎间孔变窄，椎间盘变性或脱出，甚至脊膜囊受压。

2. 颈段脊髓肿瘤　因脊髓受压,可有上肢肌萎缩和四肢腱反射亢进,双侧病理反射阳性。又有神经根痛和感觉障碍。一般无肌束震颤。腰穿可有椎管阻塞。椎管造影、CT 或 MRI 显示椎管内占位性病变。

3. 脊髓空洞症　临床表现有不对称性、节段性、分离性感觉障碍,以及皮肤关节的营养障碍,结合 MRI 检查可见空洞影像,有助确诊。

4. 颈段脊髓蛛网膜炎　临床表现为不对称、有节段性感觉障碍和病程的反复发作性,以及椎管造影的梗阻或粘连表现可作为鉴别诊断的依据。

5. 上肢周围神经损伤　上肢的肌无力和肌萎缩,但多为一侧性,且有感觉障碍而与之鉴别。

此外,延髓麻痹还要与重症肌无力、延髓空洞症鉴别。

六、治疗

目前尚无特效治疗方法。某些患者用肾上腺皮质激素可有暂时改善。有报告促甲状腺素释放激素对本病可能有短期疗效,但确切效果尚有争议。新近的各种神经营养药也无肯定疗效。支持和对症治疗是本病的主要疗法,保证营养供给,改善全身情况。可配合理疗、针灸、按摩等。对晚期有延髓麻痹的病人可予鼻饲饮食,预防吸入性肺炎。呼吸肌无力者可气管切开,人工辅助呼吸。一般起病年龄轻、有延髓麻痹、肌束颤动严重者,预后差。

【附】遗传性运动神经元病

据国外文献统计,在所有肌萎缩侧索硬化中,约有 5% ~ 10% 有遗传性,称为家族性肌萎缩侧索硬化(familial amyotrophic lateral sclerosis,FALS)。FALS 的遗传方式多数属常染色体显性,可有外显不全现象,少数属常隐。

新近发现部分常显遗传的 FALS 与铜/锌超氧化物歧化酶(Cu/Zn SOD)的位点发生突变有关。典型病例呈现上、下运动神经元损害并存的现象。部分 FALS 病例伴发痴呆或/及锥体外系病征,还可伴发共济失调、周围神经病变,部分患者尚有感觉障碍,关节痛及神经根痛可早于运动障碍出现。

教学病例

患者男性,56 岁,干部。渐进性双上肢无力 2 年。患者于 2 年前无明显诱因感左手无力,不能持物,逐渐加重至左手不能抬起,右手不能提物。与此同时,手指、前臂及肩胛区肌肉萎缩,有时感肉跳。近半年,双上肢不能上举,咳嗽无力,不能独自起床。近半月感左下肢无力。

体检:神志清晰,智能完好。脑神经无异常。双手大小鱼际、骨间肌、前臂、上臂及肩胛带肌肉明显萎缩,且可见肌束震颤。四肢肌张力减弱;左上肢肌力远端 3 级,近端 2 级;右上肢肌力远端 4 级,近端 3 级;左下肢肌力 4^+ 级。四肢腱反射减弱,病理反射未引出。无感觉障碍。

神经电生理示:广泛神经源性损害。

肌活检:神经源性肌萎缩。

诊断:运动神经元病(进行性脊肌萎缩)

诊断依据:① 老年男性,渐进性起病;② 主诉双上肢无力逐渐加重伴肉跳 2 年;③ 查体见双上肢远近端肌萎缩,偶见肌束震颤,肌力 2 ~ 4 级,四肢肌张力减低、腱反射减弱,病理反射阴性,无感觉障碍;④ EMG 示广泛神经元性损害;肌活检示神经源性肌萎缩。

治疗:① 目前尚无有效的病因治疗;② 支持、对症治疗,预防肺炎等并发症。

复习思考题

运动神经元病的诊断与鉴别诊断?

(陈惠玲)

第十三章　神经系统变性疾病

第一节　老年性痴呆

老年性痴呆是临床最常见的以痴呆为主要表现的一种疾病，临床特征为持续进行性智能衰退而无缓解。过去很长一段时间 65 岁前起病者被称为阿尔茨海默病(Alzheimer disease, AD)，65 岁以后发病称作老年性痴呆(senile dementia)。后来临床、病理、超微结构、生化研究结果均揭示两者实为同一疾病。该病流行情况各家报道不一，国内 60 岁以上人群中患病率为 0.38%～2.15%，患病率随年龄增大而增高。

一、病因

老年性痴呆的病因迄今未明，被提及的病因包括：遗传、慢病毒感染、免疫功能障碍、铝中毒、胆碱能神经功能缺损、细胞骨架异常及环境因素等。头部外伤、受教育水平低下、一级亲属患有唐氏(Down)综合征均能增加患老年性痴呆的危险性。

单卵双胎患老年性痴呆的一致率(concordance)高于二卵双胎者，提示遗传因素在某些老年性痴呆发病中起重要作用。使用限制性片段长度多态技术已发现某些早发家族性老年性痴呆与 21 或 14 号染色体相连锁，而与 19 号染色体相连锁的多点突变已在晚发家族性老年性痴呆患者中见到。

生化研究发现老年性痴呆病人脑内乙酰胆碱、去甲肾上腺素、5-羟色胺、γ-氨基丁酸等神经递质含量下降，尤其以乙酰胆碱和胆碱乙酰转移酶减少最为重要。

二、病理

以脑皮层萎缩为特征，脑回变窄，脑沟变宽，脑室系统对称性扩大，尤以额叶和颞叶为著。显微镜检可见脑皮层神经元脱失，胶质细胞增生，有时见皮层下白质继发性脱髓鞘。最具特征的病理变化是：① 老年斑(senile plague)，主要见于大脑皮质和海马，其数量与智能损害的程度成正比；嗜银染色可发现典型的斑块有一细胞外淀粉样物质的核心，周围环绕肿胀的神经轴突末端；淀粉样物质的主要蛋白是β-A4 肽，来源于淀粉样蛋白前体(APP)；② 神经元纤维缠结(neurofibrillary tangle, NFT)，分布同老年斑；嗜银染色显示病变神经元胞浆内粗而弯曲的嗜银纤维形成团或三角形，电镜下发现变性的纤维由成对的螺旋形细丝组成；③ 海马锥体细胞颗粒空泡样变性，HE 染色可发现胞浆内含少数小空泡，空泡中心含深染颗粒；④ 淀粉样血管变性，刚果红染色示脑血管壁的中层呈无结构均质红染。

三、临床表现

常于 50～60 岁发病，女性病人多于男性。多数为散发病例，也有呈家族性发病者。本病起病隐袭,表现为持续进行性智能衰退而无缓解。根据疾病演变,可将其病程粗略分为早、中、晚三期。

首发症状几乎都为记忆障碍,尤其是近记忆障碍。计算、判断、推理等能力也均减退,思维迟缓。常表现为"说完就忘"或"听完就忘",做事"丢三拉四",在家找不到常用的物品,购物时不会算账或常算错账。病人因找词困难而致言谈空洞,因视空间障碍而出现不能准确判断物品的位置,在熟悉的环境中迷路。有的病人还有人格和行为改变,变得固执、自私,不讲卫生,常常捡拾破烂视为珍宝。焦虑、抑郁、幻觉、妄想等精神症状也常见于疾病早期。处于此期的病人虽能做熟悉的工作,但已显能力不足。

中期病人远近记忆损害更加明显,并会出现失语、失用、失认及其他认知功能障碍。病人自发语言更加空洞,社交困难,甚至不认识自己的房间,不认识自己的家人。由情感淡漠变为不安,常频繁走动。日常生活不能料理。

疾病终末期表现大多类似。病人智能活动全面衰退,变得温顺,对外界刺激无反应,并逐渐出现肢体无力和蜷曲,大小便失禁。有些病人疾病后期还可见到肌阵挛和痫性抽搐。最后病人多死于继发性感染。病程一般 4～10 年。

四、实验室检查

目前还未找到肯定、有效的生物学诊断指标。头颅 CT 或 MRI 扫描可发现侧脑室扩大,脑沟增宽,尤以颞叶和额叶明显,脑萎缩征象随疾病发展而加重。脑电图检查可见 α 节律变慢,弥漫性慢波。由于神经元功能丧失和氧需求减少,SPECT 和 PET 检查可显示脑血流量减少,额、颞叶呈低代谢。神经心理检查对明确病人认知活动损害程度非常有用。

五、诊断及鉴别诊断

确诊需靠组织病理学检查。通过了解病史、查体、神经心理测验和神经影像学检查,该病诊断的准确率也相当高。临床诊断依据为:不少于两方面认知功能缺损;进行性加重的记忆和其他认知功能障碍;认知障碍损害了社会活动能力,社会活动能力比原有水平大大降低;排除其他脑部或系统性疾病所致的痴呆;发病年龄 40～90 岁;病人无意识障碍。主要需与以下疾病鉴别:

1. 皮克(Pick)病　是一种少见的脑变性疾病,几乎都发生在老年前期,女性多见。临床表现酷似老年性痴呆,但脑萎缩以额叶和颞叶最明显,呈特征性"刀切"样外观。显微镜检见某些神经元内含嗜银包涵体,称作"皮克小体"(Pick body)。

2. 血管性痴呆　为脑部血管病变所致,包括多发性脑梗死性痴呆、腔隙状态、皮质下白质脑病等。有卒中史,起病缓急不一,病情呈阶梯式进展,常伴局灶性神经功能损害的表现,头颅影像学检查可发现脑内病灶。

3. 其他原因引起的痴呆　如感染、中毒、代谢、外伤等,痴呆发生前都有相关病史,临床不难鉴别。

六、治疗

该病目前缺乏根本有效的治疗,主要是对症治疗、支持治疗和良好的护理。可使用改善脑代谢和脑循环类药物,如脑复康、辅酶 Q_{10}、ATP、维生素、银杏叶制剂等。针对记忆障碍可使用胆碱酯酶抑制剂,如毒扁豆碱、哈伯因、安理申等。对有抑郁、焦虑、幻觉、妄想以及各种行为障碍的病人可适当使用抗精神病药物,如多虑平、泰必利、利培酮等。以上对症治疗的疗效有限或短暂,重要的是做好病人的心理和生活护理,提高其生活质量,防范意外和并发症发生。

教学病例

患者女性,55岁,退休工人。2年前渐起出现记忆力减退,刚说完的话就忘,做事丢三拉四,外出经常找不到回家的路。怀疑别人偷她的东西,把自己的物品藏起来。词汇量减少,言语表达困难。近半年已不认识家人,不会写自己的名字,个人生活需别人帮助料理。

体检:神志清楚,人物、时间、地点定向部分障碍,远近记忆均明显减退,理解、判断、常识、计算均差,不能回答"100-7=?"、"国家主席是谁?"、"国庆节是几月几日?"等问题,情感淡漠,思维贫乏。神经系统检查无明显阳性体征。

实验室检查:头颅CT提示脑萎缩。

诊断:老年性痴呆

诊断依据:①病人55岁,隐匿起病;②主要表现进行性加重的记忆障碍和智能减退,查体无局灶性体征;③头颅CT示脑萎缩。

治疗:① 口服安理申5 mg/d,利培酮1 mg/d;② 静滴脑复康6 g/d,胞二磷胆碱500 mg/d;③ 加强生活护理。

第二节　遗传性共济失调

遗传性共济失调(hereditary ataxia)是一大类以慢性进行性共济失调为主要临床表现的变性疾病。除主要累及脊髓、小脑和脑干外,还会侵犯脊神经、脑神经、基底节、丘脑、大脑皮质和植物神经。发病年龄自婴儿期至中年以后,儿童期起病的遗传性共济失调主要为常染色体隐性遗传,成人期起病者多数是常染色体显性遗传。由于目前对遗传性共济失调病变原因了解有限,本病存在遗传异质性,且不同基因缺陷引起的临床表现和病理特征有重叠,使得本组疾病分类困难,至今尚无统一的标准。

一、Friedreich型共济失调

1861年Friedreich首先报道,亦称少年型或脊髓型共济失调,是遗传性共济失调中最常见类型之一。北美和欧洲流行病学调查结果每10万人中有1~2人患此病。

(一) 病因

为常染色体隐性遗传疾病。最近,基因X25被认为与Friedreich型共济失调有关。该基因定位在第9号染色体长臂上,编码线粒体内一种由210个氨基酸组成的蛋白质(frataxin)。目前对frataxin的生理功能还不了解。

(二) 病理

病变脊髓萎缩,较正常人细。病理改变主要是薄束、楔束、脊髓小脑束、皮质脊髓束内髓鞘脱失和胶质细胞增生,后角神经细胞和克拉克柱细胞消失。延髓和桥脑神经核、视束、小脑皮层也会轻度受累。多数病例有心肌纤维弥漫变性和结缔组织增生。

（三）临床表现

通常于5~18岁发病，少数可迟至30岁。临床特征主要是共济失调，深感觉丧失，反射消失，构音障碍，无力及脊柱侧弯。

双下肢共济失调是最常见也是最早出现的症状。患儿往往学会走路较迟，行走不稳，步态蹒跚，不如其他儿童行动敏捷。数年后病变发展至躯干和上肢，双上肢动作笨拙、失控，并可出现言语不清或爆发性言语。肌无力常见，晚期出现肌肉萎缩，偶见括约肌功能障碍。

脊髓后索受损症状几乎见于所有病人。振动觉缺失是早期体征，位置觉缺失一般先见于下肢，后见于上肢。腱反射消失也呈现从下肢发展至上肢的规律。几乎所有病人病理反射阳性。约有25%的病人出现眼球震颤、视神经萎缩。

骨骼异常多见于Friedreich型共济失调。75%以上的病人出现脊柱侧弯或后凸，50%以上的病人伴有弓形足和马蹄内翻畸形。心脏疾患也见于75%以上的病人，如心室肥大、心律失常等。

（四）实验室检查

心电图常见ST段改变和T波倒置，其他类型共济失调无此改变。CT或MRI检查可发现，头颅大多正常，有时小脑轻度萎缩，脊髓萎缩变细。脊柱X线片可见畸形。脑脊液检查正常。

（五）诊断及鉴别诊断

儿童或青少年起病，缓慢出现以脊髓后索、侧索、小脑损害为主的症状和体征，伴有骨骼系统畸形和心脏器质性病变，影像学检查见脊髓、小脑萎缩，诊断可基本确立。主要应与下列疾病鉴别：

1. 脊髓亚急性联合变性　中年以后发病，除主要表现脊髓后索和侧索受损症状外，可伴发周围性感觉障碍、恶性贫血，血清中维生素B_{12}含量降低。大剂量维生素B_{12}治疗可获满意疗效。

2. 遗传性运动感觉性神经病Ⅰ型　临床表现可类似Friedreich型共济失调，但该病不会出现构音障碍和心肌病，电生理检查可发现运动神经传导速度明显减慢，以此可鉴别。

（六）治疗

本病无特效治疗。毒扁豆碱、胞二磷胆碱、维生素类对某些病人有一定近期疗效。脊柱侧弯和足部畸形病人可行手术矫正。心肌疾病很少需要治疗，如有必要可选用心得安、异搏定、地高辛等。

教学病例

患者男性，12岁，学生。5年前渐起行走不稳，左右摇摆，以后上述症状逐渐加重，并出现双手动作笨拙，扣纽扣、吃饭等动作困难。2年前出现说话不流利，呈爆发音。

体检：言语不清，呈爆发音。四肢肌力正常，肌张力低，腱反射（±），病理征（+），振动觉、位置觉消失，指鼻试验、跟膝胫试验（+），快复动作笨拙，Romberg征（+），水平眼球震颤，阔基底步态，脊柱左侧弯。

实验室检查：心电图示T波倒置。头颅CT正常。颅颈关系平片正常。

诊断：Friedreich型共济失调

诊断依据：① 青少年起病，缓慢进展加重；② 临床以共济失调、深感觉丧失为主要表现；③ 伴脊柱侧弯，心电图T波异常。

治疗：① 口服维生素；② 静滴胞二磷胆碱 500 mg/d。

第三节　遗传性痉挛性截瘫

1876 年首先由 Strümpell 报道，有常染色体显性、隐性和 X 连锁隐性 3 种遗传方式，是遗传性共济失调中较常见的一种类型。

一、病理

主要是脊髓双侧锥体束神经纤维变性和脱髓鞘，以胸段最明显。基底节、小脑、脊髓小脑束、克拉克柱细胞、前角细胞、Betz 细胞、视神经均可有轻度改变。

二、临床表现

多数病例在儿童或青少年期起病，少数迟至中年发病，男性病人比女性病人略多。临床主要表现为缓慢进展的双下肢中枢性瘫痪。根据神经系统损害范围不同，可分为单纯型和复杂型。

单纯型亦称 Strümpell 型，起病隐袭，逐渐出现双下肢无力，僵硬，行走不稳，步态蹒跚，重者呈剪刀步态。查体可发现双下肢伸肌张力高，腱反射亢进，病理征阳性。病情进展可出现双上肢轻度锥体束征，四肢轻度共济失调，并可出现言语障碍、吞咽困难等。部分病人伴有弓形足。

复杂型除具有单纯型的临床表现外，还可合并如眼球震颤、视神经萎缩、视网膜色素变性、锥体外系征、肌萎缩、癫痫、智力减退等症状。

三、实验室检查

脑脊液检查一般正常，少数蛋白轻度增高。头颅 CT 或 MRI 检查一般无异常。

四、诊断及鉴别诊断

依据儿童或青少年期起病，常有家族史，缓慢进展的双侧锥体束损害症状，可伴有轻度共济失调、锥体外系征等，一般可明确诊断。需与以下疾病鉴别：

1. 脑性瘫痪　主要是先天因素所致的一组非进行性中枢性运动障碍。婴幼儿起病，无家族史，病程基本静止，常随年龄增长而有一定好转。

2. 运动神经元病　多在中年以后发病，无家族史，下运动神经元受损的症状一般较明显，无癫痫、智力减退等症状。

五、治疗

可对症使用改善肌张力的药物，如安定、脊舒、妙纳等，也可选用毒扁豆碱、胞二磷胆碱、维生素类。康复治疗对病人有一定帮助。

教学病例

患者男性,16 岁,学生。3 年前出现双下肢僵硬,行走不稳,逐渐加重,行走呈"剪刀样"步态。无肌肉萎缩、疼痛。足月顺产,自幼智能差。

体检:脑神经无明显异常,四肢肌力 4 级,肌张力折刀样增高,双上肢腱反射(卌),双下肢腱反射(卌),双侧膝、踝阵挛(+),病理征(+),剪刀样步态,指鼻试验(±),智能差(IQ 为 57),弓形足。

实验室检查:肌电图提示双下肢神经源性损害。头颅 CT 正常。脑电图检查正常。脑脊液检查正常。

诊断:遗传性痉挛性截瘫

诊断依据:① 青少年起病,渐进加重;② 临床以锥体束损害为主要表现,伴有弓形足和智能减退;③ 头颅 CT、脑电图、脑脊液均正常。

治疗:① 口服脊舒 30 mg/d;② 静滴胞二磷胆碱 500 mg/d;③ 运动康复治疗。

第四节　遗传性痉挛性共济失调

又称遗传性小脑性共济失调或 Marie 型共济失调,遗传方式为常染色体显性遗传,国内以此型最为常见。

一、病理

病理变化主要为小脑皮质和白质对称性萎缩,蒲肯野细胞消失,轴索变性,髓鞘脱失。脊髓小脑束、锥体束、桥脑、延髓、橄榄体和视神经等亦可受累。

二、临床表现

多在 20～55 岁发病。常以共济失调步态为首发症状,渐出现行走不稳,易跌倒,双上肢动作笨拙,言语不清或爆发性言语。查体可发现意向性震颤,下肢肌张力增高,腱反射亢进或减退,病理征阳性。还可有动眼神经麻痹、吞咽困难、眼球震颤、视神经萎缩等。无骨骼畸形和心脏异常。本病呈进行性发展,子代发病常比父代早且病情重。

三、实验室检查

头颅 CT 或 MRI 检查可见小脑及脑干萎缩。听觉、视觉、体感诱发电位均可有异常。脑脊液一般正常。

四、诊断及鉴别诊断

诊断依据包括发病年龄相对较晚、进行性加重的共济失调,阳性家族史,以及影像学检查示小脑和脑干萎缩,脑脊液正常。除需与其他类型遗传性共济失调鉴别外,还应排除以下疾病:

1. 颅颈交界处畸形　除有共济失调表现外,常有后组脑神经受损症状,肢体节段性或传导束型感觉障碍，颈部活动受限。颅颈关系 X 线摄片和 MRI 检查能明确诊断。

2. 亚急性小脑变性　肿瘤引起的小脑皮质弥漫性变性，主要伴发于小细胞肺癌、妇科肿瘤和淋巴瘤。亚急性起病，临床表现共济失调、构音障碍、眩晕和复视，眼球震颤少见。部分病例脑脊液蛋白含量升高，淋巴细胞数增多。

五、治疗

缺乏根本有效手段。可使用毒扁豆碱 1 mg，每日 1 次；渐增量至 1 mg，每日 3 次；或 2 mg，每日 3 次，连用半年至 1 年。胞二磷胆碱 500～1 000 mg 静脉滴注，每日 1 次，10 天为一疗程，连用 2～3 疗程。另外，可试用脑复康、肌苷、辅酶 A、ATP、脑血管扩张剂等。

教学病例

患者男性，44 岁，工人。5 年前渐出现行走不稳，开始是上楼梯时不稳，1 年后发展至走平路亦左右摇摆，穿衣、吃饭等动作笨拙。近 2 年又出现言语不清，饮水呛咳。无大量饮酒史。病人父亲、伯伯、叔叔均有类似疾病史。

体检：口齿不清，四肢肌力基本正常，双下肢肌张力增高，四肢腱反射(卄)，病理征(＋)，指鼻试验、跟膝胫试验(＋)，快复动作笨拙，水平眼球震颤，酒醉步态，智能正常。

实验室检查：头颅 MRI 提示小脑萎缩。

诊断：遗传性痉挛性共济失调

诊断依据：① 中年起病，渐进加重；② 临床以小脑损害为主要表现；③ 阳性家族史；④ 头颅 MRI 示小脑萎缩。

治疗：胞二磷胆碱 500 mg/d，脑复康 6 g/d 静滴。

第五节　橄榄桥脑小脑萎缩

橄榄桥脑小脑萎缩(OPCA)分为遗传型和散发型两类，遗传型中以 Menzel 型为代表，遗传方式大多数是常染色体显性遗传，少数是隐性遗传。散发型中以 Dejerine－Thomas 型为代表。

一、病理

主要是小脑半球、桥脑基底核、下橄榄核萎缩，呈神经细胞脱失、胶质细胞增生和神经纤维脱髓鞘改变。小脑中蒲肯野细胞丧失，颗粒层变薄，小脑中脚和齿状核变性。还可累及脊髓后索、橄榄脊髓束、皮质脊髓束、脊髓小脑束、前角细胞、基底节和大脑皮质。

二、临床表现

多在壮年或中年起病，男性病人比女性病人稍多。病初表现为行走不稳，易跌倒。以后逐渐出现双上肢随意动作不灵活，言语含糊不清。还可出现锥体束征、锥体外系征、肌萎缩、吞咽困难、眼球活动障碍、视网膜色素变性、视神经萎缩等。部分病人疾病晚期可有智能减退和排尿障碍。

散发型病例一般发病年龄较晚，病程进展更快，较少出现眼肌麻痹、肌萎缩、视网膜色素变性、视神经萎缩，有些病例会出现植物神经功能障碍。近年来，将散发型 OPCA 归属于多系统萎缩（MSA）的范畴已为大多数人所接受。

三、实验室检查

CT 或 MRI 检查见小脑、桥脑、橄榄体萎缩，尤以 MRI 检查更能帮助诊断。

四、诊断及鉴别诊断

成年后起病，临床表现为进行性加重的肢体共济失调，构音障碍，结合头颅影像学检查结果，基本能明确诊断。需与其他发病年龄较晚的遗传性共济失调、颅颈交界处畸形及亚急性小脑变性鉴别。

五、治疗

参照遗传性痉挛性共济失调治疗。

教学病例

患者男性，55 岁，工人。1 年前出现行走不稳，易摔倒，后又出现持物不稳。近 3 月上述症状加重，并有言语不清，小便淋漓不尽，性功能障碍。

体检：双眼底正常，轻度水平复视，口齿不清，咽反射稍迟钝，四肢肌力正常，双下肢腱反射（++），病理征（±）。指鼻试验、跟膝胫试验（+），快复动作笨拙。智能减退（IQ = 69）。

实验室检查：头颅 MRI 提示桥脑、小脑、橄榄体萎缩。

诊断：橄榄桥脑小脑萎缩

诊断依据：① 缓慢起病，渐进加重；② 临床以肢体共济失调和构音障碍为主要表现；③ 头颅 MRI 示桥脑、小脑、橄榄体萎缩。

治疗：胞二磷胆碱 500 mg/d，脑复康 6 g/d 静滴。

复习思考题

1. 老年性痴呆特征性病理变化有哪些？
2. 遗传性痉挛性共济失调的主要临床表现有哪些？

（陈道文）

下篇　精神病学

第十四章　精神病学绪论

第一节　精神病学的概念

一、精神与心理

人的心理现象又称精神现象,它与其他高等动物的心理现象有着本质的差别。因为人的心理现象具有社会性,它不单表现在行为中,而且以语言和劳动产品的形式表现出来。心理现象是脑的机能,是客观现实的反映。在心理学家看来,人类心理的本质是具有健康脑组织的人对客观世界的能动性反映,也是人在自己的实践活动中对客观世界的主观反映。因此,精神活动是人脑的正常机能,异常精神活动是人脑机能障碍的表现;而精神活动的内容是客观现实的反映,异常精神活动的内容是客观现实的歪曲反映。

二、精神疾病与精神病

精神疾病(mental illness)是指在各种生物学、心理学以及社会环境因素影响下,大脑功能失调,导致认知、情感、意志和行为等精神活动出现不同程度障碍为临床表现的疾病。精神病(psychosis)是指严重的精神障碍,又称重性精神病,过去用来与精神障碍的另一大类轻性精神障碍(神经症)相区别,现在已较少使用这一术语。

三、精神病学与精神卫生

精神病学(psychiatry)是临床医学的一个分支,它是以研究各种精神疾病的病因、发病机制、临床特点、疾病的发展规律、以及治疗和预防为目的的一门科学。由于精神疾病本身的特点和复杂性,精神病学又往往涉及很多其他方面的问题,如社会文化、司法、儿童、老年等等。随着科学的发展和社会的需要,人们对健康的含义有了许多新的认识,精神病学的研究范畴也日益扩大。20 世纪 70 年代以来,世界卫生组织提出:“健康不仅是指没有疾病,而应包括躯体、心理和社会适应处于完好状态”。精神卫生(mental health)这一术语从此在国际和国内广泛应用。广义的精神卫生的含义较精神病学更广,即不仅研究各种精神疾病的发生发展规律,而且要探讨保障和促进人群心理健康,以减少和预防各种心理或行为问题的发生。

第二节　精神病学发展概况

一、国外精神病学发展概况

公元前5~4世纪,古希腊罗马时代,希波克拉底(Hippocrates)被认为是科学的医学奠基人,也被称为精神病学之父。他认为脑是思维活动的器官,提出精神病的体液病理学说。他认为人体内存在4种基本体液,即血、粘液、黄胆汁和黑胆汁。4种体液如果正常地混合起来则健康,如果其中一种过多或过少,或者它们之间的相互关系失常,人就生病。他认为抑郁症是由于黑胆汁过多,进入脑内破坏它的活动的缘故。这一时期对精神疾病进行了初步分类,并对某些精神疾病的原因有了初步设想。到了中世纪(公元476年~17世纪),由于医学被神学和宗教所掌握,精神病人被视为魔鬼附体,采用拷问、烙烧、坑害等苦刑来处罚,使精神病人处于十分悲惨的境地,精神病学不但没有发展反而后退。18世纪法国大革命的胜利对精神病学产生了很大影响,对西欧的精神病学来说是一个转折点。从这一时期开始,精神病被看作是一种需要治疗的疾病,精神病人被看作是社会的成员。比奈尔(Pinel)是第一个担任"疯人院"院长的人,他去掉了精神病人身上的铁链和枷锁,把他们从不见天日终身囚禁的监狱生活中解放出来,把疯人院变成了医院,进行了有历史意义的革命,为后来的精神病学的发展奠定了基础。到19世纪中叶,随着自然科学的发展以及临床资料的积累,终于得出精神病是由于脑病变所致的结论。精神病学从此进入现代科学精神病学的发展阶段,其代表人物是德国精神病学家克雷丕林(Kraepelin)。他以临床观察为基础,以病因学为根据,提出了临床分类学原则。他认为精神病是一个有客观规律的生物学过程,可以分为数类,每一类都有自己的病因,特征性躯体和精神症状,典型的病程经过和病理解剖可见,以及与疾病本质相关的转归和结局。他的思想推动了精神病学理论的发展,为精神疾病分类学打下了基础,并使精神病学的理论从症候群的基础上进入自然疾病单元的研究。克雷丕林被认为是现代精神病学医学模式的奠基人。20世纪以来,许多精神病学家从神经解剖、神经生理和心理学等不同角度,对精神疾病的病因、发病机理、诊断和治疗进行了大量的研究和探讨,并相继形成了学术观点不同的学派,如生物学派、心理动力学派、行为学派及社会学派等等。当代医学家提出了生物-心理-社会医学模式,认为应该从生物学、心理学和社会学三个方面,而不能仅仅从生物学一个方面来研究人类的健康和疾病,以及社会的医疗保健措施,包括精神疾病和精神卫生问题。

二、我国近代精神病学发展概况

我国精神病学发展较迟。解放前全国精神病医疗机构不到10所,床位不足1千张。中华人民共和国成立后,我国精神病学进入了一个新的历史时期。1958年精神病医疗机构增加到70所,床位1万1千余张。1978年各种类型精神病医疗机构已达270所,这些机构包括综合医院的精神科病房、精神病院、精神病疗养院、精神病收容所等。与解放前比较,不仅医疗机构和床位数目大量增加,尤为重要的是医疗设备和技术水平有显著提高。新中国成立以后,国内一些重点医学院校迅即建立了精神病学教研组,在教学计划中把精神病学列为临床必修课。1951年出版的粟宗华著《精神病学概论》是解放后第一部精神病学著作。随后1960年有南京神经精神病防治院编的《精神病学》出版。1961年四川医学院编的《精神病学》为我国正式出版的第一部高等医学院校精神病学教材。我国精神病学的科学研究基础比较薄弱，80年代以前科研工作主要是对常见的精神疾病进行临床观察和总结，积累本国资料；80年代以后逐步开展基础理论研究，尤其是生物精神病学研究工作在深度和广度上均有较迅速的发展。在临床精神药理研究方面，广泛地开展了血药浓度的测定和药代动力学研究；在神经生化方面，研究内容从与神经递质有关酶的代谢提高到受体水平，研究范围扩大到神经内分泌、肽类、免疫功能、微量元素以及氧自由基的测定；研究病种也不断扩大，分子遗传学研究也有了可喜的开端。1982年第一次在全国范围内，用统一的国际通用筛选工具和诊断标准，进行了12个地区精神疾病流行病学协作调查，取得国内精神疾病流行病学较全面的资料。与此同时，精神病学学科的建设，除传统的临床精神病学、生物精神病学的研究工作发展较快外，社会精神病学、司法精神病学、跨文化精神病学、应激与健康等学科也得到较快的发展。为适应我国当今社会、经济和医学卫生事业发展的需要，精神病学专业研究的范围已从精神疾病扩大到各种心理卫生及行为问题和保障人群心理健康。

第三节　精神病学与其他学科的关系

一、精神病学与其他临床学科

人的机体是一个整体。中枢神经系统，特别是它的高级部位大脑，在协调、筛选和整合来自机体内外环境的各种刺激中起着主导作用。大脑活动和机体其他系统活动是不可分割的，并受机体内外环境因素的制约。因此，精神病学与临床其他学科的关系是十分密切的。各种躯体疾病，如内脏器官、内分泌、结缔组织、营养代谢等疾病均可导致脑功能的变化而引起精神症状，即所谓的躯体疾病所致精神障碍。而长期持久的心理社会应激、强烈的情绪体验，使机体某些功能出现持续性紊乱，甚至出现组织结构上的异常改变，或削弱机体的抵抗力，导致各种心理生理障碍、甚至心理生理疾病（心身疾病），如神经性皮炎、支气管哮喘、冠心病、高血压、消化性溃疡等均属于心身疾病。另外，精神疾病往往可以出现各种各样躯体症状，如惊恐发作的病人常因心慌气短而首先在内科就诊，抑郁症病人可因闭经、消化道症状或躯体不适而去内科、妇产科求治。精神科与神经科的关系更为密切。中枢神经系统病变时，临床上可以表现为低级神经活动障碍，如感觉、运动功能障碍，也可表现为高级神经活动障碍，如幻觉、妄想等。一般来讲，前者属于神经科诊治范畴，后者属于精神科诊治范畴。但两者可以在同一种疾病的不同阶段或同时出现，如病毒性脑炎、癫痫、脑外伤、老年性痴呆等等，既可以有低级神经活动障碍，又可出现高级神经活动障碍，临床处理时常常需要神经、精神两个科的共同诊治。因此，一个精神科医生必须掌握临床其他各科知识，才能对精神和躯体的疾病有一个整体的全面的了解，从而作出正确的诊断和治疗。

二、精神病学与基础医学

精神病学是临床医学的一个分支，它的发展有赖于基础医学，尤其是神经科学的发展。神经科学是神经解剖、神经生理、神经生化、神经药理和神经心理组成的一门综合性学科，这一系列学科的进展以及近10年来分子生物学的迅速发展，促进了精神疾病的病因及发病机理的研究，提高了精神科临床诊断和治疗水平，也推动了精神疾病预防工作的进展。例如，近几十年来神经生化的研究探讨了中枢多巴胺、去甲肾上腺素、5－羟色胺和γ－氨基丁酸与精神分裂症、情感性精神障碍以及神经症的关系，从而加深了对精神疾病生物学基础的理解。精神药理的研究不但促进了对精神疾病发病机理的探索，还为精神疾病的治疗提供了更好的药物，使精神疾病的治疗水平有了较大的提高。

三、精神病学与心理学

精神病学与心理学的关系，早已为人们所重视。由于精神疾病表现为精神活动的障碍，要认识这些异常的精神现象，必须知道有关正常精神现象的科学知识，普通心理学便是研究正常心理现象的科学。这方面的知识、概念和术语有助于对精神疾病的精神症状和临床诊断的分析和判断，因此普通心理学是精神科医师必须掌握的基础知识。临床心理学的研究探讨了心理因素特别是情绪因素在疾病发生中的作用，提高了对神经症、某些心因性和器质性精神病的认识。临床心理学的各种心理测验，通过对病人进行检查，可为临床诊断提供辅助依据。临床心理学中心理治疗方法和技术，适用于许多精神疾病的治疗，大大提高了单纯药物治疗的效果，从而对精神疾病的治疗与预防起了积极的推动作用。由此可见，在精神疾病的检查、诊断、治疗和预防工作中，具备心理学知识是十分必要的。

四、精神病学与社会科学

人类的思想和方法、风俗习惯、行为举止，以及人际交往等，都具有一定的社会根源，并和特定的文化背景相关联，这些因素均可影响到精神疾病的发生、发展和转归。因此，了解有关社会学和人类学的知识，有助于理解和认识这些因素在精神疾病的发生、发展和转归中所起的作用，有助于从生物－心理－社会医学模式研究和探讨精神疾病的发生原因及治疗和预防干预措施，对理论研究和临床实践有着十分深远的意义。

第四节　精神疾病的分类

一、国外精神疾病分类

在西方国家，希波克拉底(约公元前460～377)被认为是把精神疾病的概念引进医学的第一个人，他对各种疾病(包括精神疾病)都有所描述，但对精神疾病并未提出系统的分类。一直到18世纪，法国精神病学家比奈尔将精神病收容所的病人分为4类，即躁狂症、忧郁症、呆症和白痴。20世纪初，德国现代精神病学奠基人克雷丕林根据疾病的不同症状、病程和转归，将精神疾病划分为早发性痴呆(精神分裂症)、躁狂抑郁症、妄想狂等疾病单元，为精神疾病的科学分类作出了伟大贡献。到20世纪30年代，精神疾病分类已经达到10余种。1948年国际疾病分类手册第6版中，首次列入精神疾病分类一章，列出了20余种精神疾病。1978年国际疾病分类手册第9版中，对每种精神疾病有了描述性定义，以利于各国诊断概念的逐步统一。与此同时，1980年美国的精神障碍诊断统计手册第3版中，首创对每种精神疾病制定了诊断标准,成为精神病学发展史上一个重要的里程碑。1992年国际疾病分类手册第10版中也有了类似的诊断指标。

二、我国精神疾病分类

我国古典医籍《内经》一书中,对精神疾病就有癫、狂、痫之分类。但一直到1958年之前,没有官方的或权威的精神疾病分类。1958年在南京召开的全国精神病防治工作第一届会议上,提出了一个分类方案,将我国精神疾病分为14类。1978年在南京召开第二届全国神经精神科学术会议上,对1958年的方案进行了修订,并于1981年提出了一个中华医学会精神病分类方案,将精神疾病分为13类。1987年中华神经精神科学会成立了中国精神疾病分类方案与诊断标准制定工作委员会,考虑近20年来诊断学名称与分类学的进展,参照国际分类方案,结合我国国情,在尽量保持我国原有疾病诊断名称与分类系统不作大的变动的原则下,拟定了我国新的精神疾病分类方案与诊断标准,于1989年制定了中国精神疾病分类方案与诊断标准第二版,这个分类方案将精神疾病重新合并为10大类。1994年制定了中国精神疾病分类方案与诊断标准第二版修订本。目前国内使用的是2001年制定的中国精神障碍分类与诊断标准(第三版)(CCMD-3)。

中国精神障碍分类与诊断标准(第3版)

0 器质性精神障碍
- 00 阿尔茨海默(Alzheimer)病
- 01 脑血管病所致精神障碍
- 02 其他脑部疾病所致精神障碍
  - 02.1 脑变性病所致精神障碍
  - 02.2 颅内感染所致精神障碍
  - 02.3 脱髓鞘脑病所致精神障碍
  - 02.4 脑外伤所致精神障碍
  - 02.5 脑瘤所致精神障碍
  - 02.6 癫痫所致精神障碍
- 03 躯体疾病所致精神障碍
  - 03.1 躯体感染所致精神障碍
  - 03.2 内脏器官疾病所致精神障碍
  - 03.3 内分泌疾病所致精神障碍
  - 03.4 营养代谢疾病所致精神障碍
  - 03.5 结缔组织疾病所致精神障碍
  - 03.6 染色体异常所致精神障碍
  - 03.7 物理因素所致精神障碍

1 精神活性物质所致精神障碍或非成瘾物质所致精神障碍
- 10 精神活性物质所致精神障碍
  - 10.1 酒精所致精神障碍
  - 10.2 阿片类物质所致精神障碍

10.3 大麻类物质所致精神障碍
10.4 镇静催眠药或抗焦虑药所致精神障碍
10.5 兴奋剂所致精神障碍
10.6 致幻剂所致精神障碍
10.7 烟草所致精神障碍
10.8 挥发性溶剂所致精神障碍
11 非成瘾物质所致精神障碍
11.1 非成瘾药物所致精神障碍
11.2 一氧化碳所致精神障碍
11.3 有机化合物所致精神障碍
11.4 重金属所致精神障碍
11.5 食物所致精神障碍
2 精神分裂症(分裂症)和其他精神病性障碍
20 精神分裂症(分裂症)
21 偏执性精神障碍
22 急性短暂性精神病
22.1 分裂样精神病
22.2 旅途性精神病
22.3 妄想阵发(急性妄想发作)
23 感应性精神病
24 分裂情感性精神病
3 心境障碍(情感性精神障碍)
30 躁狂发作
31 双相障碍
32 抑郁发作
33 持续性心境障碍
33.1 环性心境障碍
33.2 恶劣心境
4 癔症、应激相关障碍、神经症
40 癔症
40.1 癔症性精神障碍
40.2 癔症性躯体障碍
40.3 混合性癔症躯体－精神障碍
41 应激相关障碍
41.1 急性应激障碍
41.2 创伤后应激障碍
41.3 适应障碍
42 与文化相关的精神障碍
42.1 气功所致精神障碍

42.2　巫术所致精神障碍
42.3　恐缩症
43　神经症
43.1　恐惧症(恐怖症)
43.2　焦虑症
43.3　强迫症
43.4　躯体形式障碍
43.5　神经衰弱
5　心理因素相关生理障碍
50　进食障碍
51　非器质性睡眠障碍
52　非器质性性功能障碍
6　人格障碍、习惯和冲动控制障碍、性心理障碍
60　人格障碍
61　习惯与冲动控制障碍
62　性心理障碍(性变态)
7　精神发育迟滞与童年和少年期心理发育障碍
70　精神发育迟滞
71　言语和语言发育障碍
72　特定学校技能发育障碍
73　特定运动技能发育障碍
74　混合性特定技能发育障碍
75　广泛性发育障碍
8　童年和少年期的多动障碍、品行障碍和情绪障碍
80　多动障碍
81　品行障碍
82　品行与情绪混合障碍
83　特发于童年的情绪障碍
84　儿童社会功能障碍
85　抽动障碍
86　其他童年和少年期行为障碍
9　其他精神障碍和心理卫生情况
90　待分类的精神病性障碍
91　待分类的非精神病性精神障碍
92　其他心理卫生情况
92.1　无精神病
92.2　诈病
92.3　自杀
92.4　自伤

92.5　病理性激情

92.6　病理性半醒状态

（侯钢）

第十五章　精神病症状学

第一节　精神症状

一、感觉和感觉障碍

(一) 感觉

定义:是对外界事物个别属性的反映。外界事物的属性包括颜色、形象、大小等等。

(二) 感觉障碍

1. 感觉过敏　是小刺激引起大的感觉反应,如对风吹的声音感到震耳。

2. 感觉减退　是大刺激引起小的感觉反应,如对强烈的痛觉刺激感觉轻微;严重时不引起任何感觉,即感觉消失。

3. 感觉倒错　是外界刺激引起的感觉与常人相反(倒)或不同(错),如冷刺激引起热感觉(倒),以棉球轻触皮肤引起麻木感(错)。

4. 内感性不适　是体内产生难以表达和不能明确定位的不适感,如感到肠鸣腹胀。

二、知觉和知觉障碍

(一) 定义

1. 知觉　是对某事物各种属性的整体反映。如看到一张画就知道画的是什么,而不会感知成一堆无意义的不同颜色。

2. 错觉　是把一种实际存在的事物感知成另一事物,如将衣架上的大衣看成一个人。

3. 幻想性错觉　是将实际存在的事物通过想象,从而感知为另一事物。如将云彩感知为飞天仙女。幻想性错觉不同于一般错觉。首先,它在错觉当时已意识到原事物是什么,如云彩;其次,错觉内容与当时的幻想关系密切。

4. 幻觉　是对实际不存在的事物感知到它的存在。如无人在场时,病人听到有人骂他。幻觉与错觉的鉴别是前者实际不存在该事物,而后者实际存在该事物。

(二) 幻觉分类

1. 按感官分类　可分为视、听、嗅、味、触、运动性和内脏性幻觉。如凭空看到某个人或整套景物,称为视幻觉;听到讲话声,称为听幻觉;闻到难闻气味,称为嗅幻觉;尝到有奇怪的味道,称为味幻觉;感到皮肤有通电感,称为触幻觉;感到有颠簸感,称为运动性幻觉(无故感到唇舌在动,称为言语运动性幻觉);感到肠子在扭转或断裂,称为内脏性幻觉。内脏性幻觉与内感性不适不同,它能清楚描述其性质和明确定位。

2. 按外形分类　可分为:

(1) 不成形幻觉:即幻觉缺乏具体形态和明确结构,如看见一道亮光(光幻视)或听到嗡嗡声响(声幻听)。

(2) 成形幻觉:即幻觉有具体形态和明确结构,如见到完整的动物。

3. 按性质分类　分为真性和假性幻觉,两者鉴别见表 15-1。假性幻觉与表象相似,但表象可由意志控制,而假性幻觉则不受意志控制。

表 15-1　真假性幻觉的鉴别

区别点	真性幻觉	假性幻觉
位于	客观空间	主观空间
通过感官获得	是	否
幻觉清晰、鲜明、生动	是	否

4. 特殊幻觉

(1) 机能性幻听:幻听与现实刺激同时出现、同时存在和同时消失,并与现实刺激的节律一致;幻听与现实刺激均较单调。如在钟表声中听到"顶牛、顶牛"的声音。

(2) 反射性幻觉:是当某感官受到现实刺激并产生感觉体验时,另一感官出现幻觉,是一感官兴奋扩散到另一感官的结果。如听到关门声(现实刺激),便看到一个人的幻象(幻视)。

(3) 阴性幻觉:不象真性幻觉那样无中生有,而是有而若无,如即使白天走到街上,也觉得周围寂然无声。

(4) 域外幻觉:指在视野之外的视幻觉,如患者不回头,却能看到背后有人。

(5) 自窥幻觉:在自身之外还能看到自身形象,但较模糊。

(6) 入睡前幻觉:睡前闭上眼睛就出现幻象,与睡梦体验相似,此时对周围事物感知困难。

(三) 感知综合障碍

定义:是在感知某现实事物时,作为整体来说是正确的,但对其个别属性(如形象、大小、距离)却感知不正确。

1. 视物变形症　或对外界事物的形象这一属性感知不正确,如看到他父亲的脸变得很长,眼睛很小,鼻子很大;或对外界事物的大小这一属性感知不正确,如看到小猫象老虎一样大,或看大人比小孩还矮小。

2. 空间知觉障碍　是对外界事物的距离这一属性感知不正确,如以为桌子离自己较近,想将杯子放在桌上,其实桌子离自己尚远,因而杯子掉落在地上。

3. 周围环境的感知综合障碍　或对外界事物是否运动这一属性感知不正确,如感到外界事物都是静止或急剧变化着的;或对外界事物的清晰性感知不正确,如感到外界事物象隔了一层东西似的。

4. 对自身躯体的感知综合障碍　对自身躯体的个别属性感知不正确,如感到躯体变得很轻,一阵风就能吹上天去,这是对轻重属性感知不正确;感到自己变得象巨人一样高大,这是对长短属性感知不正确;感到自己的脸形变得非常难看,鼻子和嘴都歪到一边,这是对形态属性感知不正确。

三、思维障碍

（一）思维活动量和速度的障碍

1. 思维奔逸　特点是多、高、快、变。多是思维量多和话多；高是声音高亢；快是脑子反应快，语流快，故自感脑子特别灵；变是随环境变化而改变其话题，称随境转移。

2. 思维迟缓　特点是短、少、低、慢。短是语言短；少是语量少；低是语音低；慢是脑子反应慢，语流慢。故病人自感脑子变笨了，并为此而着急。

3. 思维贫乏　特点是空、乏、无所谓。空是思维空虚；乏是概念贫乏，病人常感到没什么可想的，也没什么可说的；无所谓是对自己这种状态察觉不到，故无所谓。在数量上，表现为病理性简述，即回答问题过于简单；在质量上，表现为对问题只能在表面上产生反应，如问："老虎头上拍苍蝇是什么意思？"答："消灭苍蝇，搞好卫生"。

4. 病理性赘述　特点是粘滞性、固执性和目的性。粘滞性是指对个别细节作不必要的详细描述，从而掩盖主题；固执性是病人不听劝说，非要详细描述不可；目的性是病人的描述最终能达到预定终点。

（二）思维连贯性障碍

1. 思维散漫　指每句话都通顺，但整段谈话或写作则缺乏中心思想，上下文联系松散。

2. 思维破裂　在意识清楚情况下，句与句之间缺乏连贯性。如病人述："你上课，水流哗哗的响，人民都兴高采烈，我的眼睛不好"。

3. 思维不连贯　在意识障碍状态下，患者喃喃呓语。如说"各地方，在那处变成人，一条腿分几处跑……"。

4. 思维中断　在意识清晰，既无外界干扰又无内在联想干扰状况下，话说半句就停下来，再开口时已换了别的内容。

5. 思维插入　思考过程中突然出现一些意外联想，这些联想与原来思考主题无关。

6. 思维抽出　患者认为自己的思想被外力抽走了，脑子突然变空了，常伴有思维中断体验。

7. 强制性思维　指思潮非意愿的、强制性涌入脑内，往往突然出现，迅速消失。如病人说："感到脑子很乱，从东到西，从西到东，一件事刚想一点，又出现另外的事"。其实，强制性思维可理解成不断地思维插入和抽出。

（三）思维逻辑性障碍

1. 象征性思维　以一种具体的东西象征一个抽象的概念。如走路只走左边，说这样就证明自己是左派。正常的象征性思维是大家能理解的，而且不会把象征当作现实，如以鸽子象征和平，但不会以养鸽子来预防战争。而病理性象征性思维所使用的象征是别人不懂的，而且将象征和现实混淆起来，如追逐车尾的红灯认为是紧跟共产党。

2. 语词新作　病人自创一些文字、符号、图形，并赋予特殊意义。如以"䴊"字形容他漂亮，是美男二字的凝缩。

3. 逻辑倒错性思维　表现明显的推理错误。如病人解释为什么不吃荤菜时说："因为人是动物，因为肉类都是动物的尸体，因为人不能吃自己的尸体，所以我不能吃肉"。在该思维中，3个"因为"前提都正确，但推理错误，得出了错误的"所以"结论，这里有概念偷换，用"人自己的尸体"的概念偷换了"动物的尸体"这个概念，将二者视为同一的东西。

4. 诡辩症　以形式逻辑正确的推理反复证明最简单的内容。如病人写到："我们说鸡蛋在一定条件下能变成鸡，鸡蛋是一种蛋白形式，故有变成鸡的条件，抓住这一特征，就抓住了矛盾的主要方面。"

（四）思维活动形式障碍

1. 持续和刻板语言　思维不但粘滞，而且原地徘徊，踏步不前。如问病人年龄，回答36岁，问他来这里多久了，仍答36岁，这便是持续语言。如果语言重复时间较长，同语反复不绝，便是刻板语言。如问病人年龄，回答36岁，36岁，36岁……。

2. 重复言语　病人常重复他所说一句话的最末几个字，如"这是一个什么问题，问题，问题"。病人明知不必要，却不能克服。

3. 模仿语言　病人模仿周围人的话，周围人说什么，病人就重复说什么。如医生问："你叫什么名字？"病人同样说："你叫什么名字？"又问："你今年多少岁？"病人模仿说："你今年多少岁？"

（五）思维内容障碍

1. 妄想的概念　在病理基础上，产生歪曲的信念，病态的推理和判断。特点是：① 不符合客观现实；② 不符合其教育水平；③ 病人对此坚信不疑，无法说服，也无法用亲身经历加以纠正。

2. 妄想按原发性和继发性分类

(1) 原发性妄想：是指妄想不能用心理学解释，突然产生，一产生就固定的信念。如病人突然认为周围一切都变了，变得异乎寻常地在注视他。

(2) 继发性妄想：是在幻觉、情感高涨或低落等基础上产生的，如上述因素去除，则妄想也随之消失，如继发于情感高涨可引起夸大妄想，继发于情感低落可引起罪恶妄想。

3. 按妄想内容分类

(1) 夸大妄想类：包括① 发明妄想：对个人科技才能的夸大；② 财富妄想：对自己经济地位的夸大；③ 非血统妄想：认为自己不是现在父母所生，而是出自名门后裔，是对出身的夸大；④ 钟情妄想：坚信自己被别人钟情，是对自己才貌的夸大；⑤ 改革妄想：以宗教救世主、人类救星自居，是对自己政治才能的夸大。

(2) 自责妄想类：包括① 贫困妄想：对自己的经济条件低估；② 罪恶妄想：对自己道德行为的贬低；③ 疑病妄想：对自己健康状况的低估；④ 虚无或否定妄想：对自己存在的否定。

(3) 被害妄想类：包括① 被害妄想：疑被人迫害；② 关系妄想：是产生其他妄想的先驱，多具有被害性质；③ 跟踪妄想：感到被人跟踪；④ 妒嫉妄想：怀疑配偶与别人有不正当的男女关系；⑤ 影响妄想：怀疑被别人与仪器所控制或刺激；⑥ 附体或着魔妄想：感到体内来了精灵生物，指挥他的言行；⑦ 诉讼妄想：坚信受委屈或打击，因而反复诉讼；⑧ 被窃妄想：认为自己收藏的东西被偷了。

4. 思维与知觉相关障碍

(1) 思维显形：在思维时，出现与思维内容相关的人物景象或文字的幻视；

(2) 思维显声：想到什么就听到什么（幻听）。若仅被自己听见，且声音是自己的，称思维鸣响；若仅被自己听见，但声音是别人的，称读心症；若能被别人"听见"，称思维扩散（思维被广播）。

5. 其他

(1) 影响他人体验:觉得周围人或自然现象都受他的影响或控制,如觉得自己一摇头,工疗室的病人都鸦雀无声,自己一点头,他们都谈笑自如。

(2) 妄想性洞悉感:患者对周围事物有预见感,有早知如此的感觉。

(3) 独语症:持续的自言自语,儿童自语是正常现象,精神病患者常见的独语有与幻听对话的独语,精神分裂症患者思维时的低声独语,强迫动作性的独语。

(4) 超价观念:以某种事实为基础,通过强烈的情绪,使病人对某些事实做出超出寻常的评价,并坚持这种信念,影响其行为。如母亲及姐姐相继患癌症,病人就坚信癌症是会传染的,并且不敢接触其母亲和姐姐。这只能说是一种超价观念,不能作为妄想。

(5) 强迫观念:是指某一观念反复出现于病人的脑际,病人明知其不必要或是荒谬的,想摆脱但摆脱不了,伴有主观被强迫感和痛苦感。

四、注意障碍

定义:在一段时间内,精神活动指向某一事物,称为注意。自觉的、有目的的、常需努力才能完成的注意称为主动注意,如学生上课时注意听讲。相反,不自觉的、无目的的、无需努力的注意称为被动注意,如教室门口有人经过引起的注意。通常说的注意是指主动注意。

(一) 注意程度障碍

1. 注意增强　病人特别注意某事物。一种是对外注意,如有关系妄想的病人对周围人的一举一动都保持高度注意。一种是对内注意,如患神经症的病人过分注意自身健康。

2. 注意减弱　是主动及被动注意的兴奋性减弱,如神经衰弱时。

(二) 注意稳定性障碍

1. 注意不集中　即主动注意明显减弱,不能集中注意达相当长时间,见于精神分裂症。

2. 注意转移　指被动注意的兴奋性增强,但不持久,使注意对象不断转换,见于躁狂症。

3. 注意固定　指注意稳定性特别增强,如顽固妄想的病人,注意总是固定在某些妄想观念上。

(三) 注意集中性障碍

1. 注意狭窄　即主动注意范围缩小,被动注意减弱,见于朦胧状态。

2. 注意缓慢　是指病人的注意集中困难和缓慢,在接连提出问题时,病人很快回答变慢,见于抑郁症。

五、记忆障碍

概念:对过去经验的保留称之为记忆,包括识记、保存、再认和再现 4 个过程 。识记是指事物在脑中留下痕迹的过程,保存是使这些痕迹免于消失的过程,再认是现实刺激与以往痕迹联系的过程,回忆则是这些痕迹自发性复现的过程。简单地讲,这 4 个过程分别是记住、不忘、认得和回想起来,显然,认得比回想来得容易。

(一) 记忆量的障碍

1. 记忆增强　是病理性的,表现为病前不能够且不重要的事都回忆起来。如一抑郁病人,认定他的罪行是在他 8 岁时将一个小孩摔倒;但他痊愈后,再不能回忆这些经过。

2. 记忆减退　是指记忆的 4 个过程普遍减退,其中以回忆最先减退,特别是对数据和概念的回忆减退。见于神经衰弱。

3. 遗忘症　是对某一事件或某一经历的回忆的丧失，即对该事件或经历一点印象都没有。脑器质性疾病损害保存过程，故遗忘之事无法再现。正常人可能因为再现障碍而对某一事件想不起来，以后因其他事件诱发，又会把遗忘的事再次回忆起来。遗忘有4种：

(1) 顺行性遗忘：即回忆不起疾病发生后一段时间内的事件。如问今天是几号了，病人总是答出事前一天的日期。

(2) 逆行性遗忘：回忆不起疾病发生前一段时间内的事件。如脑震荡醒后忘记了自己是怎样出家门，怎样到出事地点的。

(3) 进行性遗忘：是时间由近及远、范围由小到大、程度由轻到重的遗忘。见于老年性痴呆。

(4) 心因性遗忘：遗忘内容仅限于与痛苦体验有关的某些事件，往往与病人犯了某种严重错误有关。见于癔症。心因性遗忘可以恢复，因为是大脑皮质的功能抑制，并非脑器质性损害。

(二) 记忆质的障碍

1. 错构症　将生活经历的时间搞错，并坚信不移和伴相应的情感反应。往往是将远事说成是最近发生的事。见于酒精中毒性精神病。

2. 虚构症　即无中生有的记忆，将从未发生过的事记忆成确有其事，以填补他遗忘的那段经过。因为有记忆障碍，故连虚构的情节也不能记住，每次再讲时内容又不一样。见于酒精中毒性精神病。

3. 潜隐记忆　将不同来源的记忆搞错，一种是把别人经历过的事回忆成自己经历过的事，一种是把自己经历过的事回忆成听过、看过或读过的事。如将别人早已发明的科学技术认为是自己发明的。

4. 似曾相识症　当体验新事物时，有种早已体验过的熟悉感。如对新见面的陌生人似乎有过去见过的感觉。见于癫痫，也可是人格解体的组成部分。

5. 旧事如新症　对已多次体验过的事物，却有从未体验过的生疏感觉。如对熟地感到陌生，家门、街道、同事都变得不熟悉了。见于癫痫。

6. 妄想性回忆　将妄想前的经历也用妄想加以解释。如被害妄想病人回想起在他幼年时，某人就有迫害他的情节。

六、智能、自知力和定向力

(一) 智能

1. 定义　智能主要是认识过程(感知、记忆和思维)所表现出的心理特征，而性格主要是反应过程(情感、意志和行为)所表现出的心理特征。智能和性格综合起来，反映出个体全部的心理特征，称为个性。

2. 智能障碍按损伤时间分

(1) 精神发育迟滞：指大脑发育成熟以前(即18岁以前)各种因素引起的智能障碍。

(2) 痴呆：指大脑发育成熟以后，智能已发育正常，再由各种因素引起的智能障碍。

3. 痴呆按损伤范围分

(1) 全面性痴呆：大脑呈弥散性器质性损害，涉及到智能的各个方面，有人格改变，无自知力，定向力不完整。

(2) 部分性痴呆:大脑病变限定在某些区域,使智能部分障碍,如近记忆减退,但人格完整,有自知力,定向力完整。

4. 功能性痴呆　由精神创伤引起,大脑并无器质性损害,故预后较好,见于癔症。包括:

(1) 心因性假性痴呆:病人对简单的问题回答很荒谬,如 $2+2=5$,但在生活中却能解决复杂得多的问题,如下棋、打牌和生活料理。

(2) 童样痴呆:主要表现为儿童的样子,学着童腔,自称才3岁,见人就喊"叔叔"、"阿姨"。

5. 智力测验　前提是认为同一年龄的儿童应有相似的智能水平,如二年级学生应能考出二年级的试卷。鉴于此,心理学家设计出一套测验题来测试不同年龄的儿童,从而推算智商。

$$\text{智商}=\frac{\text{根据智力测验确定的年龄}}{\text{实际年龄}}\times 100$$

多数人的智商为 100 ± 15,低于70为低智,高于130为高智,通常以低智为病态,高智为天才。

(二) 自知力

1. 精神症状自知力　是指病人对自己精神症状的认识能力,而不在于对诊断名称的接受或笼统地说自己不正常。凡未特别标明的自知力就是指精神症状自知力。

2. 人格自知力　是对自己人格的了解程度,一个人人格偏离常模越远,人格自知力就越差。所谓人贵有自知之明,说的就是人格自知力。

(三) 定向力

定向力是指一个人对周围环境和自身状况的认识能力,周围环境包括时间、地点和人物,自身状况包括自己的姓名、年龄和职业。当意识障碍时,对周围环境的认识能力(周围定向)先受损,对自身状况的认识能力(自我定向)后受损。

七、情感障碍

概念:情感是对内外事物的主观态度。

(一) 情感量的障碍

1. 情感高涨　从轻松愉快到兴高采烈,易激惹但易恢复,其乐观情绪具有感染力。

2. 情感低落　情绪低沉,自责自罪,企图自杀,但整个精神活动与周围环境保持密切联系。

3. 情感迟钝　对能引起鲜明情感反应的刺激病人却表现较平淡,即大刺激引起小反应。

4. 情感淡漠　对外界任何刺激均不引起情感反应。

5. 情感衰败　对各种事物逐渐丧失内心体验,常带有一副傻笑面容或缺乏表情,除受到极大干扰时有些愤怒和回避外,其他刺激很难引起情绪反应。

6. 情感麻木　强烈精神刺激引起暂时性情感抑制,虽处于极度悲哀和惊恐中,但一时却全无内心体验和表情。

(二) 情感质的障碍

1. 情感不协调　是指当时的情感反应与其心理状态及处境不相协调,包括情感倒错和表情倒错。情感倒错是指病人的情感反应与思维内容不协调,如听到悲痛事件时却很高兴。而表情倒错是指情感体验与表情之间不协调或相反,如病人外表上痛哭流涕,但内心却无悲伤体验或反而很高兴。

2. 矛盾情感　同一人在同一时对同一事产生两种截然相反的情感体验，病人并不感到矛盾，故不感到焦虑和痛苦。如病人对亲人既爱又恨，并对此不能加以分析批判，且不感到焦虑和痛苦。

3. 无故发笑　一种无动机的空虚的大笑或微笑，是一种自动症的表现。部分病例是因表扬性幻听而引起。

4. 发笑发作　突然大笑发作伴轻度意识障碍。有的病人在发笑后全身肌肉松弛而猝倒，多为丘脑病变所致。

5. 妄想心境　无外部原因突然出现紧张、怀疑或惶惑感，在此基础上出现关系妄想和被害妄想。

(三) 与神经症有关的情感

1. 焦虑　过度担心发生威胁自身安全和其他不良后果的情绪，且不具有目的性和对象性。病人紧张恐惧，惶惶不可终日。病前多为智力发育良好，求全好胜和精明能干的人。

2. 情感爆发　是精神因素作用后突发性的哭笑无常，持续时间短，意识清楚，暗示性较高。

3. 恐怖症　不以病人意志为转移的恐怖情绪，甚至感到这种恐怖感是不正常的，但无法摆脱，如怕尖锐的物件。

4. 易激惹　一遇刺激或不愉快就立刻引起强烈情感反应，如愤怒，甚至大发雷霆，即小刺激引起大反应。

(四) 与器质性精神障碍有关的情感

1. 病理性激情　一定的外界刺激(如受辱或挑衅)开始引起增长的不满情绪，伴有面色苍白、心跳加快、思维抑制；先积蓄恶劣情绪，然后猛烈爆发，以残酷的暴行严重伤人。因有意识范围缩小，故既不能意识到冲动行为的后果，也不能加以控制。事后疲劳甚至入睡，出现悔恨情绪或遗忘。

2. 强制性哭笑　无外界因素，突然出现不能控制或带有强制性的哭或笑，既无内心体验，也说不出为什么这样做。

3. 病理性心境恶劣　在意识清晰状态下，无原因突然出现情绪低沉、烦躁和挑剔找岔。持续数小时或数天，偶有数周者。

4. 情感脆弱　细微的外界刺激引起强烈的情感波动，如伤心流泪或兴奋激动，无法克制。

八、意志和意向障碍

(一) 意志障碍

意志的定义是克服一系列困难的心理过程。

1. 意志增强　是指克服困难的心理过程增强。在躁狂症，病人精力充沛，对什么都有兴趣，但有始无终，与环境的统一性保持良好。在精神分裂症，一些病人受妄想支配而不断控告。

2. 意志减退　是指克服困难的心理过程减退。在抑郁症，对生活、学习和工作都感到很吃力，整日呆坐或卧床不起。虽意识到不正常，但感到自己做不了或因“没意思”而不想做，与环境不脱离。

3. 意志缺乏　是指克服困难的心理过程缺乏。对任何活动都缺乏动机，不能意识到其不正常,与环境不协调。见于精神分裂症。

4. 矛盾意志　同一人在同一时对同一事产生相互矛盾的意志活动,不能意识其矛盾性,因而不能自动加以纠正。如握手时把手伸到半途又缩回去,别人放下手他又伸出来。

5. 易暗示性　思想与行为常被自己所信赖的人的暗示所支配,自己不加分析思考。见于癔症。

(二) 意向障碍

意向的定义是指与本能有关的活动,如食欲、性欲和防御等。

1. 病理性意向过程　病人的意向如食欲或性欲亢进。药瘾病人误将药物当作本能需要的东西,因此千方百计地去寻找,也属于此。

2. 意向倒错　病人的意向与一般常人相反(倒)或不同(错),如吃大便、性欲倒错和自伤等。

九、行为障碍

(一) 兴奋状态

兴奋状态是指整个精神活动的增强。

1. 躁狂性兴奋(精神运动性兴奋)　以思维奔逸、情感高涨和意志增强为三大主症。因为皮层兴奋,故病人的心理过程之间、内心体验与表情之间、主客观(自身精神活动和周围环境)之间是一致的,易引起别人的共鸣。

2. 青春性兴奋　因为皮层抑制,皮层下兴奋,故其兴奋行为缺乏目的性,但本能意向增强或倒错。也因为皮层抑制,故思维过程之间不协调,有荒谬、愚蠢、冲动、做作的特征,不能引起别人的共鸣。

3. 紧张性兴奋　既无明显原因,也无明显目的性,突然攻击别人,持续时间短暂,使人难以防御。

4. 器质性兴奋　有智能和人格障碍。夜间不睡,唠叨,重复语言,搬弄收藏品,冲动,甚至有攻击行为。

(二) 抑制状态

1. 精神运动性抑制　是指有意识的行为减少,与单纯性躯体运动减少相区别,以思维迟缓、情感低落和意志减退为三大主症。有一定的自知力,严重时进入木僵状态。

2. 紧张性木僵　抑制相表现为不食不语不动,不动的程度到针刺皮肤不躲避,有唾液不吞咽,导致口腔粘膜糜烂和流涎;有大小便不解,导致大小便潴留;超反常相(阴性刺激引起阳性反应,或阳性刺激引起阴性反应)表现为白天卧床和夜间自动进食;位相(任何刺激都引起同样反应)表现为肌张力增高,被动运动时有阻力,被动运动停止时躯体仍固定于当时的位置,称为蜡样屈曲症。将病人头部提高离开床面,病人就保持这一姿势达很长时间,即空气枕头。正常相表现为病人意识清楚,知道别人对他的摆弄,但却不能抗拒,木僵缓解后能回忆经过。

3. 心因性木僵　强烈精神因素引起不食不语不动;伴有植物神经症状,如心跳加速或面色苍白;可有轻度意识障碍,事后不能回忆。精神因素消除后,木僵缓解。

4. 抑郁性木僵　急性抑郁引起不食不语不动,反复追问能做出反应,如点头、摇头或低声回答;表情和内心体验一致。

5. 器质性木僵　可伴有意识障碍或痴呆,除病史外,体检及化验可有阳性发现。

(三) 与精神分裂症紧张型有关的行为

1. 重复与刻板动作　动作一经开始，则持续重复多次，称重复动作；而无休止的重复则称为刻板动作。如以手掌拍膝，直至充血还不能停止，患者不以为苦，也不想去控制它。

2. 模仿动作　病人无目的、无意义地模仿周围人的动作。

3. 主动性违拗　病人做出与对方要求全然相反的动作，如叫他张口反而紧闭嘴，要他闭嘴反而张嘴。

4. 被动性违拗　对别人的要求一概置之不理。

5. 被动性服从　对任何人的要求和命令都无条件地服从。

(四) 与精神分裂症青春型有关的行为

1. 作态　做些愚蠢而幼稚的动作和姿态，好象是装出来的，如怪声怪气地与人交谈。

2. 离奇行为、古怪动作　行为离奇古怪，不可理解，如病人突然钻到床下，满地乱爬，装狗叫。

3. 色情行为　作下流动作，纠缠异性，故意露出阴部。

(五) 其他行为障碍

1. 强迫动作　是指明知不必要，又难以克制的要做重复性动作，如不去重复，就会产生严重的焦虑，如强迫性洗手。

2. 冲动行为　是指不加思考的、突然产生的、通常引起不良后果的行为。由于不加思考，所以事后难以解释清楚。如一病人突然将公共橱窗砸坏，询问时答："看不顺眼"。

3. 自杀行为　是指经过思考有计划地采取自认为可毁灭自己的行为。而癫痫朦胧状态、梦游症和神游症患者的跳窗堕楼死亡不属于自杀行为，因为他们并非有意识地企图毁灭自己。

十、意识障碍

概念：意识状态主要指人们对周围环境和自身状况的认识，其中对自身状况的认识叫自我意识，对周围环境的认识叫环境意识。

(一) 自我意识障碍

1. 存在意识　是对自己的存在有一确切无误的体会。相反就是狭义的人格解体，即对自我有不真实的感觉。广义的人格解体是指对自我和周围现实的不真实感，而对周围现实的不真实感又称非真实感。所以狭义的人格解体加非真实感就是广义的人格解体。

精神分裂症的人格解体多不固定，多为数种人格解体同时出现。而神经症和抑郁症的人格解体则较固定，且多为单一的。

2. 能动性意识　意识到自己的精神活动是受本人控制。相反为被动现象，即感自己的精神活动丧失了主动性，由外来的力量控制。

3. 同一性意识　意识到在不同时间内，自己是同一个"我"。相反为交替人格，即在不同时间内表现出两种个性特征和内心体验。

4. 统一性意识　意识到在同一时间内，自己是单一的人。相反为双重和多重人格，即在同一时间内表现为二种或三种以上的人格。

5. 界限意识　意识到自己与其他人或事物之间有一界限。相反为思维被广播。

(二) 周围意识障碍

1. 意识障碍按清晰度分

(1) 嗜睡状态:安静时病人嗜睡,推之则醒,刺激消失又入睡。

(2) 意识混浊:推之能醒,但难以理解他人语言。

(3) 昏睡状态:推之不醒,但痛觉反射存在。

(4) 昏迷状态:痛觉反射消失,病理反射出现。

2. 意识障碍按范围缩小分　意识范围缩小是以复杂精神功能抑制和简单精神功能保存、行为自动化为特征。

(1) 朦胧状态:突然发生,历时数分钟至数日,突然终止,事后遗忘,可反复发作;病人能回答简单问题,自理简单生活;意识活动集中在一狭窄的范围,对此范围外的事物感知和判断都有困难。

(2) 漫游性自动症:是意识朦胧状态的一种特殊形式。分两种,一种是梦游症,在入睡1~2小时突然起床,做些简单、无目的的动作,如简单劳动;因为此时仍未觉醒,故缺乏表情,呼之不应,持续数分至十分钟左右,又上床入睡,次日完全遗忘。另一种是神游症,晨起后突然发作,从事无目的漫游或旅行;因为有意识障碍,故仔细观察病人,可发现有些心不在焉;持续数小时至一日以上,常突然清醒,事后可部分或完全遗忘。

3. 意识障碍按意识内容改变分

(1) 谵妄状态,特征是:① 意识清晰度下降,导致思维不连贯、环境定向障碍,事后部分或完全遗忘;② 在意识内容上产生大量错觉和恐怖性幻觉,如见到猛兽和战争场面,并可伴相应的紧张、恐惧情绪;③ 昼轻夜重;④ 一般持续数日,于长睡后清醒。

(2) 精神错乱状态:与谵妄状态相似,但程度更严重,特征是:① 不但周围意识丧失,而且自我意识也丧失;② 兴奋限制在病床范围;③ 历时数周至数月;④ 愈后对经历完全遗忘,或以死亡为结局。

(3) 梦样状态:如处梦中,常沉溺于假性幻觉和妄想性幻想之中,而与周围环境失去联系,可持续数周至数月。

梦样状态与谵妄状态鉴别:梦样状态以假性幻觉为主,内容是想象性、神话性和连续性故事情节,以参与者身份出现。而谵妄状态以真性幻觉为主,以动物、战争个别场面为主,以旁观者身份出现。

第二节　精神疾病综合征

某些症状能合并出现,这些症状的总和称为综合征。这些综合征对诊断来说多无特异性。

一、与幻觉有关的综合征

1. 幻觉-妄想综合征　特点是以幻觉为主,在此基础上产生被害、影响等妄想。妄想一般无系统化倾向。如无端听见警车声(幻听)即认为警察要来抓他(被害妄想),无端感到电击皮肤(幻触)而感到有外力在刺激自己的躯体(影响妄想),幻觉一旦消失,妄想随之缓解。见于精神分裂症。

2. 精神自动症综合征　是在意识清晰状态下产生假性幻觉,强制性思维,被控制感,被揭露感;在被控制感的基础上产生影响妄想,在影响妄想和被揭露感的基础上产生被害妄想。在精神分裂症中，如果精神自动症占主要地位且较固定时，则预后较差。

二、与妄想有关的综合征

1. Cotard 综合征　以虚无妄想或否定妄想为核心症状。病人认为内部器官和外部世界都发生了变化，部分不存在了，或者本人和外部世界都不存在了。病人可主诉“丧失了智力和感情能力”；“我的胃没有了，我不感到饥饿”；甚至说：“我本人也不存在了”。从性质上讲，Cotard 综合征是一种人格解体。

2. Capgras 综合征　又称替身综合征。病人认为一个替身已替代了某个真实的人。从性质上讲是一种妄想观念，通常带有被害性质。例如一位住院女病人说，来院探视她的母亲，并不是她的真母亲，而是一个极其像她母亲的人来冒充她母亲。

三、其他

1. 疑病综合征　病人对自身健康过分关注，相信患有某些并不存在的疾病，终日焦虑紧张。见于神经症、抑郁症和精神分裂症。神经症的疑病症状特点是并不荒谬；抑郁症的疑病症状常与自罪观念并存；精神分裂症的疑病观念是一种较牢固的妄想观念，内容较荒谬，同时伴有其他分裂症状。

2. 遗忘综合征　又称科萨科夫综合征。特征是有识记能力障碍，由于有识记能力障碍，故时间定向力受损，患者为了填补记忆上的空白，故有虚构症。此外，科萨科夫综合征还有顺行性或逆行性遗忘症，见于慢性酒精中毒性精神病。

3. 类妄想性幻想综合征　多是重罪罪犯在服刑期间产生一种类似妄想的超价观念，内容是带有想像性或夸大性质的。如企盼赦免的想法和良好的愿望。

4. 过度换气综合征　在癔症、焦虑和恐惧等激情下过度呼吸，引起头昏和意识障碍，手面部麻木感和肢体肌肉痉挛。

（喻东山）

第十六章　精神疾病的诊断

精神疾病的临床诊断包括收集资料、分析资料和作出诊断这样几个步骤。其中最重要的步骤是资料收集,它包括完整的病史采集、系统的体格检查、精神检查和辅助检查。必须指出的是,精神疾病的诊断方法与其他临床各科有着共同的一面,但也有其特殊的一面。这是由于精神科的一些常见病多发病,如精神分裂症、情感性精神障碍、神经症等,迄今在体格检查和辅助检查方面均没有固定的有助于诊断的阳性发现。因此,目前精神疾病临床诊断的主要根据是病史和精神检查。病史采集和精神检查在精神科统称为精神病学检查,其主要方法是与病人和知情人进行面谈,这是一种特别的检查技巧,需要通过不断的临床实践和积累经验,是每一个精神科医生必须掌握的基本功。

第一节　病史采集

一、采集方法

病史主要来源于病人和知情者,对于缺乏自知力、不能客观而正确地叙述病史的患者,则病史主要由知情者提供。供病史者包括与病人共同生活的配偶、父母、子女等,与病人共同学习或工作的同学、同事、领导等,与病人关系密切的朋友、邻居等,以及既往为病人诊治过的医生。采集方法有面谈、书面介绍等方式。面谈灵活机动,易于深入,最为常用。另外,还可以收集病人的日记或其他书写材料作为补充。

采集病史前最好先观察一下病人。病人的仪表、表情、言语、动作、姿势、步态以及躯体状况等,往往能为诊断提供线索,询问病史就可有的放矢。还应向供史人提出明确的要求,使之有条理地介绍病史。医生应耐心、仔细地倾听,适当地引导提问,有时还需予必要的解释以解除供史者的顾虑。在门诊由于病人和家属最关心的是现病史、且受时间的限制,一般先从现病史问起。而住院病史的采集则先问家族史、个人史和既往史,对发病背景有了充分了解后更有利于现病史的收集。记录病史应如实描述,条理清楚,简明扼要,能清楚地反映疾病的发生发展过程以及各种精神症状的特点。对一些具有代表性的事例和病人的原话,可适当加以摘录,最好保留病人原话的语气。

二、病史内容

(一) 一般资料

包括姓名、性别、年龄、婚姻状况、民族、籍贯、职业、工作单位、文化程度、宗教信仰、住址、联系电话、入院日期,以及联系人的姓名、工作单位、与病人的关系和联系电话,还有病史提供者的姓名、与病人的关系,以及医生对病史完整性和可靠性的评估。

（二）主诉

包括主要临床表现和病程，应尽量简明扼要。

（三）现病史

为病史中的重要部分。按发病时间先后描述疾病的起始及其发展的各阶段临床表现。包括以下内容：

1. 发病条件及原因　询问病人发病的环境背景及与病人有关的生物心理社会因素，探索与发病有关的原因和诱因。如有社会心理因素，应了解其内容与精神症状的关系，是发病原因还是诱因。躯体疾病、颅脑外伤、手术、妊娠、酒精、某些药物等均可引起或促发精神症状的出现。如能及时发现这些致病因素或诱因，对于诊断和处理有很大帮助。

2. 起病形式和病期　由于起病急缓和病期长短对诊断和预后有着重要意义，因此要深入查询和正确估计。家属介绍病史往往只从症状已经明朗化谈起，若仔细询问，有时可发现在此之前病人就有一些反常现象，如个性改变、情感淡漠、生活懒散等已存在一段较长时间了。说明实际上起病缓慢，病期远比家属提供的要长。

3. 疾病发展及演变过程　可按时间先后逐年、逐月甚至逐日地分段作纵向描述。内容包括疾病的首发症状、症状的具体表现及持续的时间、症状间的关系、症状的演变及其与生活事件、应激源、心理冲突、所用药物之间的关系；病人病后社会功能的变化；病程特点，进行性、发作性、或迁延性等。对于能说明本病性质的症状要做详细而具体的描述。病程中如有伤人、毁物、自伤、自杀、走失等情况应着重注明，以利于护理和防止意外事件的发生。此外还应注明必要的鉴别诊断内容。

4. 既往诊疗情况　应从患病后首次就医开始记录，包括就医单位、辅助检查、诊断、门诊治疗还是住院治疗、具体用药情况、治疗效果及副反应等。

（四）家族史

着重了解家庭成员的年龄、职业、性格特征，以及家庭结构、经济状况、家庭成员之间的关系，父母两系三代有无神经、精神疾病及近亲婚配等。如有家族遗传史，应注明具体发病情况、症状特点和结局。

（五）既往史

询问有无发热、抽搐、昏迷、药物过敏史，有无感染、中毒、外伤及躯体疾病，特别是有无中枢神经系统疾病史，有无其他精神疾病史。

（六）个人史

采集个人史可因病人年龄不同有所侧重。对未成年病人应着重了解母亲孕期、出生、生长发育和学习情况，成年初发病例则应就生活经历、婚姻、工作以及与社会集体的关系等作详细询问，老年病人的幼年情况可从略。母孕期应了解母亲的营养情况，有无感染、中毒、外伤、腹部X线照射及其他躯体疾病，有无饮酒、用药或物质滥用史；出生时是否足月，有无产伤或窒息；幼年生长发育状况，有无不良遭遇；在教育方面需了解教育方式、入学年龄、学习成绩、在校表现及与同学之间的关系等；工作的性质、能力、表现、人际关系以及工作变动情况；生活中有无特殊遭遇，生活习惯及有无特殊嗜好；性格的倾向性、稳定性如何，有无怪僻之处；婚姻及夫妻生活情况；女性的月经、分娩、绝经期的情况等。

三、注意事项

1. 采集病史前首先应建立良好的医患关系,医生应保持外观整洁、态度庄重、和蔼可亲并尊重病人。尽可能使用与病人或知情者文化水平相应的语言进行交谈,不要随意打断对方的谈话,保持交谈的连续性。

2. 采集病史时病人应回避,使供史者无所顾虑、畅所欲言,也可免去病人当场争辩,影响病史采集。

3. 采集病史应尽量客观、全面和准确。可以通过不同的知情者了解病人不同时期、不同侧面的情况,相互核实,相互补充。事先应向知情者说明病史准确与否将直接关系到诊治结果,提醒供史人注意资料的真实性。还应了解供史人与病人接触是否密切,对病情的了解程度,是否掺杂了个人的情感成分,或因种种有意无意地隐瞒了或夸大了一些重要情况,从而对病史的可靠程度给以恰当的评估。如家属之间或家属与单位之间对病情的看法有严重分歧,则应分别加以询问,了解分歧的原因何在。如供史者对病情不了解,则应请知情者补充病史,必要时通过信函或社会调查采集病史,使之不断补充和完善。

4. 由于供史者往往缺乏精神病学专业知识,接触病人有局限性,有时可能带有主观或某些偏见,甚至接受了病人的病态观点,以及文化水平的影响,因此他们提供的资料可能是不完整的和不准确的,这时医生不应只是在倾听,还应观察供史人的心理状态,要善于启发诱导,将谈话内容引导到需要了解的问题上,以期获得全面而真实的资料。

5. 由于不同的文化背景可产生不同的症状,因此要充分了解病人的文化背景,如宗教信仰、风俗习惯等等,以便弄清精神症状与文化背景的关系。

6. 精神疾病的病史常常涉及个人隐私或法律问题,因此病史的记录应实事求是,全面而详尽,避免使用医学术语,同时医护人员还负有保密之责,不得作为闲谈资料。

第二节　精神检查

一、检查方法

精神检查是临床精神疾病诊断的基本手段,用以系统了解和掌握病人当前的精神状态,存在哪些精神症状,精神症状的特点以及相互之间的关系,从而为诊断提供依据。常规的精神检查包括与病人交谈和对病人进行观察两种方式。此外,还可以借助于病人在病中所写的书面材料、临床心理测验结果等,从各个不同角度来了解病人的精神状态。

二、检查内容

(一) 一般表现

1. 意识状态　注意意识的清晰度和范围,有无意识障碍以及意识障碍的程度和内容。

2. 定向力　包括时间、地点、人物及自我定向能力,有无双重定向。

3. 接触情况　对周围人或事物是否关心,主动接触与被动接触怎样,合作情况。

4. 日常生活　包括仪表、饮食、睡眠、个人卫生及大小便能否自理,女性病人月经情况。

（二）认知活动

1. 知觉　是否有错觉、幻觉、感知综合障碍，具体类型、出现时间、频度、内容、性质、出现时病人的情绪和行为反应。

2. 思维　思维联想的速度及结构上有无异常，思维逻辑推理及概念形成是否有障碍，思维内容方面是否存在妄想，以及妄想的种类、内容、牵涉范围、出现时间、原发或继发、系统性及对病人行为的影响。

3. 注意　观察注意力及注意范围的改变。

4. 记忆　检查记忆过程和内容有无障碍。

5. 智能　检查内容包括一般常识、计算力、理解力、分析综合及抽象概括能力等。

6. 自知力　有无自知力，还是存在部分自知力。

（三）情感活动

情感活动由客观表现和主观体验两方面检查。客观表现可根据病人的面部表情、姿势、动作，以及面色、呼吸、脉搏、出汗等植物神经反应来判定。主观体验可通过交谈来了解病人的内心体验。应观察情感反应的性质、强度、稳定性、协调性以及持续时间。

（四）意志行为活动

主要观察有无欲望减退、增强或异常，动作行为增多或减少，与周围环境有无联系，姿势是否自然或奇特，有无意志减退或增强。

三、注意事项

1. 检查之前应熟悉病史，根据病人的特点事先略作筹划，做到有目的、有计划地进行检查。

2. 检查环境要安静，避免外来的干扰。检查时病人亲友不宜在场，以免病人出现不安、争辩、沉默不语或有意隐瞒等情况。

3. 医生的态度要亲切、诚恳，尊重病人，建立良好的医患关系，从容自然地与病人交谈，创造一种无拘束的融洽气氛，使病人自由地讲述自己的思想和看法。

4. 询问不要公式化，要灵活机动、因人而异。询问时不应带有先入为主的观点，要避免对病人的回答给予暗示，做到客观地观察和记录。

5. 应随时作好记录，确保内容真实和完整。有些存在幻觉、妄想的病人不宜当面记录，以免引起病人的怀疑、警惕和反感，影响检查的进行，但检查结束后应立即补记。

6. 对兴奋、木僵、不合作的病人，要着重观察病人的言行表情。对脑器质性精神病病人，检查重点是意识状态、记忆、智能和人格变化。

第三节　体格检查和辅助检查

一、体格检查

体格检查对精神疾病的诊断及鉴别诊断十分重要。对于住院病人应按全面体格检查要求系统地进行，对于门急诊病人应根据病史重点地进行体检。只重视精神症状而忽略体格检查往往会出差错,应绝对避免。神经科与精神科是两个关系十分密切的学科,许多神经科疾病可伴有精神症状,反之亦然。因此,所有精神科病人都必须进行详细的神经系统检查。

二、辅助检查

实验室辅助检查可为精神疾病的诊断和鉴别诊断提供必要的依据。一般常规检查有血常规、肝功能检查、胸部X线透视和心电图检查。根据病情还可进行以下各项检查:脑电图、头颅X线平片、脑超声波、头颅计算机断层扫描(CT)或磁共振成像(MRI)、脑血管造影和脑脊液检查等。另外,通过心理测验和特定的评定量表,可对病人的智力、人格、社会功能以及疾病严重程度等进行评定。

第四节　临床资料分析与诊断

当临床资料收集完备之后,下一步就要进行全面系统的分析,以便确立诊断。必须防止先下印象或诊断,然后根据自己的框框去寻求诊断的根据。由于目前精神疾病的诊断主要依据病史和精神症状,因此来自这两方面的临床资料分析在精神疾病的诊断中十分重要。这包括对疾病的发病基础、可能的发病原因、疾病发生发展过程、临床表现及特点等进行系统全面的分析。

一、发病基础

分析病人的性别、年龄、职业、生活环境、病前人格特征、既往史、家族史以及个人史等,可以判定疾病是在什么样的基础上发生发展的,并可为疾病性质的确定得到某些启发。如老年初发病例需首先考虑脑器质性精神病,接触有毒工种病人可考虑中毒性精神病,躯体疾病所致精神障碍往往在躯体疾病的最严重时出现精神症状,躁狂症病人多好交际、热情、脾气急躁,精神分裂症患者病前性格多为内向、而性格改变往往又是起病的界限和早期表现。因此,这些基础因素的分析对精神疾病的诊断具有一定的参考价值。

二、起病及病程

应重点分析起病形式和病程特点,这在诊断上具有一定的意义。起病有急性(不超过2周)、亚急性(2周到3个月)和慢性(3个月以上)3种形式。病程发展可表现为发作性、周期性、间歇性、持续性、进行性等几种。急性起病常为感染、中毒所致精神障碍,以及癔症和心因性精神障碍。精神分裂症起病多隐袭,而病程多为持续性的。情感性精神障碍的病程特点多为间歇性。癔症、癫痫及某些躯体疾病所致精神障碍的病程可呈发作性或周期性波动。

三、临床表现

精神症状是精神疾病临床诊断的重要依据。因此首先应确定病人有哪些精神症状,其中哪些是主要症状。在分析时不能仅从症状的表面现象来看,应从各症状的特点、症状间的相互关系、症状的变化和发展、以及整个精神状态与外界环境的联系来分析。要抓住病人的主要病态心理活动,并与发病基础、发病因素以及病程发展结合起来考虑诊断。

四、病因

精神疾病的病因分析要考虑躯体因素、心理因素和原因不明3类情况。由躯体因素引起的精神疾病，体格检查及实验室检查方面可有相应的阳性发现，如脑器质性精神病和躯体疾病所致精神障碍等。心理因素引起的精神障碍必然有明显的精神创伤，如心因性精神障碍和癔症等。迄今原因不明的精神疾病主要有精神分裂症和情感性精神障碍等，但在发病前可找到诱发因素。需要注意的是，有的人错误地认为心理因素必然与精神疾病有联系，因而心理因素常被供病史者强调为致病因素。因此在分析所谓的心理因素时，首先要判定心理因素是否客观存在，分析心理因素在发病时所起的作用以及与发病有关还是根本无关。

五、诊断及鉴别诊断

在获得完整的病史资料以及经过详尽的精神检查、体格检查和实验室检查后，首先要确定病人存在的主要症状或综合征，然后根据其临床特点作出疾病分类学诊断。按等级诊断原则，应先重后轻。首先考虑脑器质性精神障碍、躯体疾病所致精神障碍、精神活性物质所致精神障碍，排除以上器质性精神障碍之后再考虑功能性精神疾病，其中又要先考虑较重的有精神分裂症、情感性精神障碍等，再考虑较轻的有心因性精神障碍、神经症、心理生理障碍和人格障碍等。诊断指导治疗，而治疗也可验证诊断，这是临床医学的一般规律，这一规律在精神病学中也同样适用。为了避免或减少诊断上的误差，还要以实践、认识、再实践、再认识的原则，在临床过程中继续观察，包括当病情缓解后进一步核实病情，即使病人已经出院也应随访观察，从实践中来检验诊断。只有这样才能不断提高诊断水平。

（侯钢）

第十七章　精神分裂症

精神分裂症(schizophrenia)是一种常见的病因未明的精神疾病,多起病于青壮年,临床上以基本个性改变,思维、情感、行为的分裂,精神活动与环境的不协调为主要特征。病程迁延,缓慢进展,有发展为衰退的可能。

一、流行病学

发病率不同于患病率,发病率是指每年新发病人数,患病率是指已愈及现患病人数之和,精神分裂症的发病率为0.6‰,患病率为6‰。

二、病因及发病机制

(一) 遗传因素

4方面证据提示,精神分裂症有遗传倾向:

1. 家系调查　精神分裂症的血缘关系越近,患病率越高。例如:父母一方有病,其子女的患病率为16%(约1/6)。

2. 双生子研究　单卵双生子的同病率比二卵双生子高6倍。

3. 寄养子研究　精神分裂症患者寄养出去的孩子比健康父母寄养出去的孩子,成年后的精神分裂症患病率较高(5/47;0/50)。

4. 分子遗传学研究　精神分裂症的第5号染色体5q11.2~13.3片段缺失,该片断易位至第1号染色体上。

(二) 社会心理因素

1. 病前个性　精神分裂症病前约1/2患者是分裂性人格,表现为内倾和主动性差。内倾者遇到应激时不能及时求助于支持系统,主动性差使患者缺乏上进心和竞争力,导致其社会地位较低,而社会地位较低又削弱了对付应激的能力。

2. 精神因素　仅作为诱发因素,不作为病因,有4方面依据支持这一观点:① 某些精神因素并不强烈,患者痊愈后,回忆当时精神因素并未引起强烈的情感体验;② 某些精神因素是病态行为的结果,而不是原因;③ 虽有强烈精神因素,但离起病时间较远;④ 虽在强烈精神因素下起病,起初可有心理反应色彩,但随着时间的推移,病态内容与精神因素渐失去联系,而精神分裂症的特有症状日益明显。

3. 环境因素　精神分裂症多发生于低社会阶层,低社会阶层的患病率是高社会阶层的9倍。低社会阶层易发生社会沦落,从而增加心理应激的频度和强度,促发精神分裂症。

(三) 生化因素

1. 多巴胺(DA)能假说　精神分裂症有两种起病形式,第一种是先有阴性症状后有阳性症状。由于某种原因(例如遗传因素),从中脑腹侧被盖部到前额皮质的中脑皮质通路DA神经元缺失,或者前额皮质背外侧D_1受体功能低下,血流量减少,表现为阴性症状和认知障碍。从前额皮质到边缘系统的皮质边缘通路先是谷氨酸能神经纤维,通过N-甲基-D-天门冬氨酸

(NMDA)受体激动 γ - 氨基丁酸(GABA)能中间神经元,最终抑制边缘系统,当前额皮质功能低下时,这种抑制能力减退,边缘系统 DA 能(主要为 D_2 受体)脱抑制性增强,引起阳性症状。

第二种是一开始就出现阳性症状。在脑发育成熟以前,皮质边缘 NMDA - GABA 通路受到损伤(例如产伤)。在发育期,该功能尚能被代偿,例如增加谷氨酸能纤维的数量和功效,但到发育成熟后,该代偿能力不能进一步增加,因而出现失代偿,表现为阳性症状。如这种损伤越重,失代偿越早,则起病越早。相反,如这种损伤越轻,失代偿越晚,则起病越晚。故起病越早,提示脑损伤越重,预后越差。相反,起病越晚,提示脑损伤越轻,预后越好。

如皮质边缘 NMDA - GABA 通路受到损伤较重,没有社会心理因素也可促使其发病;如损伤较轻,则需有较强社会心理因素才能促使其发病。这一理论提示:无社会心理因素发病者提示其脑损伤较重,预后较差;相反,有较强社会心理因素发病者提示其脑损伤较轻,预后较好。

社会心理因素促进发病的机制是刺激杏仁核兴奋,引起强烈情感体验,同时激活由中脑腹侧被盖部到边缘系统的中脑边缘 DA 能通路,促进边缘系统 DA 能(主要为 D_2 受体)兴奋,引起阳性症状。

当中脑边缘 DA 通路功能增强时,由于体内平衡机制,单胺氧化酶活性也相应增强,自身氧化活性增强,自由基增加,后者不断与膜脂质结合,破坏膜结构,终致膜破裂,神经元死亡,DA 能低下。当中脑边缘 DA 通路功能低下时,阳性症状淡化;当中脑皮质 DA 通路功能低下时,恶化阴性症状和认知功能。病程越长,神经元死亡越多,故预后越差。相反,病程越短,神经元死亡越少,接受治疗机会越多,预后越好。

典型抗精神病药(如氯丙嗪)通过阻断中脑边缘系统的 D_2 受体治疗阳性症状,但对阴性症状无效。不典型抗精神病药利培酮除阻断 D_2 受体改善阳性症状以外,还能阻断中脑皮质 DA 通路上的异质性 5 - 羟色胺 2A(5 - HT_{2A})受体。5 - HT_{2A}受体本来能抑制 DA 释放,当被阻断后,DA 释放增加,DA 激动前额皮质上的 D_1 受体,改善阴性症状和认知功能。氯氮平除上述效应以外,还通过拟谷氨酸能强化皮质边缘 NMDA - GABA 通路的功能,抑制边缘系统的 D_2 受体功能,改善阳性症状,通过抗 5 - HT_3 受体抑制 DA 释放,改善阳性症状。苯二氮䓬类药物通过拟 GABA 能而强化皮质边缘 NMDA - GABA 通路的功能,治疗阳性症状。

2. 乙酰胆碱(Ach)能假说

(1) 精神分裂症前驱期:在几个脑区内,Ach 都有抗 DA 能效应。在精神病前驱期,DA 能增加,出于平衡需要,Ach 也代偿性增高,以遏制 DA 能效应。但 Ach 自身能引起阴性症状,故此期主要表现为情感迟钝和行为退缩。

(2) 精神分裂症急性期:在急性期,DA 进一步增加,Ach 失代偿,引起阳性症状。此期主要表现为幻觉妄想,并掩盖了 Ach 增高引起的阴性症状。如这时不用抗精神病药治疗,抗胆碱药可使 Ach 进一步失代偿,恶化阳性症状。

(3) 精神分裂症慢性期:用抗精神病药阻断 DA 能,治疗阳性症状,但增高的 Ach 恢复比 DA 慢。此期主要表现为阴性症状和精神病后抑郁。由于这时 DA 能已恢复正常,故再用抗胆碱药不会恶化阳性症状,且能改善阴性症状。

(4) 拟胆碱药辅助治疗阳性症状:拟胆碱能通过抑制 DA 能而强化抗精神病效应。氯氮平是部分毒蕈碱 M_1/M_4 受体激动剂,可解释它对难治性阳性症状的有效性。

(5) 抗胆碱药治疗阴性症状:由于拟胆碱能致阴性症状,故用 M_1 受体拮抗剂吡哌立登(biperiden)能改善阴性症状。在精神分裂症急性期,由于抗胆碱药能恶化阳性症状,故只有在抗精神病药保驾的前提下方可安全使用。在精神分裂症治疗稳定期,长期服用抗胆碱药尽管不会恶化阳性症状,但可增加迟发性运动障碍的危险性。

3. 去甲肾上腺素(NE)能假说　精神分裂症患者的NE功能亢进,证据是:① 有精神分裂症史的死者脑组织NE及其代谢物3-甲氧基-4-羟基苯乙二醇(MHPG)浓度升高;② 精神分裂症患者的脑脊液NE或MHPG升高;③ 精神分裂症患者的血浆NE浓度升高。这些结果不很一致,有可能是交感神经兴奋或服用精神药物的结果。

中枢NE浓度降低可致注意衰退,不能分辨有效刺激和无关刺激,情感淡漠,少动,反应迟钝和意志减退,与NE有关的犒赏系统破坏可致精神分裂症的核心症状,如快感缺失和内驱力消失。

抗NE能治疗精神分裂症:证据是:① 高剂量心得安阻断β_1和β_2受体,可能强化典型抗精神病药的疗效;可乐宁激动突触前膜α_2受体,抑制NE释放,对精神分裂症的某些症状有中度疗效,但对阴性症状很少有效;② 抗抑郁药抑制NE回收,对阴性症状有效,单胺氧化酶抑制剂中度改善阴性症状,米安舍林增加NE代谢,改善阴性症状;③ 不典型抗精神病药氯氮平阻断突触前膜α_2受体,促进前额皮质NE释放,可能治疗阴性症状;阻断突触后膜α_1受体,可能强化中脑边缘通路的抗DA能效应,治疗阳性症状。

4. 5-羟色胺(5-HT)能假说　拟5-HT能治疗阴性症状:① 高剂量而不是中等剂量的芬氟拉明对阴性症状有效;② 选择性5-羟色胺再摄取阻滞剂(SSRI)氟西汀类似于兼有5-HT和NE能活性的抗抑郁药,对阴性症状中度有效。

相反,抗5-HT_{2A}受体也治疗阴性症状:① 氯氮平和利培酮通过抗5-HT_{2A}受体对阴性症状特别有效;② 利坦舍林抗5-HT_{2A}受体,对阴性症状中度有效。

这两种现象要想一致起来,可能是因为拟5-HT能主要是激动5-HT_{1A}受体,而5-HT_{1A}受体的激动在突触后是起抗5-HT_{2A}受体作用的。这非但可解释拟5-HT治疗阴性症状,抗5-HT_{2A}受体也治疗阴性症状;还可解释拟5-HT(如氟西汀)治疗抑郁,抗5-HT_{2A}受体(如氯氮平和阿米替林)也治疗抑郁。

(四) 神经成像

1. 病前适应不良　精神分裂症的侧脑室扩大发生于疾病初期,是发育提早停止的结果。侧脑室扩大与病前适应不良相关,机制是:侧脑室扩大提示大脑皮质萎缩,白质萎缩反映神经纤维联系减少,结果脑皮质功能低下,表现为分裂性人格,而后者通常适应不良。

2. 阳性症状　幻听时双侧颞叶、左海马和海马旁回血流量增加,这与阳性症状时边缘系统DA能亢进相一致。提示当出现阳性症状时,边缘系统功能增强。

3. 阴性症状　阴性症状者的侧脑室比大脑皮质的比值(即室脑比值)增加,而阴性症状与侧脑室扩大并无相关性,提示其大脑皮质萎缩,萎缩的机制可能是神经元死亡所致。证据是精神分裂症额叶的磷脂前体磷酰一酯减少,提示磷脂合成减少;磷脂代谢物磷酰二酯增加,提示磷脂代谢增加;合成减少和代谢增加,提示磷脂的绝对量不足;磷脂缺乏可导致细胞膜破裂和神经元死亡。而额叶皮质的神经元死亡可致阴性症状。

长期服用抗精神病药可使额叶磷酰二酯正常化,但磷酰一酯依然低下,提示药物防止了磷脂代谢增加,但不能改善其合成减少,故只能部分阻抑阴性症状的恶化。

4. 认知障碍　Berman等在给双生子执行与前额叶相关的认知任务时,发现患精神分裂症一方比未患精神分裂症一方的前额叶血流量明显减少。提示精神分裂症的认知障碍与前额叶功能低下相关联。

三、临床表现

(一) 早期症状

1. 慢性起病　从起病到症状明朗化为3个月以上。表现为人格改变,包括对人冷淡和疏远(可看作是情感平淡),少语和呆坐(可看作是意志缺乏),沉缅幻想(可看作是内向性思维)和易激惹(可看作是内抑制减退)。

也可表现为类神经症症状。包括类神经衰弱症状、人格解体症状、疑病症状和类强迫症症状。精神分裂症的强迫症状与强迫性神经症不同,表现为强迫症状多样、易变、内容荒谬,自知力不完整、不感到痛苦,情感反应不鲜明,摆脱强迫的愿望也不强烈。

2. 亚急性起病　从起病到症状明朗化为2周~3月。表现为抑郁、强迫或疑病观念,继之出现妄想性体验。

3. 急性起病　从起病到症状明朗化在2周之内。例如突然出现兴奋躁动,冲动,毁物。在明显精神刺激、躯体感染、中毒或分娩后起病者,还可见意识障碍,但急性期后意识障碍常常消失。

4. "四不"特征　早期症状有"四不"特征:① 不恒定:平时尚正常,有时出现一下;② 不明显:表现为高级情感低下,如责任感、道德感低下;③ 不适当:其行为不同于正常,但又说不上怎样不正常,如对陌生人表现过份熟悉,不遵守与医生交谈的一般习俗;④ 不典型:表现为神经症症状或病态人格症状。仔细观察这类患者,可发现有思维散漫。

(二) 特征性症状

特征性症状的特征是"精神分裂",精神分裂具体表现在3个方面,包括主观和客观的分裂,如情感淡漠;心理过程之间的分裂,如情感倒错;同一心理过程内部的分裂,如思维破裂。

1. 思维联想障碍

(1) 在思维连贯性方面:包括:① 思维散漫:即段与段之间缺乏连贯性;② 思维破裂:在意识清楚的状况下,句与句之间缺乏连贯性;③ 思维中断:在意识清楚的状况下,既无外界刺激也无内在联想干扰,话说半句,突然中断,停顿片刻,再开口时已换了其他主题;④ 强制性思维:思潮强制性涌入脑内,往往突然出现,突然消失。

(2) 在思维逻辑性方面:包括:① 象征性思维:将一些普通的概念、词句和动作表示特殊的、除患者外旁人无法理解的意义;② 语词新作:患者自创一些文字或图形,并赋予特殊意义;③ 逻辑倒错性思维:表现为明显的推理错误,如患者解释为什么不吃荤菜时说:"因为人是动物,因为肉类都是动物的尸体,因为人不能吃自己的尸体,所以我不能吃肉。"在这段思维中,3个"因为"前提都正确,但推理错误,故"所以"的结论错误;④ 诡辩症:以正确的形式逻辑反复证明最简单的内容。

2. 情感障碍　包括:① 情感迟钝:对能引起鲜明情感反应的刺激,表现平淡,即大刺激引起小反应;② 情感淡漠:对外界任何刺激均无情感反应,即任何刺激不引起反应;③ 情感倒错:患者的情感反应与思维内容不协调,如当听到悲痛的事件时却很高兴;④ 表情倒错:患者的情感体验与表情之间不协调,如外表上痛哭流涕,但内心却无悲伤体验或很高兴。

3. 意志障碍　包括:① 意志缺乏:表现对任何活动缺乏动机,且无自知力,与环境不相协调;② 矛盾意志:同一人同一时对同一事产生自相矛盾的意志活动,因无自知力,故不能加以纠正;③ 意向倒错:指患者的意向要求与一般常情相违背,如性欲倒错,吃大便等。

4. 行为障碍　包括:① 主动违拗:患者做出的动作与对方要求的相反,如对方叫患者张口,患者反而闭口;② 被动服从:被动服从任何人的要求和命令;③ 蜡样屈曲:患者四肢可被任意摆布成任何位置,肢体就固定于这一位置达很长时间;④ 模仿言语和模仿动作:患者无目的、无意义地模仿周围人的言语和动作;⑤ 紧张性兴奋:无原因、无目的、无指向和突然发作的兴奋和攻击行为,使人难以防御,持续时间短暂。

(三) 其他常见症状

常见症状可见于精神分裂症以外的疾病,但在精神分裂症中也反映了某些"精神分裂症"的特征。例如幻觉和妄想反映了主观与客观的分裂。

1. 幻觉　多为幻听,特征性幻听有:① 评论性幻听:幻听内容为对患者行为一一评诉;② 争论性幻听:有2个人以上的声音在争论或议论患者本人;③ 命令性幻听:幻听的声音命令患者,患者常常不得不照幻听的命令执行。其他幻觉包括幻视、幻嗅、幻味、幻触、内感性幻觉或内脏性幻觉,但较少见。

2. 感知综合障碍　精神分裂症的感知综合障碍有内容多变和不固定的特征。

3. 妄想

(1) 常见妄想有:① 关系妄想:即把周围一些与他无关的现象,都认为与他有关;② 被害妄想:即无中生有地坚信周围某些人或某些集团在对他进行不利的活动;③ 影响妄想:患者认为自己的精神活动受外力的干扰或操纵。

(2) 次常见妄想有:① 疑病妄想:患者毫无根据地认为自己患了某种严重疾病,医生的检查和化验也不能纠正这种病态观念;② 钟情妄想:坚信有些异性钟情于自己,即使遭到对方拒绝,仍认为是对方在考验自己,因而纠缠不已;③ 嫉妒妄想:患者坚信爱人有外遇,并对爱人进行检查和跟踪。

精神分裂症妄想的主要特点是:① 荒谬离奇:妄想的逻辑荒谬,内容离奇;② 不断泛化:妄想涉及的范围不断扩大;③ 不愿暴露:患者不愿回答与妄想有关的问题,即使对自己的亲人也是如此。

4. 紧张综合征　最明显的表现是紧张性木僵,即不食不语不动,可有蜡样屈曲,主动违拗和被动服从,一般可持续数周至数月。有时可转为持续数天到数周的紧张性兴奋,紧张性兴奋要么自动缓解,要么再次转入木僵。

5. 自知力缺乏　自知力是对自身精神状态的认识能力。精神分裂症一般无自知力,随着症状的缓解,自知力也渐趋恢复。也有症状缓解但自知力不恢复的,此时病情不能说是已痊愈。

(四) 认知障碍

40%~60%的精神分裂症患者有认知损害,患者病前认知功能正常,发病时突然下降,慢性化时不进一步恶化。即使精神症状改善,认知障碍也无变化。

1. 注意障碍　① 注意分散:即主动注意减弱而被动注意正常;② 注意固定:即过度关注某些信息,难以将注意力转移到其他信息上去;③ 选择性注意障碍:即注意相关信息和排除干扰信息的能力减退;④ 觉醒度降低:即对外界刺激作出反应的能力降低。

2. 记忆障碍　① 工作记忆障碍:是指暂时储存信息可供马上使用的能力减退,如从电话簿上记住号码立即拔打该号码的能力减退;② 短期记忆障碍;③ 长期记忆障碍:是指言语记忆和视觉记忆减退，因而损害语言流利性和看图说话能力。

3. 思维障碍　① 制定、完善和执行计划的能力下降；② 重组知识以解决问题的能力下降；③ 纠正错误的能力下降；④ 利用已有知识去凝缩信息的能力下降。

(五) 运动障碍

一些精神分裂症患者病前就有异常运动和自发性运动障碍。病后即使不用抗精神病药物，也有23%患者运动异常，15%患者口、面运动障碍。

运动异常的程度与阳性症状呈正相关，提示运动异常与中脑边缘多巴胺通路功能增强有关。自发性运动障碍与阴性症状或缺损症状呈正相关，提示自发性运动障碍与中脑皮质多巴胺通路功能减退有关。有自发性运动障碍的精神分裂症患者预后不良，这可能与其所伴发的阴性症状有关。

(六) 慢性化和精神衰退

1. 慢性化症状　精神分裂症至少需经5～10年才会转入慢性期。临床标志是急性症状消失，各种亚型的症状均表现相似，病情固定静止，治疗效果不好。少数患者在慢性期可意外地好转甚至痊愈。

2. 精神衰退　于起病10年后可发生，其特征是思维贫乏，情感淡漠和意志缺乏。可表现为两种形式：① 话少型：患者往往保持一定的姿势，如站立或蹲位，如企图改变之，常引起强烈的愤怒；与人交谈时常重复只言片语，独处时喃喃自语，或终日缄默不语；② 话多型：边笑边说，无视四周，怡然自得。

(七) 预后

患者的预后为痊愈、轻度缺损、明显缺损和痴呆各占1/4。影响预后的因素无一是特异性的，但这些因素的综合往往能反映总的预后倾向，供医生及患者家属参考。

1. 一般情况　① 男性、起病年龄小者预后差，反之则好；② 独身、分居、守寡、离婚者预后差，已婚的预后好；③ 非工业城市较工业城市的预后好；④ 信宗教者预后差；⑤经济地位高的预后好。

2. 家族史　有典型精神分裂症家族史者预后差，有情感性障碍家族史且其病程呈间歇发作者预后好，无精神病家族史或有家族精神分裂症但缓解完全者预后好。

3. 个人史

(1) 社会支持：① 社会对精神病的通行看法影响预后，如斯里兰卡人认为精神病是短期的失常，会很快恢复，故预后较好；② 发展中国家精神分裂症的预后比发达国家好；③ 社会隔离者预后差，反之则好；④ 家庭照顾好，与家属关系好的预后好，反之则差；有高情感表达的家属(经常批评责骂、显示敌意以及情绪激动等)预后差。总之，社会支持多的预后好，反之则差。

(2) 刺激：住院精神病患者刺激过少，能加重阴性症状；反之，如在社会上刺激过多，则能恶化阳性症状。所以，在较好的休养与工作环境下预后较好，反之则差。

(3) 病前能力和人格：病前工作能力强、人格健全、性心理正常者预后好；相反，病前工作不好，呈分裂性人格、偏执性人格、适应不良、有反社会行为或暴力行为者预后差。

4. 既往史　既往有精神病史者预后差，反之则好。

5. 现病史

(1) 疾病经过：缓慢起病、病程长、持续病程、多次复发、无精神因素者预后差，反之则好。病情自发缓解，且每次缓解均无残留症状者预后好。

(2) 阳性、阴性症状：临床症状多且重，特别是阳性症状多，例如思维障碍、幻觉、妄想、失眠、言语性攻击、人格解体、意念飘忽和注意障碍等预后好。相反，有原发性阴性症状，包括疏懒、言语贫乏、活力下降、情感淡漠等预后差。

(3) 认知障碍：认知障碍重，则社会和职业功能受损明显，这种患者难以保持社会关系，自理能力差和常常失业，导致适应困难，预后较差，反之则预后较好。

(4) 其他症状：临床症状典型（例如出现几种一级症状）者预后差，反之则好。情感活泼（包括躁狂、抑郁、内疚、焦虑、紧张），心身症状和意识障碍者预后好。有假性幻觉、嗅幻觉、生殖器触幻觉、持久性争论性幻听者预后差，有色情症状、情感不适切、缄默、违拗和人格改变者预后差。

6. 辅助检查　① 疗前领悟广度试验损害较少，治疗7天明显改善者预后好；② 用氯丙嗪200 mg 4小时后手指轻叩速度试验和操作能力明显减退者预后好；③ 疗前血浆高香草酸浓度高于12～20 μg/L以上，疗后2周明显降低者预后好；④ 脑室正常者预后好，脑室扩大者预后差；⑤ 疗前脑电图高频α波增加和慢波减少者，或疗后短期α波大幅减少者预后好。

7. 诊断亚型　单纯型预后最差，青春型次之，紧张型较好，偏执型最好。

8. 治疗试验　使用小剂量右旋苯丙胺、利他林，如症状无变化，说明用抗精神病药效果差；如症状恶化，说明用抗精神病药效果好；如服用苯丙胺后出现一过性症状缓解，则用抗精神病药效果更好。如症状稳定者，加用苯丙胺后出现症状恶化，则停药后复发机率较高，撤药应慎重。

9. 治疗　① 从未治疗过，愿意接受治疗，治疗及时合理，缓解后能坚持服药者预后好，反之则差；② 治疗5天时幻觉和偏执综合征减少，预示治疗20天后可有进一步改善；③ 不能耐受典型抗精神病药治疗量者用氯氮平预后好；④ 最初用氯丙嗪等价剂量＜200 mg/d时精神愉快，人格完整或无情绪不良者预后好。

四、诊断与鉴别诊断

（一）诊断标准

1. 症状标准　至少有下列2项，并非继发于意识障碍、智能障碍、情感高涨或低落。单纯型精神分裂症另规定。

(1) 反复出现的言语性幻听。

(2) 明显的思维松弛、思维破裂、言语不连贯，或思维贫乏或思维内容贫乏。

(3) 思维被插入、被撤走、被播散、思维中断，或强制性思维。

(4) 被动、被控制，或被洞悉体验。

(5) 原发性妄想（包括妄想知觉，妄想心境），或其他荒谬的妄想。

(6) 思维逻辑倒错、病理性象征性思维，或语词新作。

(7) 情感倒错或明显的情感淡漠。

(8) 紧张综合征，怪异行为，或愚蠢行为。

(9) 明显的意志减退或缺乏。

2. 严重标准　自知力障碍，并有社会功能严重受损，或无法进行有效交谈。

3. 病程标准　精神障碍的病期至少持续1个月。单纯型另有规定。

4. 排除标准　排除器质性精神障碍，及精神活性物质和非成瘾物质所致精神障碍。尚未缓解的精神分裂症患者，若又罹患本项中前述2类疾病，应并列诊断。

（二）各种亚型的诊断要点

1. 偏执型　符合精神分裂症的诊断标准，以妄想为主，常伴有幻觉，以听幻觉较多见。

2. 青春型　符合精神分裂症的诊断标准，常在青年期起病，以思维、情感、行为障碍或紊乱为主。例如明显的思维松弛、思维破裂、情感倒错、行为怪异。

3. 紧张型　符合精神分裂症的诊断标准，以紧张综合征为主，其中以紧张性木僵较常见。

4. 单纯型　以思维贫乏、情感淡漠、意志减退等阴性症状为主，从无明显的阳性症状；社会功能严重受损，趋向精神衰退；起病隐袭，缓慢发展，病程至少2年，常在青少年期起病。

5. 未定型　符合精神分裂症的诊断标准，有明显阳性症状；不符合上述亚型的诊断标准，或为偏执型、青春型或紧张型的混合形式。

6. 其他形式的诊断要点

(1) 精神分裂症后抑郁：最近1年内确诊为精神分裂症，精神分裂症病情好转而未痊愈时出现抑郁症状；此时以持续2周以上的抑郁为主要症状，虽然遗有精神病性症状，但已非主要临床相；排除抑郁症、分裂情感性精神病。

(2) 精神分裂症缓解期：曾确诊为精神分裂症，现临床症状消失，自知力和社会功能均恢复至少已2个月。

(3) 精神分裂症残留期：过去符合精神分裂症的诊断标准，且至少2年一直未完全缓解；病情好转，但至少残留下列1项：① 个别阳性症状；② 个别阴性症状，如思维贫乏、情感淡漠、社会性退缩、意志减退；③ 人格改变；社会功能和自知力缺陷不严重；最近1年症状相对稳定，无明显好转或恶化。

(4) 精神分裂症衰退期：符合精神分裂症的诊断标准，最近1年以精神衰退为主；社会功能严重受损，成为精神残疾。

(5) 精神分裂症慢性：符合精神分裂症诊断标准；病程至少持续2年。

（三）鉴别诊断

1. 神经衰弱　神经衰弱病人自知力完整，情感反应强烈，积极要求治疗。而精神分裂症病人自知力不完整，无相应情感反应，治疗要求不迫切，并可有神经衰弱患者不可能出现的思维离奇、情感迟钝、兴趣减少和行为孤僻等症状。

2. 抑郁症　紧张性木僵病人不管医生尽多大努力，均不能引起病人的情感反应，病人情感淡漠，有时可伴违拗。而抑郁性木僵病人在医生的耐心询问下，回答虽缓慢简短但切题，即使不能回答，其眼神和表情与周围人仍有情感交流。

3. 躁狂症　精神分裂症病人在急性期可有兴奋躁动，但不伴有情感高涨，情感变化与思维内容和环境也不配合，动作也较单调刻板。而躁狂症病人情感高涨，情感变化与思维内容和环境相配合，洞察反应也较敏捷。

4. 反应性精神障碍　由精神因素促发的精神分裂症病人，随着病情的发展，其妄想越来越荒谬，离精神因素越来越远，并缺乏相应情感反应，不主动暴露其内心体验。而反应性精神障碍病人即使有妄想，其内容也不荒谬，能紧紧围绕精神因素，情感反应鲜明强烈，能主动叙述其内心体验，以求得支持和同情。

5. 偏执性精神障碍　偏执型精神分裂症病人常有幻觉，其妄想荒谬离奇、不断泛化和不肯暴露，多有情感淡漠和孤僻退缩，晚期可致精神衰退。而偏执性精神障碍的妄想系统，不荒谬离奇，无不断泛化，妄想内容愿意表达，情感和行为反应与妄想内容相一致，不会导致精神衰退。

6. 人格障碍　在精神分裂症起病前后，其情感行为是质的变化。而人格障碍是个性偏离，在不顺利境遇中可更加突出，但属于量的变化。

7. 躯体疾病所致精神障碍　当躯体因素诱发精神分裂症时，可有意识障碍，当意识障碍减轻或消失时，其思维内容与环境脱离更明显，随着时间推移，精神症状的恶化与躯体疾病逐渐失去关联。而症状性精神病当意识障碍减轻或消失时，病人的思维内容与环境无明显脱离，精神症状的恶化和躯体疾病紧密关联。

8. 脑器质性精神障碍　精神分裂症无智能障碍和神经系统阳性体征。而脑器质性精神障碍常有智能障碍和精神系统阳性体征。

精神分裂症一般不伴有定向、记忆和注意障碍，也没有大小便失禁，其脑电图和脑脊液检查正常。但散发性病毒性脑炎往往有定向、记忆和注意障碍及大小便失禁等症状，其脑电图及脑脊液检查可有异常。

精神分裂症病人通常无癫痫发作史，无病理性赘述，有情感淡漠，对治疗不合作，脑电图正常。而癫痫病人常有癫痫发作史，病理性赘述，情感反应良好，对治疗合作和脑电图异常。

精神分裂症少见有嗜睡或意识模糊状态，通常无记忆和智能障碍。而脑肿瘤可有嗜睡和亚急性意识模糊状态，也可有一定程度的记忆和智能障碍。

五、治疗

(一) 急性期治疗

1. 肌内注射　对兴奋躁动或拒绝服药的患者，可肌内注射氟哌啶醇 10 mg 1 日 2 次。病情改善后用口服药物治疗。肌内注射可引起局部疼痛、硬块和无菌性脓肿，故使用常不超过 3 天。

2. 治疗量　以疗效理想和副作用最小为准。一般成人剂量氯丙嗪为 300 ~ 400 mg/d，奋乃静 30 ~ 60 mg/d，氟奋乃静 15 ~ 20 mg/d，氟哌啶醇 12 ~ 20 mg/d，甲硫哒嗪 600 ~ 800 mg/d，氯氮平 300 ~ 400 mg/d，利培酮 2 ~ 4 mg/d。

3. 加药和服法　口服药一般采用渐增法，药物从小剂量开始(例如氯丙嗪 100 mg/d)。以 2 周左右时间逐渐增至治疗量(例如氯丙嗪增至 300 mg/d)。如剂量不大，可睡前顿服；如剂量较大，则宜分次服用。

4. 起效时间和换药　一般来说，兴奋躁动在 1 周内起效，幻觉妄想在 4 ~ 8 周起效。如既无疗效也无锥体外系副反应，则可能是剂量不够。急性病例使用治疗量 4 ~ 8 周无效即可换药，慢性病例使用治疗量 3 ~ 6 个月才考虑换药。

5. 继续治疗　在急性期精神症状被控制后，应持续用治疗量治疗 1 个月以上，然后逐渐减至维持量。减药原则是先减中午的，后减晚上的。

(二) 维持治疗

1. 维持时间　精神分裂症患者缓解后，不维持抗精神病药治疗者复发率比维持者至少高 2 倍。首发精神分裂症停药 1 年的复发率为 41% ~ 57%，而复发精神分裂症则为 74% ~ 80%。有人推荐前者至少维持治疗 1 ~ 2 年，后者至少维持 5 年乃至终生。

2. 维持剂量　维持剂量与复发率呈负相关。剂量高者复发率低，但副作用多；剂量低者复发率高，但易被再控制，且副作用少，主客观健康感改善，情感退缩和迟钝反应较轻。因此，只要病情稳定，应将药物减至最低有效量；如副作用仍严重，可减至最低有效量的下限，例如氟哌啶醇 2.5 mg/d。约 1/3～1/2 患者出院后第 1 年能减至原量的 50%～30%，其中半数患者次年又能减少 25%。因精神分裂症患者每年 4～5 月份复发率高，故此期间应避免减药。

3. 维持方式　维持期间的抗精神病药可每晚服用 1 次，好处是能减少抗精神病药和安坦的每日总剂量，改善睡眠和减少白天副作用，且不降低疗效。

长效注射抗精神病药在维持治疗中占有重要地位，如复发 2 次以上，应常规使用这种制剂。为避免副作用，应重视剂量的微调节，尽量减至最低有效量。例如氟奋乃静癸酸酯的最低有效量下限为 6.5～12.5 mg 每 2 周 1 次；而氟哌啶醇癸酸酯则为 50～60 mg，每 4 周 1 次。晚近研究表明，氟哌啶醇癸酸酯比氟奋乃静癸酸酯效果好，且锥体外系和抑郁副作用少；可以用 1.4:1 的剂量置换氟奋乃静癸酸酯。

药物假日、微剂量用药和靶干预的复发率均较高，应限用。例如对病情稳定 5 年者可考虑微剂量用药，对维持用药不能耐受常见副作用者可慎重考虑靶干预。

（三）妊娠期处理

1. 妊娠影响病情　一般认为，妊娠有益于预防精神分裂症复发。因为妊娠能增加雌激素，雌激素能抗多巴胺能，而抗多巴胺能能预防病情复发。可是 McNeil 等（1984）发现，在精神分裂症妇女妊娠后，59%的精神卫生状况恶化。

2. 妊娠停药的后果　在精神分裂症痊愈后，妊娠期维持治疗均无复发，不维持治疗的复发率为 15%。如果妊娠期未痊愈，不维持治疗的复发率则高达 60%以上。复发对母子营养、自我照顾和围产期护理不利，甚至造成自杀或流产等后果。

3. 抗精神病药的致畸性　一般认为，低效价药物比高效价药物致畸率高。Rumeau－Rouuette 等将氯丙嗪与三氟拉嗪及氟奋乃静分别观察，结果发现，前者的致畸率明显升高，而后两者则无明显升高。

（1）氯丙嗪：氯丙嗪是否致畸与剂量有关，服用 100 mg/d 对胎儿不致产生有害影响。而服用 500 mg/d 以上则可能引起：① 早产；② 新生儿呼吸抑制；③ 新生儿锥体外系副反应；④ 低温；⑤ 低血压；⑥ 缺肢畸形。

（2）三氟拉嗪：有调查表明，478 例妇女妊娠头 3 个月使用三氟拉嗪，无 1 例发生胎儿畸形。尽管有三氟拉嗪引起大脉管完全变形的报告，但 Onnis 等（1984）认为，孕期不必限用三氟拉嗪。

（3）奋乃静：Harer 给 56 例妇女在妊娠头 3 个月服用奋乃静 12 mg/d，结果发现，奋乃静对胎儿和母体均无有害影响。可能奋乃静是酚噻嗪类抗精神病药中最安全的一种。

（4）氟奋乃静：245 例妇女在妊娠头 3 个月服用奋乃静，无 1 例发生畸形。但 Onniss（1984）认为，氟奋乃静的安全性有待确定，临床上宜慎用。

（5）其他：舒必利和泰尔登在妊娠时使用均无致畸效应。但舒必利通过升高催乳素水平引起锥体外系副反应，对妊娠不利；泰尔登的安全性也未最后确定。氟哌啶醇的致畸性已受到争议，已有氟哌啶醇与多肢体畸形死婴有关的报告。

4. 抗精神病药对胎儿的副反应

（1）撤药综合征：个案报告发现，孕妇服用抗精神病药，生下的新生儿可出现运动不安、震颤、反射亢进、肌张力增强、怪相、舌头伸出、喂食困难和帕金森征，出生后数小时至数天出现，数月后消失。这可能是撤药综合征的表现。

(2) 身高和体重:Slone 等(1977)纵向研究揭示,母亲怀孕时服用酚噻嗪类药物,孩子 7 岁后的身高和体重明显高于对照儿童。机制可能是抗精神病药通过长期阻断 D_2 受体,引起该受体超敏,从而刺激生长激素释放。

5. 妊娠期用药指南

(1) 何时妊娠:病情尚未稳定、维持剂量较大者不宜妊娠。病情稳定 2 年以上、维持剂量中等以下(氯丙嗪等价剂量≤400 mg/d)者,可以妊娠。

(2) 妊娠头 3 个月应中断药物:因为抗精神病药在胚囊包埋前可破坏胚囊,在胚囊种植后 1~9 周也能损害胚囊,而到受孕 4 个月后则不再致畸。故应在妊娠头 3 个月中断药物,到第 4 个月以后再使用。如果断药后复发,则只能在人工流产和重新用药之间抉择。

(3) 妊娠第 4 个月后如何使用药物:应尽可能选用奋乃静,因为它最安全,也可选用相对安全的三氟拉嗪、氟奋乃静或泰尔登,避免选用致畸性较大的氯丙嗪和氯氮平。以维持量的半量使用,分娩后的精神分裂症复发率增高,应增加维持量。

(4) 抗胆碱药和抗组胺药的致畸性:抗精神病药可引起锥体外系副反应,后者需用抗胆碱药和抗组胺药处理,而抗胆碱药和抗组胺药也增加致畸率,故尽可能不用。因为妊娠 4 个月后所用抗精神病药是维持量的半量,故不用抗胆碱药和抗组胺药是完全可能的。

教学病例

女,23 岁,待业。感到自己不是父母亲生的 1 年。

患者一年前南下广州找工作,在广州市内公共汽车上见一陌生中年妇女,手里拿着一本唐诗 300 首,望着自己,便意识到这位中年妇女是自己的亲生母亲,在北京工作,是一名高级知识分子,因为工作太忙而将自己托付给现在南京的父母,她当时用眼睛盯着自己是想认女儿但又不能认。下车后走到一僻静处,自己的皮包被 2 个坏人抢走,便认为自己的父亲是香港或台湾的 1 名巨商和黑社会头目,并且得罪了另一黑帮势力。后者在港台斗不过他父亲,便把气撒在她身上。患者在表哥处住下,一觉醒来,看见表哥用异样眼光看着自己,便推断自己在睡眠中被表哥奸污了。走在马路上感到有人跟踪自己,自己走得快,他们也走得快,自己走得慢,他们也走得慢,其中一部分人是她亲生父亲派来保护她的,另一部分是他亲生父亲的死对头来劫持她的;耳中听到声音说,“快跑,快跑,他们要来抓你。”于是撒腿就跑。声音还说,“赶快丢掉手表、皮夹子,不然不安全”。自己不能不听声音的命令,于是丢掉手表和皮夹子。感到自己的精神和行为都受那黑社会的控制,他们还能探测自己内心的想法,于是向警方求助,但警方找不到任何证据,并发现患者语无伦次,于是将其遣送南京,由父母带来精神病院住院。

家庭中无精神病史。既往躯体健康。病前性格内向,话少。

体检:无阳性发现。

精神检查:命令性幻听,非血统妄想,被害妄想,跟踪妄想,影响妄想,内心被揭露感,情感平淡,无自知力。

(喻东山)

第十八章 情感性精神障碍

情感性精神障碍(affective disorder),又称为心境障碍(mood disorders),是以显著而持久的情感或心境改变为主要特征的一组疾病。通常显示情感高涨或低落,伴有明显认知和行为改变,间歇期精神状态基本正常,常有复发倾向,预后一般较好,但也有小部分较持久的心境障碍成为慢性。

一、流行病学

双相情感性精神障碍的患病率:既往研究显示,工业化国家中双相情感性精神障碍的终生患病率为0.6%~0.9%,新西兰报告为0.24%。新近Kcsslct等(1994)报告美国双相情感性精神障碍终生患病率为1.6%(男性1.6%,女性1.7%),高于以往的研究结果。国内在20世纪50、70和80年代做了大量的精神疾病流行学调查研究工作,最突出的是1982年全国精神疾病流行学调查协作组,采用国际上较先进的科学方法,统一的诊断标准,同一工具、方法,抽样一致,结果情感性精神障碍时点患病率为0.37‰,终生患病率0.76‰。1993年在1982年12个地区中的7个地区进行了第二次流行学调查,情感性精神障碍时点患病率为0.52‰,终生患病率为0.83‰,有增高趋势。但与国外调查相比仍有悬殊,可能与调查方法、诊断标准及种族文化有关。

情感性精神障碍流行学研究受多种因素影响,结果差异颇大,最为关键的原因是不同历史时期、不同地域的研究,研究者间应用的分类和诊断标准不同,对该病的认识及病例的检出方法各异之故。

二、病因及发病机制

情感性精神障碍的病因及病理生理极为复杂,可能与遗传、生化、生理、内分泌及心理社会等因素有关,迄今仍未完全阐明。

(一)脑结构及脑功能的改变

近些年来,随着电子计算机断层扫描(CT)、磁共振成像(MRI)、正电子发射计算机断层扫描(PET)和单光子发射计算机断层扫描(SPECT)的临床应用,通过脑成像的研究发现,情感性障碍病人的脑功能和脑结构有改变,人们开始对"功能性"精神病这一概念提出质疑和挑战,研究越深入,发现这"功能性"精神病可能确有其"器质性"物质基础。

抑郁症的脑室扩大比健康对照组明显,尤以双相Ⅰ型病人,伴有严重精神病性(伴有幻觉妄想者)病人及老年病人较多见。但据Swayze等(1990)推测,脑室扩大是情感性障碍的易感因素,而不是情感性障碍的结果。

功能性成像PET、SPECT研究结果不一。比较一致的是抑郁症病人前额叶背外侧,扣带皮质,可能还有基底节某些区域的血流量减少。一种新的脑成像技术磁共振波谱分析(magnetic resonance spectrospcopy,MRS)发现,双相Ⅰ型病人神经细胞膜磷脂代谢异常。情感性障碍涉及边缘系统、基底节和下丘脑的病理变化,边缘系统和基底节的神经病理障碍很可能伴发抑郁症状。

（二）遗传因素

经多年的研究资料表明，遗传因素在情感性障碍发生中起着重要作用，随着研究技术的发展，分子遗传学及重组DNA技术在精神疾病中的应用，为显示情感性障碍基因水平的缺陷提供了可能性。

1. 家系研究　众多研究提示，情感性障碍是有明显的家族聚集性，双相情感障碍先证者的亲属患情感性障碍的机率为一般人群的10～30倍，血缘关系越近，患病机率越高。

2. 双生子研究　双生子调查是遗传学研究的重要方法，双生子研究主要是比较单卵（MZ）和二卵（DZ）双生子的同病率。研究提示，单卵双生子的同病率是65%，二卵双生子是14%。仅管同病率在不同研究者之间变化很大，单卵双生子同病率明显高于二卵双生子。二卵双生子的双相I型情感性障碍的同病率又比单相高，表明双相者遗传倾向更加明显。

3. 寄养子研究　即是调查从小寄养的患情感性障碍病人的亲生父母与养父母情感性障碍患病率的差异。研究发现，患病双亲的亲子，即使他们在不患病的寄养家庭中抚养，其患情感性障碍的危险仍在增加。被寄养的患情感性障碍孩子的生物学双亲，其情感性障碍的患病率近似于非寄养的患情感性障碍孩子的生物学双亲的患病率，而养父母情感性障碍患病率与一般人群的基础患病率相近，表明本病与遗传因素关系密切，而与环境因素关系不大。

4. 连锁（linkage study）研究　随着分子遗传技术的应用，有研究发现，双相情感性障碍易患基因位于11号染色体短臂上，但以后未能重复而排除了这一可能。另外对性染色体与情感性障碍的关联问题，迄今亦未被公认。

（三）生物学因素

1. 生物胺假说　主要涉及到去甲肾上腺素（NE）和5－羟色胺（5－HT）两种神经递质与情感性障碍关系密切。最早由Schildkraut（1965）提出，抑郁是脑内NE/5－HT功能不足，躁狂则为过高。其根据是来自神经药理的研究，实验动物经抗抑郁药物处理以后，经一段时间发现，β－肾上腺素能受体及5－HT_{2A}受体密度改变，敏感度下降，这一改变的时间与临床症状改善需1～3周相近。

（1）去甲肾上腺素的研究：躁狂病人的中枢NE水平比对照组或抑郁病人增高，这种增高与躁狂的严重程度相关。在NE受体方面，躁狂病人α_2受体功能减退，α_1受体超敏，则与躁狂病人的精神运动性兴奋相关联。抑郁病人额叶皮质β－肾上腺素受体密度升高，大脑α_2肾上腺素受体密度升高（自杀者），NE中介的生长激素释放反应迟钝；早期测定24小时尿MHPG含量，发现双相病人抑郁期比躁狂期低，亦比正常对照组低，但多数抑郁病人血、尿及脑脊液NE及代谢产物研究与正常对照组无明显差异。

（2）5－羟色胺的研究：对5－HT与情感性障碍的关联认识较早，随着神经药理学的进展，研究越发深入。5－HT具有许多重要生理功能，直接或间接地调节人的心境、睡眠、体温、疼痛、呕吐、昼夜节律和内分泌功能。抑郁病人的抑郁心境、厌食、失眠、性功能减退、内分泌功能及昼夜节律紊乱可能与5－HT功能紊乱有关。抑郁病人的血浆色氨酸水平减少，脑脊液中5－HIAA减少（自杀者），5－HT中介的催乳素释放反应迟钝，皮层5－HT_2受体结合升高。临床实践中用选择性5－HT再摄取抑制剂（SSRIs）如氟西汀在治疗抑郁症中作用肯定，也进一步说明5－HT是抑郁症病人最有关联的神经递质。随着对5－HT系统研究的深入，发现5－HT受体不同亚型其作用有别，如新一代抗抑郁剂5－HT_2拮抗剂奈法唑酮（nefazodone）和5－HT_1激动剂伊沙匹隆(ipsapirone)可能对 5 - HT 受体系统有另外的作用。

(3) 多巴胺:抑郁症病人多巴胺功能减退,而躁狂症增高。根据多巴胺受体新亚型的发现及对突触前膜和后膜多巴胺功能理解的加深,进一步丰富了多巴胺与情感性障碍间关系的研究。如降低多巴胺浓度的药物(如利血平)和疾病(如帕金森病)均可导致抑郁;同样,增高多巴胺浓度的药物,如酪氨酸、苯丙胺和氨非他酮能缓解抑郁症状。关于多巴胺与抑郁症之间关系有两个较新的理论,一是抑郁症是因多巴胺中脑边缘通路功能紊乱;二是多巴胺 D_1 受体功能减退。躁狂病人多巴胺亢盛,从精神药理发现拟多巴胺药(溴隐亭)可促发躁狂,抗多巴胺药如抗精神病药、锂盐等能抗躁狂发作。另外,躁狂病人脑脊液中高香草酸浓度增高。

(4) 第二信使系统功能失调:有研究提示双相情感性障碍患者环磷酸腺苷(cAMP)和磷脂酰肌醇(PI)代谢异常。正常情况下两个系统保持平衡,情感活动正常。cAMP 功能减退和/或 PI 系统功能相对增高导致抑郁,反之出现躁狂。

2. 内分泌改变　下丘脑是神经内分泌轴的调节中枢,其自身也受许多生物胺神经递质神经元输入,神经内分泌轴调节异常可能是包涵生物胺神经元功能异常的结果。与情感性障碍有关的主要内分泌改变有:

(1) 肾上腺轴(HPA):抑郁病人血浆皮质醇水平增高和尿皮质醇及代谢产物 17 - 羟皮质类固醇排出增多,可能为下丘脑中 NE 能神经元抑制下丘脑分泌促皮质激素释放因子(CRF),从而控制与调节血中皮质醇水平。DST 试验作为抑郁症的诊断标志一度盛行,后经多数实验,敏感性仅 40%。事实上,有数种神经递质涉及到对 HPA 的调节,故难以说明 DST 异常与哪一个递质有关。

(2) 甲状腺轴(HPT):甲状腺功能亢进可发生躁狂,甲状腺功能减退可出现抑郁,表明甲状腺功能状况与情感性障碍关系密切。据较多的研究报告,重性抑郁患者促甲状腺激素(TSH)对甲状腺激素(TRH)反应迟缓,有助于测定患者 HPT 的功能。然而,同样的异常现象在其他精神疾病患者也有报道,故亦非特异性改变。

3. 电生理研究　由于躁狂与抑郁病人都有睡眠障碍。借助于多导睡眠图(polysomnogram)发现,抑郁症的睡眠也像其他睡眠障碍一样,睡眠潜伏期延长,总睡眠时间减少,觉醒增多,早醒,睡眠效率下降,第一阶段百分比增加,δ 睡眠减少和睡眠时相转换增多。而其特征性改变是快眼运动(REM)睡眠潜伏期缩短,只有 40 ~ 50 分钟(正常成人平均 70 ~ 90 分),因此认为具有特征性生物学标志;另一特征是 REM 密度增加,其敏感性为 35% ~ 95%,特异性 62% ~ 100%,显然这些仅可提供诊断参考。躁狂病人睡眠图研究较少,但均有睡眠过程障碍,睡眠总时间减少,REM 测量值结果较有争议。

4. 社会心理因素　尽管长期以来对情感性疾病生物学病因研究甚多,但由于人生活在社会之中,人的欢乐、烦恼、幸福、悲痛、舒畅、焦虑等这一切维持或破坏人的正常生理功能的情绪都与社会紧密相连。社会因素在情感性疾病特别是抑郁症的发生、发展、治疗、预防中的重要性,越来越引起人们的重视。

生活事件一般分为两类,一类为新近的生活事件,如亲人丧亡,意外灾害,经济损失等;一类为较长期的困境,如持久的婚姻不和,居住条件恶劣,人际关系不和等。从临床工作中发现,抑郁症常在紧张生活事件之后发生。Paykel 应用流行学方法,发现严重生活事件后 6 个月内出现抑郁症的危险度升高 6 倍,自杀的危险性增加 7 倍。双相障碍也发现 28% ~ 50% 的躁狂患者在首次发作前 3 个月有过重大生活事件,这些生活事件至少是第一次发作的促发因素。

总之，情感性障碍的病因复杂，众多的生物因素和社会心理因素也不能割裂开来，以何为侧重，尚需长期地、仔细地深入研究。

三、临床表现

人类的情感活动多种多样，十分复杂，情感虽受环境、文化、个性素质的因素变化，但总是在一定范围内波动。而在病态情况下，临床表现两种现象：躁狂症状和抑郁症状。

（一）躁狂发作

1. 情绪高涨　情绪高涨或激惹是必备症状。终日表现喜悦，热情，愉快，兴高采烈，洋洋自得，讲话时眉飞色舞，喜笑颜开。轻者以愉快欢乐、热情为主，颇具“感染力”。有时以愤怒、易激惹、敌意等为临床心境障碍的特征，他们可为区区小事显得暴跳如雷，在极度激惹时可产生破坏、攻击行为。

2. 思维奔逸　主要表现言语增多，语流加快，语音变大，话多滔滔不绝，或难以打断病人的话题。患者联想迅速，一个概念接着一个概念，典型的联想加快出现“音连”、“意连”，严重时出现言语跳跃而类似破裂样思维。患者在言谈过程中常随着环境的变化而转换话题，特称为“随境转移”。

3. 夸大观念和妄想　病人自我评价过高，能力过人，目空一切，自命不凡，自我炫耀，趾高气昂，摆阔气；有时夸大自己的能力、财富、容貌等可达到妄想的程度。

4. 活动增多　病人活动过多，精力旺盛，时刻忙碌不停，但做事却有头无尾，有始无终；有时手舞足蹈，犹如演戏一般。对各项活动均感兴趣，主动积极参与，毫不顾及后果。

5. 注意转移　病人注意力易受周围环境所影响，但不持久，故不断变换话题和活动内容。

6. 其他症状　躁狂病人也可以出现与心境不协调的症状，如幻觉或被害妄想、关系妄想，甚至可以出现一级症状等分裂样表现，睡眠需要普遍减少。

7. 不同亚型其症状表现亦有差异　如轻躁狂，症状一般较轻，虽具有临床症状的特点，但尚能进行交谈，生活可以自理并非严重到需要住院。躁狂症较前者为重。谵妄性躁狂则可有轻度意识障碍和严重的精神运动性兴奋，行为紊乱，管理困难，有时出现躯体消耗性衰竭。老年躁狂症与成人相似，但活动多不明显，情感容易激惹，夸大明显。儿童躁狂症与成人不同，以行为障碍为突出，情感表达显得单调，而行为表现活动增多，要求多，无故捣乱，逃学，常具有攻击破坏行为。症状大多不够典型。

（二）抑郁发作

1. 情绪低落　情绪低落者可以从病人的面部表情、自我体验、诉说中反映出来，常诉忧愁、沮丧、绝望，病人即使碰到高兴的事也高兴不起来。有时表现“心烦”、“烦闷”，有的病人在诊视时强作笑脸。虽然存在内心抑郁体验，而表情上习惯加以掩饰，应引起重视。

2. 思维障碍　主要是感到无兴趣，无价值，无望，无助，无用感，总把事物看成暗淡的一面，思考困难，工作能力下降，反省过去感到内疚、自责、自罪，有时夸大自己的“罪孽”而形成罪恶妄想。

3. 兴趣及精力减退　他们对往日的日常工作和业余爱好变得兴趣索然，对各项活动均感到毫无意义，患者感到全身乏力，即使不干活也感劳累，明明知道自己应该做什么而缺乏动力，显得疏懒、力不从心。

4. 精神运动阻滞　行动迟缓，很少有自发的活动，讲话语音低沉，思维活动过程亦缓慢，严重者可以呆坐不语或卧床不起、不食，陷于木僵状态。

5. 生物学症状　如睡眠障碍，以早醒居多，食欲减退，体重减轻，便秘，性功能减退，情绪变化昼重夕轻，有的伴有植物神经功能障碍，如头痛、头晕、心悸、出汗、皮肤冷热感等。

6. 其他症状　可伴有焦虑，恐怖，强迫症状，人格解体等。也可有罪恶妄想，疑病妄想，被害妄想，虚无妄想等。知觉障碍常以幻听为主，内容多带有谴责性。

7. 自杀观念与行为　在严重自责自罪基础上产生自杀观念和行为，约 2/3 抑郁患者有过自杀观念，10% ~ 15% 有自杀行为，自杀是抑郁症患者的一大危险。自杀行为往往不是发生在疾病严重阶段，因此时精神运动阻滞不能使自杀观念付诸行动；而常发生在抑郁的缓解期，应特别引起警惕。

根据抑郁的程度和特点，分为不同亚型，有轻度抑郁、中度抑郁、重度抑郁、激越型抑郁、迟钝型抑郁。

老年性抑郁在老年人口中常见，也容易漏诊，因他们多以躯体主诉为特征，可出现疑病症状，认知功能减退明显，记忆力、计算、理解判断力下降，类似痴呆（抑郁性假性痴呆），需与真性痴呆鉴别。老年患者一旦决心自杀常比青壮年病人更坚决，行为也更隐蔽。

儿童和少年抑郁症表现学校恐怖，逃学，出走，哭闹，违拗，发脾气，厌倦不安，孤独退缩，对周围不感兴趣等。有的也以行为障碍突出。

（三）病程与预后

情感性障碍病程呈发作性特点，病程中既有躁狂发作、又有抑郁发作者称为双相情感性障碍。一般急性发作以后 70% ~ 85% 可明显或完全缓解。有人对情感性障碍随访 20 年，发现单相抑郁平均发作次数为 4 ~ 6 次，双相 7 ~ 9 次。对单相病人为期 20 年的随访，仅一次发作者占 15%，而双相病人都有多次发作。

该病的预后转归，一般认为急性情感性障碍预后较好，但也有 15% ~ 20% 病人转为慢性，社会功能未能恢复到病前水平，长期追踪自杀死亡者 15% 左右。

四、诊断与鉴别诊断

（一）诊断工具

情感性障碍的诊断应根据病史、临床症状、病程及躯体、神经系统和化验检查以排除躯体原因所引起的继发性情感性障碍。由于制定了各种检查工具和诊断标准，使临床检查、诊断标准化、计量化，结果更具有客观性、可比性和可重复性。

常用的量表有 Bech – Refaelsen 躁狂量表、Hamilton 抑郁量表和 Zung 氏抑郁自评量表。各量表的项目包括主要和常见症状，每一个症状按其严重度和出现频率分成若干等级，评分结果可以反映疾病性质和严重程度，如 Hamilton 抑郁量表 17 项总分少于 6 分者一般认为无抑郁症状，17 ~ 24 分可以肯定为抑郁，大于 25 分为严重抑郁。

（二）诊断标准

情感性障碍的诊断概念和诊断标准很多，当今世界上影响较大的两大诊断系统，国际通用的《国际疾病分类手册第 10 版》（ICD – 10）和美国《精神障碍诊断统计手册第 4 版》（DSM – Ⅳ）。中国精神障碍分类与诊断标准第三版（CCMD – 3）于 2001 年中华精神科学会通过并在全国范围内执行。

1. 躁狂发作的诊断标准

(1) 症状标准：以情绪高涨或易激惹为主要特征，持续至少1周，并至少有下列3项：① 注意力不集中或随境转移；② 语量增多；③ 思维奔逸（语速增快、言语迫促等）联想加快或观念飘忽；④ 自我评价过高；⑤ 精力充沛、不感疲乏、活动增多、难以安静、或不断改变计划和活动；⑥ 鲁莽行为（如挥霍、不负责任，或不计后果的行为等）；⑦ 睡眠需要减少；⑧ 性欲亢进。

(2) 严重标准：严重损害社会功能，或给别人造成危害或不良后果。

(3) 排除标准：排除器质性精神障碍或精神活性物质和非成瘾物质所致躁狂。

2. 抑郁发作的诊断标准

(1) 症状标准：以心境低落为主，持续至少2周，并至少有下列4项：① 兴趣丧失，无愉快感；② 精力减退或疲乏感；③ 精神运动性迟滞或激越；④ 自我评价过低、自责，或有内疚感；⑤ 联想困难或自觉思考能力下降；⑥ 反复出现想死的念头，或有自杀、自伤行为；⑦ 睡眠障碍，如失眠、早醒，或睡眠过多；⑧ 食欲降低，或体重明显减轻；⑨ 性欲减退。

(2) 严重标准：社会功能受损，给本人造成痛苦或不良后果。

(3) 排除标准：排除器质性精神障碍，或精神活性物质和非成瘾物质所致抑郁。

诊断标准虽规定了疾病的症状学标准、严重程度标准、时间标准和排除标准，但主要根据疾病症状学的横断面，而病程特点、发作性质、缓解状况、阳性家族史对于正确诊断也是不可少的，实际工作中应对病人具体情况作全面分析和综合判断。

（三）鉴别诊断

1. 躁狂发作的鉴别诊断

(1) 精神分裂症：躁狂病人不典型病例诊断较为困难，尤以具有与心境不协调的精神病性症状者。精神分裂症病人可有言语与精神运动性兴奋及夸大妄想，但精神分裂症患者的情感不是轻松、愉快、具有感染力，思维内容较为离奇不可理解，行为也多具有冲动性。这一些需仔细观察以资鉴别。

(2) 躯体疾病所致精神障碍：甲状腺机能亢进可出现轻躁狂状态，但其情感以焦虑、紧张和情绪不稳定为主，躯体主诉多，伴有原发躯体症状和体征。

(3) 中毒性精神病：某些药物如皮质激素、异烟肼、阿的平等可引起躁狂症状，应根据原发疾病、用药历史与精神障碍的关系、停药后可以好转等加以区别。

2. 抑郁发作的鉴别诊断

(1) 神经衰弱：抑郁症患者可有躯体化症状，如头痛、头晕、无力、失眠、记忆力减退等，易误诊为神经衰弱。后者情绪以焦虑、脆弱为主，缺乏抑郁症典型的生物学症状，自知力完好，求治心切。

(2) 心因性抑郁：患者起病有明显的心理因素，所表现的精神症状也反映了心因的内容，情绪波动较大，叙述心理因素时言语并不减少，无明显自责与内疚，失眠为入睡困难而非早醒。

(3) 精神分裂症：精神分裂症的病程中可出现抑郁症状，甚至发生类似抑郁木僵，但精神分裂症的抑郁表现无内心不快的体验，而以表现淡漠、呆板为主，妄想内容比较荒谬。对抑郁症病人深入检查时可发现病人流露出抑郁情绪。

(4) 其他：如甲状腺功能低下，某些药物也可引起抑郁，需根据病史鉴别。

五、治疗

(一)药物治疗

1. 抗躁狂发作的药物治疗

(1) 锂盐:国内自20世纪70年代广泛用于临床以来,已证明锂盐控制躁狂症有效。主要用于躁狂症的急性发作及预防双相情感性障碍患者的躁狂及抑郁发作。

a. 作用机理:锂经离子通道进入细胞内而置换细胞内钠,降低细胞的兴奋性。锂能抑制中枢神经NE和DA的释放并增加神经元的重摄取;锂还能使5-HT的生物合成增加;锂也对腺苷酸环化酯有抑制作用,使其减少。

b. 剂量和用法:治疗前检查肝、肾功能,甲状腺功能及其他生化检查是必要的。一般采用渐加法,始剂量常为0.5 g/d,分2~3次口服,可在5~7天左右加至治疗量。急性躁狂的治疗量一般为900~2 000 mg/d,维持量500~1 200 mg/d。

c. 血锂浓度的测量:因锂盐的治疗指数低,治疗量与中毒量接近,因而需常规进行血锂浓度监测,每周1次,1个月后4~6周测定一次。如病人食欲不佳、发热、腹泻疑有中毒可能时应随时检测。急性期治疗的有效血锂浓度为0.8~1.2 mmol/L,维持治疗血锂浓度为0.5~0.8 mmol/L。1.4 mmol/L为有效治疗浓度的上限,超过此值容易中毒。

d. 禁忌证:锂盐治疗的主要禁忌证是严重肾脏疾病,心脏病,慢性严重腹泻,严重甲低,缺钠,缺水等。

e. 副反应与中毒:消化系统为常见的副反应,厌食、恶心、呕吐、腹泻等可能为锂中毒的先兆;神经精神副反应有疲乏、双手细小震颤、意识改变或粗大震颤则应疑中毒;甲状腺功能低下;肾脏副反应有烦渴和多尿,严重者尿崩症;心电图可出现T波低平和QRS延长较多见。

典型的锂中毒表现为急性脑病综合征,有不同程度的意识障碍,共济失调,构音不清,腱反射亢进。随着病情发展血压下降、心律失常、少尿、无尿,可出现昏迷,危及生命。锂中毒时无特殊解毒剂,主要紧急措施为立即停药和清除过多的锂,以及支持疗法和对症处理。常用静脉注射生理盐水、甘露醇以利锂的排出。病情危急时应实行血液透析,使血锂浓度降至1.0 mmol/L以下。

(2) 卡马西平:是一种抗癫痫药,可控制急性躁狂、双相情感性障碍及预防躁狂和抑郁发作。卡马西平的剂量300~1 200 mg/d,分2~3次口服,治疗血浓度为6~12 μg/ml;预防剂量是300~600 mg/d,血药浓度为6 μg/ml。

治疗初期常见的副作用有眩晕、头痛、嗜睡、共济失调,可有皮疹,偶有白细胞减少、血小板减少、再生障碍性贫血等。曾有剥脱性皮炎发生的报道。超大剂量可导致精神错乱、谵妄,甚至昏迷,此时采用洗胃、服用活性炭和支持治疗。突然停药可致癫痫大发作,所以必要时要逐渐减量再停用。

(3) 丙戊酸盐:有丙戊酸钠、丙戊酸镁。用于急性躁狂的治疗,也可用于双相情感性障碍的治疗和预防。丙戊酸钠也采用渐加法给药,开始400~600 mg/d,分次服用,每隔2~3天增加200 mg;治疗剂量800~1 800 mg/d,治疗血药浓度为50~100 μg/ml。常见副反应有厌食、恶心、腹泻等,偶见震颤、复视、运动失调,白细胞、血小板减少偶有发生。治疗期间定期检查血象和肝功能,一旦出现异常立即停用。

(4) 抗精神病药:虽然抗精神病药主要用于治疗精神分裂症,但因躁狂发作时的冲动、兴奋、幻觉、妄想等需要立即加以控制,抗精神病药起效时间比锂盐快。常用的药物有氯丙嗪、氟哌啶醇口服或肌注,氯氮平也常选用。(可参考精神分裂症药物治疗部分)

2. 抗抑郁发作的药物治疗

(1) 三环抗抑郁药(TCA):此类药物包括阿米替林、丙咪嗪、氯丙咪嗪、去甲替林、去甲丙咪嗪、多虑平等。

a. 作用机理:较为复杂。早期认为减少突触前膜对生物胺的回收,使突触后受体部位有效神经介质浓度升高。晚近研究 TCA 能激动 β 肾上腺素能受体和 $5-HT_1$ 受体、抗 α_1 肾上腺素能受体和 $5-TH_2$ 受体,这些都与抗抑郁效应有关。此外尚有抗胆碱能作用则与副作用有关。

b. 剂量与用法:以阿米替林为代表,采用渐增法给药。初始剂量 25 ~ 50 mg/d,分次服用,2 ~ 3 天后渐增加剂量,最大剂量不超过 300 mg/d。

c. 副反应

① 与神经递质有关的副作用:抗胆碱能副作用在外周有视物模糊,口干,窦性心动过速、便秘、麻痹性肠梗阻和尿潴留、恶化窄角性青光眼等。在中枢抗胆碱能导致短期记忆障碍、幻觉、谵妄。去甲肾上腺素能副作用有高血压、出汗和直立性低血压。阻断 5 - HT 回收致恶心、呕吐、厌食、锥外系症状,可能激活精神运动性活动,体重增加、镇静等。

② 神经系统副作用:癫痫发作为 0.7‰ ~ 1‰,而在癫痫患者中,该药易促发癫痫。头痛、静坐不能、感觉异常、耳鸣等。

③ 精神副作用:谵妄,三环抗抑郁药血药浓度超过 300 μg/L 时,约 1/3 的病人会发生谵妄,其他包括老人,脑器质性疾病及联用抗胆碱能药物等易于发生。可有极度焦虑不安,激动、失眠、震颤。能诱发躁狂和快速循环性精神病。亦可出现幻觉、妄想和敌意等。

④ 心脏副作用:传导阻滞,对正常人威胁较小,对已有传导阻滞者威胁较大,高浓度时可导致心律失常;对冠心病患者心率增加,加重心肌缺血,诱发心较痛。

⑤ 血管副作用:直立性低血压,发生率为 10%。对高血压患者三环抗抑郁药能拮抗胍乙啶、可乐宁或 α - 甲基多巴的抗高血压作用。

⑥ 与生殖有关的副作用:有致畸作用,母亲服高剂量三环抗抑郁剂不宜喂乳。男性可有阳萎、性功能延迟。

⑦ 其他:少数患者有变态反应及免疫抑制作用。

d. 急性中毒:及早彻底洗胃,输液及利尿,抗胆碱脂酶药物毒扁豆碱可有效对抗 TCA 的抗胆碱能心脏毒性。毒扁豆碱 0.5 ~ 1 mg 肌注或静脉缓注;如脉搏不减慢,30 分钟后可重复注射 1 次,除有抗心律失常外还有促醒作用。苯妥英钠及利多卡因也可选用。禁用奎尼丁及普鲁卡因酰胺。心脏骤停应进行复苏,控制抽搐,处理脑水肿,保持呼吸道通畅,吸氧,保温,预防感染等。

(2) 四环类抗抑郁药:有马普替林、米安舍林。马普替林开始剂量 25 mg,每日 2 次,最大剂量 100 ~ 225 mg/d,老人剂量宜小。米安舍林剂量 30 ~ 60 mg/d。副反应类似三环类药物,但程度较轻。

(3) 单胺氧化酶抑制剂(MAOI):20 世纪 90 年代有新的可逆性、选择性单胺氧化酶抑制剂用于临床,以马氯贝胺应用最多,副反应较小。从治疗开始即可服治疗量的马氯贝胺 300 ~ 400 mg/d,分 2 ~ 3 次口服,若必要可从第 2 周加至最大剂量 600 mg/d。副反应为头晕、头痛、口干、震颤、失眠、心悸等。服药期间应避免摄入过量的酪胺酸食物。该药和间接作用的拟交感药并用将导致高血压、头痛、出汗、心悸等,而和直接作用的拟交感药如异丙肾上腺素、苯肾上腺素合用无显著的增压作用。一般不与其他抗抑郁药合用。

(4) 选择性 5-HT 重摄取抑制剂(SSRI):系 80 年代开发的新型抗抑郁剂,其品种有:氟西汀、帕罗西汀、舍曲林、氟伏草胺、西肽普兰。适于治疗各类抑郁症。新型药物最突出的优点是副反应尤其对心脏的毒性明显比三环类抗抑郁剂要小。氟西汀常用量 20 mg/d,晨服,避免影响睡眠。氟西汀排泄很慢,其代谢物去甲氟西汀半衰期 7~9 天。氟西汀禁与单胺氧化酶抑制剂合用,停用单胺氧化酶抑制剂 14 天后才能使用氟西汀,在停用氟西汀后 5 周才能使用单胺氧化酶抑郁剂。盐酸帕罗西汀常用量 20 mg/d,一次服用。舍曲林 50 mg/d,氟伏草胺 50~150 mg/d,这类药物均不能与单胺氧化酶抑制剂合用。由于 SSRI 类药物抑制人体细胞色素 P450 酶的不同亚型,故该药与其他药物之间的相互作用应予慎重。另外,一般情况下抗抑郁药不宜相互合并使用。

(5) 其他新型抗抑郁剂:万拉法新(venlafaxine)系选择性 5-HT 和 NE 再摄取均有抑制作用,起效较快,开始剂量 50~75 mg/d,分 3 次服用,最大剂量可达 200 mg/d,副反应较少。米他扎平(mirtazapine)系去甲肾上腺素能和特异性 5-羟色胺能作用的抗抑郁药,与 TCA、MAOI、SSRI 都不相同,除抗抑郁效果肯定,也可避免某些副作用,如该药有阻断 $5-HT_2$、$5-HT_3$ 受体,故不会导致失眠、焦虑和性功能减退。美舒郁(三唑酮)在临床上也常有应用。

抗抑郁药的品种繁多,当前仍在不断开发新型的抗抑郁剂,面对这些如何选择?应根据患者的疾病类型、严重程度、躯体情况、用药经过(包括内科用药)、年龄、性别,以及不同药理特性、副作用大小、药物的相互作用选择服用方便的抗抑郁剂,这是一个很重要的问题。

3. 情感性障碍治疗的新策略　根据一次发作自然病期及复发的可能性,对情感性障碍的治疗分为:急性期治疗,主要抑制急性症状,使之缓解缩短病程,需时 4~6 周。持续治疗为巩固急性期疗效,预防复发,用药基本维持原剂量或略减少,此期躁狂症治疗至少 3 个月,抑郁症至少 6 个月;而维持治疗目的在预防首次发作痊愈后出现新发作,有人报告,如抑郁复发的间隔期少于 2.5 年,预防治疗期应为 5 年。

(二) 心理治疗

情感性障碍病人予以心理治疗是必要的,因心理治疗至少在减轻症状、预防复发和改善病人依从性这 3 方面有作用。常用的治疗方法有:

1. 一般性咨询和支持性心理治疗　耐心倾听病人的叙述,使得病人感到医护人员在关心和理解他,并对其躯体、精神问题给予解释和指导,减轻其痛苦,提高治疗信心。

2. 认知治疗　抑郁病人存在三种错误的认知:对自我消极认知,对个人经历或周围世界的消极解释,对未来和前途的悲观等。治疗目的帮助病人重建认知,矫正偏见。一疗程为 15~20 次,每次 40~60 分钟,约 12 周。

3. 行为治疗　主要让病人学会如何改变或矫正不恰当的行为,常应用的有放松训练、系统脱敏和厌恶疗法等。

4. 其他　如精神分析治疗,家庭和婚姻治疗,人际关系治疗等。

(三) 电休克治疗

电休克治疗是用一定量电流通过脑部引起中枢神经系统癫痫样放电,产生全身抽搐发作的治疗方法。疗效快速,甚至呈戏剧性效果。适应证有严重抑郁症,有强烈自伤、自杀行为者,明显自责自罪者，有极度兴奋、躁动、伤人者，拒食违拗、精神药物治疗无效或对药物治疗不能耐受者。近些年来对电休克进行改良，称作麻醉下无抽搐性电休克治疗，目前已有不少专科医院开展此项治疗，相对较为安全，适应证广泛，副反应小，但这些治疗必须在有条件的专科机构内进行。

教学病例

（一）

患者男性，30岁，职员。因多次发作性兴奋、话多4周而入院。首次发作于26岁，因工作差错受小组批评，忽起兴奋、话多，无故指责他人，频频找各级领导说理，炫耀自己1个月要为单位创造上百万元，能当总经理。易怒，稍不顺心则发脾气骂人，有时动手破坏家具，到处乱跑，花钱，请客送礼，夜不安眠，经当地住院治疗1个月痊愈。出院后未维持用药又反复发作3次。

精神状态：仪态不整，对环境不感到陌生，对医护人员一见如故，握手问好。兴奋话多，滔滔不绝，难以打断，有谁进门则转向另立话题，注意力分散。自诉思维特别灵活，想什么就讲什么，到处指手划脚，不满意就大发雷霆，破口大骂。食量增加，睡眠减少。

（二）

患者女性，44岁，汉族，已婚，初中文化，工人。因逐渐开始发愁、少语、少动1月余而来门诊。1月前无明显诱因渐出现少语，不外出，睡眠不好，不时地出现长吁短叹，食少讷言，整天愁容满面，家人与其谈话时言语缓慢，回答简短，说“自己没有能力，完不成任务，有愧于人”，“不怪别人，都是自己不好”，“不配拿这份工资”等等。父母两系三代均无神经精神病史。幼年生长发育正常，17岁参加工作，肯干，忠厚老实，胆小怕事，很少与人交往，婚后夫妇关系和睦。

精神状态：意识清楚，愁眉苦脸，低头而坐，话少，声音很低，说话有气无力，“不必给我治疗，即使治好了也没有用，都是自己的错误”。行动迟缓。

（张心保）

第十九章　癔症、神经症与应激障碍

第一节　癔　症

癔症又称歇斯底里，以往属于神经症的一个亚型，CCMD－3将它与神经症分离，作为一个独立疾病单元。癔症是一种精神因素作用于易感个体引起精神障碍。临床特征可呈现各种不同的症状，如感觉、知觉、运动功能、记忆和意识障碍，但不能以神经系统的损害来解释。本病可因暗示而产生或使症状改变或消失。

一、流行病学

1982年全国12地区流行病学调查15～59岁人口中，患病率3.55‰，占全部神经症病例的16%，仅次于神经衰弱，居神经症中第二位。女性（患病率3.62%）与男性之比约为8∶1（长沙，1987）。40岁以上初发者少见。

二、病因和发病机制

（一）病因

1．遗传因素

（1）家系调查发现，癔症患者的男性一级亲属的患病率为2.4%，女性一级亲属的患病率为6.4%，而普通人口的女性中患病率仅为1%～2%，提示癔症存在遗传因素影响。

（2）双生子研究，单卵双生子同病率29%，二卵双生子为10%（1986）。

2．精神因素　精神紧张、恐惧是引发癔症的重要因素，以精神创伤为多，约占40.3%。精神因素影响症状的组成和内容及预后。精神创伤常为第一次发病的诱因，以后发病则可在与第一次相似的情况下，触景生情或自我暗示，激起旧日的情感体验而发病。童年期的创伤经历，遭受精神虐待，身体或性摧残，是成年后发生转换性和分离性癔症的重要原因之一。

3．性格特征

（1）情感丰富：情感反应强烈鲜明，具表演色彩，体验肤浅，极不稳定，整个精神活动易受情绪因素影响，待人处事往往感情用事。

（2）暗示性强：对外界暗示具高度易感性，暗示影响非常广泛，环境、气氛、书刊、语言、周围人的表情，均可导致发病。

（3）自我中心：遇事从自身利益喜恶考虑，任性放肆，喜出风头，乐意成为大众注意的中心，喜爱别人赞扬重视，夸大症状，显示痛苦，无病呻吟，博取他人同情。

（4）具丰富的幻想：以丰富想象代替现实，甚至幻想性说谎。丰富的幻想与强烈的情感体验有关，想象和现实常混淆一起，到后来自己也分不清是想象还是现实，以致自欺欺人。

4．躯体因素

(1) 躯体因素如发热、疼痛、不适,可引起精神紧张和疑惧,为本病提供暗示基础。

(2) 躯体疾病削弱神经系统的功能状态,有利于癔症的发生。

(二) 发病机制

1. 大脑皮层对传入刺激的抑制增强,自我意识减弱,个体受生物、心理、社会因素的威胁,出现各种本能反应(剧烈的运动反应,假死反射和返回到幼稚时的退行现象)。

2. 有害因素导致皮层超限抑制,产生正诱导,皮层下活动增强,临床表现情感爆发、抽搐发作,以及本能活动和植物神经的症状。

强烈持久的情绪紧张,皮层兴奋产生负诱导,与皮层超限抑制总合,向皮层其他部位和皮层下扩散,临床表现感觉缺失、瘫痪、朦胧状态。

3. 暗示与自我暗示增高,外界刺激引起的兴奋过程集中于一定部位,其他皮层部位处于抑制状态,暗示语言的影响与皮层其他部位完全隔绝,因而具有绝对不可抗拒的力量。

三、临床表现

(一) 癔症性躯体障碍

1. 感觉障碍　17.9%的患者可表现为躯体感觉过敏,缺失或特殊感觉异常,感觉障碍的部位、边界和程度可用暗示影响而改变,并常与运动障碍相伴随,且受情绪影响。可有:① 感觉过敏,轻微触摸则感到难以忍受的疼痛;② 感觉缺失,对强烈的刺激只有轻微的感知,感觉缺失与正常感觉之间界线非常明显,且不按解剖部位分布;③ 感觉异常,癔病球,患者常感到咽部有异物感或梗塞感,似球形体上下移动,吐不出咽不下,俗称梅核气;癔病盔,头部紧压感似盔帽所罩;头或躯体其他部位疼痛,成为长期的慢性疼痛;④ 特殊感觉障碍,失明、弱视、管窥、同心性视野缩小、单眼复视等,不影响日常生活,视觉诱发电位正常,突然发生,治疗后突然恢复;听觉障碍、癔症性失聪,听反射、听觉诱发电位正常。

2. 运动障碍　约占33.4%。可有:① 痉挛发作;② 震颤、抽动和肌阵挛;③ 瘫痪;④ 起立不能,步行不能;⑤ 言语功能障碍,如缄默、失音。

(二) 癔症性精神障碍

1. 癔症性朦胧状态　主要表现意识范围缩小,精神活动局限于与发病有关的不愉快体验,突然发生,历时几十分钟恢复,清醒后对发作大多遗忘。

2. 情感爆发　情绪激动时突然发作,哭叫打滚,捶胸顿足,尽情发泄内心的愤懑情绪,持续数十分钟,事后部分遗忘。

3. 癔症性遗忘　急性发病,患者突然对自己某一时期与精神创伤有关的重大事件的经历不能回忆。

4. 癔症性漫游　患者突然从不顺心的住处或单位出走,到外地旅行,外表似常人,意识范围缩小,历时数十分钟至数天不等,事后全部遗忘。

5. 癔症性假性痴呆　患者急性精神创伤后出现严重智能障碍。如:① 甘瑟综合征:患者对问题能正确领悟,但却给予近似的回答,如2+3=4,钥匙倒过来开门,给人有故意做作的印象;② 童样痴呆:表现精神活动回复到童年时代,表现为幼稚儿童言语、情感和动作,称自己3岁,叫周围人为"叔叔""阿姨"。

6. 双重或多重人格　表现为两种或两种以上不同人格,体验着两种迥然不同的内心活动,当一种人格处于活跃状态时,另一种人格则完全排除在该患者意识之外。

7. 癔症性精神病　突然起病，表现明显的行为紊乱，哭笑无常，短暂的幻觉妄想和思维障碍，以及人格解体，症状多变。

（三）癔症的特殊表现形式

癔症的集体发病，多发生在一起生活的群体中，如学校、教堂、寺院、公共场所。起初有1人癔症发作，目睹者精神受到感应，相继发生类似症状，常在群体中引起广泛的紧张恐惧情绪，在相互暗示与自我暗示影响下，使癔症在短期内爆发流行。

（四）起病形式、病程和预后

1. 起病　大多急骤，常由明显精神因素促发。

2. 病程　发作性：如癔症性神游症、朦胧状态、情感爆发、睡行症等精神症状，痉挛发作。持续性：心因性遗忘、肢体瘫痪、失聪、失明、失音以及躯体化症状。

3. 预后　急性起病，如到综合医院急诊室就诊的癔症患者多迅速恢复。

病程超过1年，约半数10年之后仍有症状。大多数未恢复的病例都有人格障碍和社会适应困难。

预后良好的因素：病因明确，且及时合理解决，病程短，治疗及时，病前无显著人格缺陷。

四、诊断与鉴别诊断

（一）诊断标准

1. 有心理因素作为诱因。

2. 有下列表现之一：① 癔症性遗忘；② 癔症性漫游；③ 癔症性多重人格；④ 癔症性精神病；⑤ 癔症性运动和感觉障碍；⑥ 其他癔症表现形式。

3. 症状导致社会功能受损。

4. 有充分根据排除器质性病变、其他精神病和诈病。

（二）鉴别诊断

1. 癔症性痉挛发作与癫痫大发作　鉴别：① 癔症发作多在精神刺激之后；癫痫常无明显诱因；② 癔症发作前多无先兆；癫痫有短暂先兆，且内容形式固定；③ 癔症发作形式翻滚乱动，无规律多变；癫痫发作形式不变，强直期、阵挛期分明，呼吸停止；④ 癔症意识多清楚，可有朦胧；癫痫意识丧失；⑤ 癔症无大小便失禁；癫痫可有；⑥ 癔症较少咬伤自己或摔伤；癫痫咬伤自己的舌、唇，摔伤较重；⑦ 癔症眼睑掰开阻力大，眼球躲避检查者；癫痫眼睑松弛，眼球朝向固定；⑧ 癔症发作时间可数分钟至数小时；癫痫不超过数分钟；⑨ 癔症多在人群中，安全地带发作；癫痫不择地点发作；⑩ 癔症睡眠中无发作；癫痫常见睡眠中发作；⑪ 癔症发作中无病理反射；癫痫常可引出病理反射；⑫ 癔症脑电图正常；癫痫可见棘波或阵发慢波。

2. 精神分裂症　精神分裂症的病程、转归与精神症状内容不受精神因素支配，无明显间歇期，存在不可理解的思维障碍、固定的妄想、知觉障碍，与周围环境无相应联系。

3. 反应性精神病　无明显暗示性、鲜明丰富的幻想性、戏剧性及情感性，症状变化少，不具有癔症性格特征。

4. 脑器质性疾病　如散发性脑炎可出现癔症样症状、临床表现和病程，躯体检查及实验室如脑电图、脑脊液检查结果可资鉴别。脑外伤、躯体疾病后，神经系统机能弱化，在精神因素影响下亦可产生癔症症状，如喉炎后失音，经暗示可以治愈。

5. 做作性疾病　症状出于故意伪造，但却缺乏明确的动机，为了获得病人身份及疾病诊断，往往要忍受各种痛苦的检查和治疗，包括反复手术治疗，患者并不以此追求特殊的利益，也不逃避任何法律责任。

五、治疗

早期应充分治疗，防止疾病反复发作及慢性化。诊断基本明确后，尽可能避免反复检查，避免不恰当的提示和不良暗示，以防症状复杂化和产生新症状。

（一）心理治疗

1. 暗示治疗　在觉醒状态下通过语言或药物、针刺、按摩可取得良好的效果。

2. 催眠疗法　可使被遗忘的创伤体验重现，受压抑的情绪获得释放，从而达到消除症状的目的。

3. 解释性心理治疗、分析性心理治疗、行为治疗及家庭治疗等均可选用。

（二）药物治疗

对癔症性朦胧状态、痉挛发作或精神病状态时，可使用药物注射或口服。盐酸氯丙嗪 25 ~ 50 mg 肌内注射；或安定 10 ~ 20 mg 静脉注射，促使患者入睡，有的患者醒后症状即消失。依病情需要，醒后可采用口服药物治疗。盐酸氯丙嗪每天 1 ~ 3 次，每次 25 ~ 50 mg；阿普唑仑 1 日 3 次，每次 0.4 ~ 0.8 mg；氯羟安定 1 日 3 次，每次 0.5 ~ 1 mg；或舒乐安定，每晚睡前服 1 ~ 2 mg。

（三）物理治疗

针刺或电兴奋治疗，对癔症性瘫痪、失聪、失音、失明、肢体抽动有良好效果。癔症性木僵或朦胧状态亦可选用。

教学病例

女，31 岁，已婚，文盲，农民。以急起大吵大闹、不语、不动 3 天入院。3 年前患者因受惊吓突然出现喊叫、吵闹、倒地、呼之不应，在当地医院给予“输液”等治疗，4 天后病情痊愈，精神活动如常。此后时有因惊吓或生气而有类似发作，历时短暂，数天即恢复正常。4 天前与邻居发生口角，并遭对方殴打，当时哭泣，深感委屈，并出现头痛、头昏、恶心呕吐，被送往县医院，经头颅 CT 等检查未发现异常改变，予肌苷等药物治疗。住院期间患者突然出现大吵大闹，称浑身难受，肚子里难受，手脚发麻，伴四肢抽动，在床上打滚，胡言乱语，不认识丈夫，说邻床病人家属是其母亲。突然对着不认识的人说：“孩子你快写作业吧，要不你爸爸会打你！”后又突然倒地，不语不动，呼之不应，自述浑身发麻无力，不能活动与行走，需家人抱来抱去进行检查和治疗，能自行控制大小便，但需人照顾。在当地治疗无效而转来南京，经省人民医院检查躯体无异常发现，精神症状明显而转入精神病专科医院。

平素性格倔强固执，少语被动，自制力差。因家境贫困未能上学，在家务农或做临时工，工作能力好。19 岁结婚，夫妻关系融洽，现有子一名。家族精神病史阴性。

内科检查无特殊阳性发现。

神经系统检查：脑神经无异常发现，四肢肌力肌张力对称正常，腱反射(++)，深浅感觉无明显障碍，未引出病理反射。

精神检查：意识清楚，接触好。谈及打架的事表现木讷，再予提示追问能依稀回忆事情经过，并感委屈，眼泪盈眶。称当时被打，自己昏死过去，什么都不知道了，不知家在何处也不认识丈夫，否认胡言乱语及在床上打滚的事。仍述头痛头昏，虚弱无力，失眠，纳减，病是对方打出来的，气的一阵阵糊涂。

脑电图、诱发电位及头颅磁共振成像（MRI）检查均正常。

第二节　神经症概述

神经症旧称神经官能症或精神神经症。不是指某一特定疾病单元，是一组病因、发病机制和临床表现颇不一致的精神障碍。

一、共同特征

1. 精神活动能力降低，常有焦虑和烦恼，或为各种躯体不适感所苦。
2. 体格检查不能发现脑器质性病变或躯体疾病作为临床症状的基础。
3. 自知力良好，无持久的精神病性症状。
4. 现实检验能力未受损，通常不会把自己的病态体验与客观现实相混淆。
5. 行为一般保持在社会规范容许的范围内，可为他人理解和接受。
6. 常迫切要求治疗。
7. 起病多与素质、人格特征或精神应激有关。
8. 病程多迁延或呈发作性。

二、诊断标准

1. 有下列表现之一：① 恐惧；② 强迫症状；③ 惊恐发作；④ 焦虑；⑤ 躯体形式症状；⑥ 躯体化症状；⑦ 疑病症状；⑧ 神经衰弱症状。
2. 病人出现社会功能受损或无法摆脱的精神痛苦，主动求医。
3. 排除器质性精神障碍、精神活性物质与非成瘾物质所致精神障碍、各种精神病性障碍等。

第三节　焦虑性神经症

焦虑性神经症简称焦虑症。以广泛和持续性焦虑或反复发作的惊恐不安为主要特征的神经症性障碍，常伴植物神经症状和运动紧张。焦虑情绪并非由实际威胁和危险引起，紧张不安与恐慌程度与现实处境不相称。

一、流行病学

1982 年全国 12 地区调查，在 15～59 岁人口中焦虑症患病率为 1.48‰，占神经症的 6.7%，居第 4 位，城乡患病率相近。天津调查患病率为 1.52‰，女性患病率（2.78‰）明显高于男性（0.24‰）。

二、病因和发病机制

(一) 遗传

焦虑症患者近亲中的患病率15%高于一般居民的患病率5%。单卵双生焦虑症同病率35%~50%,高于二卵双生的同病率2.5%。遗传倾向主要见于惊恐障碍,提示惊恐障碍与广泛性焦虑有不同的遗传病因学背景。

焦虑症患者的性格多有些自卑,对自己苛求,夸大困难,患得患失,惶惶不安,依赖性强;特别注意自身的健康状况,对内脏功能过分关注。慢性焦虑与单相抑郁的人格极为相似,可能具有病因学、诊断学和治疗学上的意义。

(二) 生化

1. 焦虑症患者运动后血中乳酸盐较正常对照组高,引起患者焦虑反应,惊恐发作。

2. 神经递质去甲肾上腺素、多巴胺、5-羟色胺、γ-氨基丁酸4种神经递质系统,在脑的不同部位和不同水平,相互作用,形成广泛性焦虑的各种症状。

3. 脑内苯二氮草受体缺乏或被药物阻断,则可使实验动物产生急性焦虑症状。

(三) 神经解剖

兰斑与急性惊恐发作有关;边缘叶损害与预期性焦虑有关;额叶皮层及脑干与恐怖性回避有关。

(四) 生理

焦虑症患者脑电倾向警觉型,β活动增加,α活动减少,且α活动多处在较高频率范围。

三、临床表现

(一) 广泛性焦虑

以经常或持续的、无明确对象或固定内容的紧张不安,或对现实生活中的某些问题过分担心或烦恼为特征。

1. 焦虑和烦恼　对未来可能发生的、难以预料的某种危险和/或不幸事件的经常担心,但不能明确意识到他担心的内容,而只是一种提心吊胆、惶恐不安的强烈内心体验。

担心的焦虑是广泛性焦虑的核心症状,心烦意乱,坐卧不宁,忧心忡忡,好像不幸即将降临在自己或亲人的头上,如担心子女出门发生车祸,注意难集中,对日常生活中的事物失去兴趣,严重影响学习工作。

2. 运动性不安　搓手顿足,来回走动,紧张不安,紧锁双眉,震颤,肌紧张性疼痛,无力疲乏。

3. 植物神经功能亢进　心悸,气促,窒息感,头晕,多汗,面部发红或苍白,恶心,腹痛,腹泻,尿频尿急等。

4. 过分警惕　惶恐,易惊,对外界刺激易出现惊跳反应,注意不集中,难入睡,易惊醒,以及易激惹等。

(二) 惊恐障碍(急性焦虑)

一种突如其来的惊恐体验,仿佛将要窒息、疯狂或死亡,患者宛如濒临末日,惊恐万状,奔走惊叫,四处呼救,自己即将失去理智,失去控制,此时伴严重植物神经症状,激烈心跳,心前区疼痛,过度换气,面红或苍白,步态不稳,震颤,发抖或全身瘫软等,以及人格解体,现实解体。

急性焦虑发作通常起病陡急，终止迅速，历时短，一般为5～20分钟，很少超过1小时。发作后虚弱无力，觉一切如常或经若干天后逐渐恢复。患者在反复发作的间歇期，常担心再次发病，心有余悸而不安，主动回避出门，或要人陪伴。惊恐发作常伴抑郁症状，自杀倾向增加，应予防范。

（三）起病形式及预后

广泛性焦虑起病缓慢，常无诱因，急性焦虑起病突然，亦无特殊情况引起。

焦虑症的预后很大程度与个体素质有关，处理得当，多数患者能在数周内好转。

四、诊断标准

（一）广泛性焦虑

1. 符合神经症的诊断标准。

2. 以持续的原发性焦虑症状为主，并符合：① 经常或持续的无明确对象和固定内容的恐惧或提心吊胆；② 伴自主神经症状或运动性不安。

3. 病程至少6个月。

（二）惊恐障碍

1. 符合神经症的诊断标准。

2. 发作无明显诱因、无相关的特定情景，发作不可预测。

3. 在发作间歇期，除害怕再发作外，无明显症状。

4. 发作时表现强烈的恐惧、焦虑，及明显的自主神经症状，并常有人格解体、现实解体、濒死恐惧，或失控感等痛苦体验。

5. 发作突然开始，迅速达到高峰，发作时意识清晰，事后能回忆。

6. 在1个月内至少发作3次，或在首次发作后继发害怕再发作的焦虑持续1月。

五、治疗

（一）药物治疗

1. 三环抗抑郁剂　如丙咪嗪、氯丙咪嗪对广泛性焦虑及惊恐发作均有效。药物剂量为每次25 mg，每日1～3次；每3天增加25 mg，直到300 mg/d，一般治疗剂量150～300 mg/d。睡眠障碍可改用阿米替林。

2. 5－羟色胺再摄取抑制剂　如氟西汀，每次剂量20～40 mg，日服1次。氟伏草胺、盐酸帕罗西汀、舍曲林等亦可选用。

3. 苯二氮䓬类　阿普唑仑疗效较好，每次0.4～0.8 mg，每日1～3次。其次氯硝安定、氯羟安定、舒乐安定等也有很好的抗焦虑作用。

（二）心理治疗

解释性心理治疗，放松疗法，行为疗法，以及催眠疗法可以选用。

第四节　恐怖性神经症

恐怖性神经症简称恐怖症（恐惧症）。患者对某些特殊环境、物体、情景或与人交往时产生异乎寻常的恐惧与不安的内心体验，因而出现回避反应。患者明知恐怖对象对自己并无真正威胁，这种恐惧极不合理，但在相同场合仍反复出现，难以控制而影响正常生活。

一、流行病学

我国恐怖症患病率为0.59‰(1982)，占全部神经症的2.7%，城乡患病率相近。国外普通人群中患病率为6‰左右(1983)。

二、病因与发病机制

(一) 遗传

Crowe(1983)家系调查恐怖症患者的近亲中，广场恐怖症的危险率11.6%高于对照组近亲，女性亲属是男性亲属的2~3倍，单卵双生子的同病率(31%)比二卵双生子的同病率(0%)高。

(二) 素质因素

患者病前性格多胆小，羞怯，被动，依赖，高度内向，易发生焦虑和具有强迫倾向。

(三) 生理因素

恐怖症患者神经系统警醒水平增高，处于过度觉醒状态。交感神经系统兴奋占优势，肾上腺素、甲状腺素分泌增加。

(四) 社会心理因素

病前生活事件，如亲人死亡、夫妻分离、意外事件、严重疾病等与发病有关。

三、临床表现

(一) 广场恐怖

最常见，约占全部病例的60%。主要表现不敢进入商店、人多的公共场所，害怕乘公共交通工具，怕去教室、影剧院，忍受不了在公共场所将要产生的极度焦虑，因而回避。严重病例长年在家，不敢出门，在家有人陪伴时恐惧可减轻。

(二) 社交恐怖

主要特点是害怕被别人注视，害怕在众目睽睽下出丑，使自己处于难堪或窘困的地步，不敢抬头，不敢对视，不自然，不敢在公共场所演讲，怕被人怀疑有什么不可告人的想法，怕口吃，怕举止失常，怕不能写字。伴植物神经功能症状，出现面红、出汗、眩晕、震颤等，感惶恐不安。

(三) 单纯恐怖

又称特殊恐怖症，指对某一具体物体、动物、情景或活动的一种不合理的恐怖，患者表现预期焦虑，担心会遇见引起恐惧的物体、情景或活动；为避免或减轻焦虑而采取回避行为。患者不是害怕与物品接触，而是害怕接触后会产生可怕的后果。

(四) 起病形式、病程和预后

动物恐怖症常起病于童年；社交恐怖症起病于童年后期或少年早期；广场恐怖症多起病于20~40岁；均有向慢性发展的趋势。预后取决于恐怖泛化的程度，一般说动物恐怖、特异环境恐怖预后较好，广场恐怖和社交恐怖预后较差；病程持续1年以上者，不经治疗完全缓解者较少。

四、诊断与鉴别诊断

（一）诊断标准

1. 符合神经症的诊断标准。

2. 对某些客体或处境有强烈恐惧，恐惧的程度与实际危险不相称。

3. 发作时有焦虑和自主神经症状。

4. 有反复或持续的回避行为。

5. 知道恐惧过分、不合理，或不必要，但无法控制。

（二）鉴别诊断

1. 焦虑症　对日常生活中可能发生的某种意外担心，但无明显恐惧与回避行为。症状持续存在，是一种漂浮焦虑。

2. 强迫症　强迫症状源于患者内心的某些思想或观念，并非对外界事物的恐惧，常有强迫动作，而少有回避行为。

3. 精神分裂症　社交恐怖患者并不相信任何人都特别关注自己，却害怕别人关注自己，因而不同于精神分裂症的牵连观念。对周围现实的判断并无错误，只是不能控制自己不合理的情感反应和回避行为，此点不同于被害观念。尚有其他某些精神症状可资鉴别。

五、治疗

（一）药物治疗

控制紧张、焦虑或恐惧发作，三环抗抑郁剂有效。可选用丙咪嗪、阿米替林、多虑平。剂量丙咪嗪 25 mg，每日 2～3 次，渐增至 150～300 mg/d，一般治疗剂量 150～300 mg/d。阿米替林、多虑平与丙咪嗪剂量相同。阿普唑仑 0.4～0.8 mg，每日 3 次。进入公共场所前 1 小时口服心得安 20 mg，可达镇静、减轻心悸、颤抖等症状。

（二）行为疗法

对各种恐怖症均有效。可使用暴露疗法，系统脱敏疗法或冲击疗法。

（三）其他心理疗法

如精神分析、领悟疗法、催眠疗法及支持性心理治疗等。

第五节　强迫性神经症

强迫性神经症简称强迫症。以反复出现强迫观念和强迫动作为基本特征的一类神经症性障碍。患者深知强迫症状不合理、不必要，但却无法摆脱，因而焦虑和痛苦。

一、流行病学

我国 1982 年调查强迫症患病率为 0.3‰，占全部神经症病例的 1.3%，城乡的患病率相近。天津调查结果，女性患病率略高于男性。儿童强迫症中，男孩患病率是女孩的 3 倍。

二、病因和发病机制

(一) 遗传

患者组的父母出现强迫症状的危险率(15.6%)显著高于对照组的父母(2.9%)。单卵双生子的同病率高于二卵双生子的同病率,提示强迫行为的某些素质是可以遗传的。

(二) 生化

5-羟色胺系统功能增强可能与强迫症发病有关,抑制5-羟色胺重摄取的药物对强迫症有良好的治疗效果。给强迫症患者口服选择性5-羟色胺激动剂,可使强迫症状加重。

强迫症患者基础血浆皮质醇和基础血清催乳素含量均高于对照组,但DST未见脱抑制现象,不同于抑郁症,显示强迫症患者神经内分泌异常。

(三) 解剖

强迫症发病可能与选择性基底节功能失调有关。基底节受损可见到强迫症状,头颅CT可见双侧尾状核体积缩小。

(四) 社会心理因素

起病诱因各式各样,工作过分紧张、要求过分严格、处境不佳、性生活和婚姻关系上的困难、职业和生活中的挫折等均可造成长期的思想紧张、焦虑不安,逐渐出现一些强迫症状。

人格特征与本病的发生有明显的关系。强迫症状与强迫人格特性之间的相关性最高 $\gamma=0.76$(E.Slater 1943)。26%的患者具有一定程度的强迫人格特征(成都,1960)。强迫人格特性表现为谨小慎微,多疑虑,优柔寡断,做事过分琐碎细致,务求一丝不苟,事前反复推敲,事后追悔自责;与人交往过分严肃、古板、固执、吹毛求疵,缺乏人情味与灵活性。

三、临床表现

(一) 强迫观念

1. 强迫性怀疑　患者总怀疑自己是确实说过或做过某事,怀疑自己说错了或做错了,如怀疑门窗、煤气等是否关了,投寄的信是否贴了邮票,反复检查仍不放心。

2. 强迫性穷思竭虑　患者对日常生活中的一些事情或自然现象,反复思索,寻根究底,如"花为什么要开?""人为什么要分男女?"明知没有必要,但不能自控,迫使患者无休止地想下去,可以相当一段时间老是固定在某一件事或问题上,也可碰到什么想什么。患者诉述脑子总是不闲着。

3. 强迫性对立思维　患者脑子内出现一个观念,马上出现一个与其完全对立的另一个观念。如听说某人去世了,认为死者真不幸,同时却想到他该死。脑子内出现"万岁"时,立即又出现"打倒"。对立观念涉及父母、老师、公认的伟人时,病人十分痛苦,恐惧紧张,苦恼不堪。

4. 强迫性回忆　患者经历过的事频频出现于回忆之中,无法摆脱,如听过的歌曲常回旋于脑际,感单调厌烦以极。有的强迫性回忆可达表象程度。

5. 强迫情绪　主要表现强迫恐惧,是对自己情感的恐惧,病人害怕自己丧失自控,害怕会发疯,会干坏事,内心极度紧张不安,但无要行动的内在驱使或冲动而区别于强迫意向。

6. 强迫意向　患者感到一种强有力的内在驱使,马上就要行动起来的冲动感,但实际上并不直接转变为行动。这种强烈的内心冲动,明知是荒谬不可能的,并努力控制自己不去做,但却无法摆脱。如拿刀要砍自己或砍别人,把心爱的孩子丢到河里,患者感到强烈不安,感到他的意志失控。

（二）强迫动作和行为

与强迫观念有联系，患者不由自主地采取的顺应行为，以减轻强迫观念引起的焦虑。

1. 强迫检查　为减轻强迫性怀疑引起的焦虑情绪而采取的措施。如出门前反复检查煤气、门窗是否关好。

2. 强迫询问　患者不相信自己，为消除强迫性穷思竭虑带来的焦虑，反复要求他人不厌其烦地给予解释和保证。

3. 强迫清洗　患者为了消除对受到脏物、毒物或细菌污染，反复洗手、洗餐具或衣服，而且要求与他生活一道的人也洗。此组病人约占所有强迫症病人的一半。

4. 强迫性仪式动作　他人看来不合理或荒谬可笑的重复出现的动作，但可减轻强迫观念引起的紧张不安。如一女病人早上起床有一系列复杂而有条不紊的活动，严格按照自己的要求进行，稍有错误，便一切作废，她便脱去衣服铺好被子，钻到被子里躺下，从头做起。又如出门前先向前走两步，再向后退一步，然后再出门。

5. 强迫性缓慢　患者起病时举止行动便是缓慢的，具明显仪式化特征，严重时刷牙也许要花一小时，从门口走到桌子边也许要花半个小时。病人承认他在思考行动的计划是否恰当，但很少焦虑。

（三）起病形式、病程和预后

多在少年期发病，1/3 病例症状首发于 10～15 岁，75%起病于 30 岁前。无明显原因，缓慢起病，就诊时病程已达数年之久。半数以上病例逐渐发展，病情波动，11%～14%的病例有完全缓解的间歇期，常伴中度及重度社会功能障碍。病情严重者预后较差，可出现自杀意念。病前人格健康、发作性病程、不典型症状、尤其伴显著焦虑或抑郁、病程短，预后好。病前有严重的强迫性人格障碍、症状严重而且弥散、童年起病、病程长、从未明显缓解过，预后不良。

四、诊断与鉴别诊断

（一）诊断标准

1. 符合神经症的诊断标准。

2. 以强迫症状为主。

3. 强迫症状起源于病人的内心，不是被别人或外界影响强加的。

4. 强迫症状反复出现，病人认为没有意义，并感到不快，甚至痛苦，因此试图抵抗，但不能奏效。

（二）鉴别诊断

1. 抑郁症　二者的差异表现在：① 抑郁症是一种发作性障碍；强迫症的典型形式是慢性过程；② 电休克治疗对内源性抑郁有效；对强迫症无效；③ 抑郁症和躁狂症属于一个临床实体；强迫症却与躁狂无关；④ 强迫症与人格结构直接有关；抑郁症与任何一种人格都无显著相关；⑤ 抑郁症患者强迫症状随抑郁情绪消失而消除；强迫症患者的抑郁情绪可随强迫症状的减轻而改善。

2. 精神分裂症　部分病例早期有强迫症状，但病人往往不感到痛苦，无治疗要求及有意识的抵抗，无自知力，同时存在精神分裂症的其他症状，如幻觉妄想等。

3. 恐怖症　当接触具体的事物和情景时才引起恐怖情绪，恐怖对象来源于客观现实，无强迫性质,常有回避行为。强迫观念和行为常起源于患者的主观体验,回避行为与强迫怀疑和担心有关。

五、治疗

(一) 药物治疗

1. 氯丙咪嗪　治疗强迫症状及伴随的抑郁症状均有效。治疗剂量150～300 mg/d,宜从小剂量开始,逐渐加至治疗量,每日分为2～3次服用,一般需服药3周左右才显效。充足剂量300 mg 3周后仍无效,应考虑改用或合并其他药物。治疗时间不宜短于3～6月,部分患者停药后易复发,需长期服药以控制症状。氯丙咪嗪治疗强迫症的有效率达75%。

2. 5-羟色胺重摄取阻滞剂　对强迫症有良好效果:① 氟西汀60～80 mg/d,从20 mg开始,逐渐增加剂量,两周内达到80 mg/d,清晨顿服;② 氟伏草胺治疗量100～300 mg/d,氯丙咪嗪疗效不佳时换用或加用此药有效;③ 舍曲林常用治疗量50 mg/d,一次服用,2～4周显效。可在几周内根据疗效逐渐增加药物剂量,每次增加50 mg,最大剂量200 mg/d,每日一次;④ 帕罗西汀一般剂量20 mg,早餐时顿服;服用2～3周后根据疗效,可以10～20 mg量递增,治疗强迫症最大剂量每日60 mg,一次服用。

3. 其他抗抑郁剂　三环抗抑郁剂阿米替林、丙咪嗪,或单胺氧化酶抑制剂苯乙肼等。换用单胺氧化酶抑制剂前后两周需停用其他药物,以免引起严重副反应。

4. 苯二氮草类　强迫症伴严重焦虑或激动不安者,可合并使用苯二氮草类药物,难治者可使用氯硝安定3～4 mg/d,分2～3次服用。或用阿普唑仑1.2～2.4 mg/d,分3次服用。

(二) 心理治疗

支持性心理治疗,行为疗法(主要为暴露疗法),认知疗法,可与药物治疗合用。

(三) 精神外科治疗

药物治疗无效,而患者极度痛苦,可考虑外科手术治疗,对减轻焦虑和痛苦有效,但不一定能消除强迫症状。

教学病例

女,33岁,高中文化,已婚,质量检查员。因控制不住反复洗手3年,加重3月而第2次住院。

患者平素用卫生纸较多及换内裤较勤,每日2次。1997年底逐渐出现嫌婆婆脏,又不倒垃圾又不冲厕所(实际其婆婆很爱干净)。婆婆离去后病人反复洗手洗脸,买了大量的洗衣粉、肥皂及卫生纸,用洗衣粉洗手每日上百次,肥皂用过一次就不用了,洗脸时用衣服剪成布块擦脸然后扔掉,再洗脸用毛巾擦后扔掉。总认为厕所脏,反复冲厕所,每日无数次用洗衣粉刷厕所,仍觉不干净,病人无法控制自己不去洗。因病人反复洗手不能准时去上班。逐渐病人不敢出门,不愿洗澡。在马路上看到有人戴孝就觉得晦气,想起来也会反复洗手,以至于不敢看电视,怕在电视里看到有人戴孝。1年前不但自己反复洗手洗脸,也要求丈夫和孩子出门前反复洗,在家不能做家务。曾于1999年住院,诊断为"强迫性神经症",经氯丙咪嗪治疗2月,病情痊愈出院。出院后一直服药,工作生活正常,基本上没有洗手的念头。近3月无明显诱因,患者再次出现控制不住地反复洗手洗脸,一日无数次,每日要用半包至一包洗衣粉。反复冲厕所,将自己的衣服剪成块,洗一次用一块衣服片擦完后继续洗。自己知道不好,但控制不了,仍然认为脏。并强迫丈夫反复洗手，整夜不让丈夫睡觉，要丈夫反复洗脸，使丈夫不能准时上班。给孩子反复洗脸洗头，致孩子不敢回家，现住亲属家里。患者本人却长时间不洗澡，怕自己洗的没完没了，又怕洗澡时碰到脏东西。因反复洗手而自动休息在家被单位辞退。个人生活不能料理，做事条理性差，家务不能料理，家中乱七八糟，却反复洗床单被套数小时不停。

性格：固执，刻板，孤僻，不好交际。

祖母曾有精神异常及老年痴呆症。母性格固执，爱清洁。

入院后患者表现意识清晰，接触被动，情感平淡，存在明显强迫观念和强迫行为，谈及病情时，对疾病干扰其日常生活、学习、工作时感苦恼，为不能自控强迫症状感到痛苦，要求治疗。

第六节　神经衰弱

神经衰弱指精神容易兴奋和脑力容易疲乏，并常伴有情绪烦恼和一些心理生理症状的神经症性障碍。症状不是继发于躯体或脑的疾病，也不是任何精神障碍的一部分。病前可存在持久的情绪紧张和精神压力。

一、流行病学

1982年我国12地区精神疾病流行病学调查，神经衰弱患病率为13.03‰，占全部神经症病例的58.7%，居神经症的首位。女性患病率（15.78‰）显著高于男性（2.30‰）。起病年龄大多在青壮年时期，15～39岁较多见。

二、病因和发病机制

1. 神经衰弱是由于大脑能量消耗引起的疲劳表现。神经系统功能过度紧张，脑力活动时间过长，工作任务过重，学习或工作困难，需要高度集中注意力的脑力工作，更易引起过度紧张和疲劳。疲劳情况下出现的精神、躯体方面的效率降低，主动性下降，如注意力不集中，记忆力减退，思考能力降低，不能持久阅读、运算或思考，即是大脑疲劳的表现。

2. 素质因素　具神经症素质的人，童年或幼年起就表现易疲劳、无力、精神不振的性格特征，体质很弱，原有的性格在病理情况下扩大，患者从十几岁起病，症状维持终生，病情时好时坏。这类个体可表现孤僻、胆怯、敏感多疑、急躁，或遇事容易紧张、主观、好强、任性、萎靡退缩、自制力差，这是产生神经衰弱的素质基础。

3. 心理因素　持久的精神创伤和内心冲突，负性情绪的影响，或生活规律的破坏，如失恋、家庭纠纷、人际关系紧张、生活挫折、重大不幸等而导致神经症。

4. 躯体因素　慢性躯体疾病、感染、中毒、脑外伤等均有利于神经衰弱的发生。躯体因素意味着神经系统代偿功能的削弱，机体对外来刺激的耐受性或抵抗力降低。如患者对躯体疾病担心恐惧，或有悲观失望等负性情绪，则可在躯体疾病的基础上以精神因素而致病。

三、临床表现

（一）精神活动能力下降（与精神易兴奋相联系的精神易疲劳）

1. 精神易兴奋（兴奋症状）　主要表现联想和回忆增多而杂乱。患者在看书、看报、看电视、听广播或与人晤谈时，均可引起许多杂乱的联想和回忆，感到分心和控制不住，但不伴语言运动增多；①注意不集中，一方面可因外在环境偶然无关刺激被动转移注意，另方面思考不能专注于某个主题；②感觉过敏，畏光，怕吵闹，喜安静；皮肤过敏，不愿穿硬领衣服，裤带嫌紧，刮胡子也感觉疼痛，健康人完全无所谓的普通刺激病人却感到难受甚至疼痛。

2. 精神易疲劳（衰弱症状）　患者经常感到疲劳，精力不足，萎靡不振，不能用脑，脑力迟钝，四肢无力，困倦思睡，思考困难，工作效率下降。神经衰弱的疲劳具精神性与情绪性，休息后亦不能恢复。常述记忆不好，丢三拉四，说错话，诉苦工作学习方面的事记不住，而对不愉快的经历记忆清楚是其特征性症状。

（二）情绪症状

1. 烦恼　烦恼的内容涉及现实生活中的内容，各种矛盾与困难，此种烦恼显著而持久，整天在烦恼中过日子，而无着手解除烦恼的行动。

2. 易激惹　容易生气和发怒，容易急躁，一点小事即急得不得了，按捺不住。易激惹的过程常是开始急躁发怒，然后后悔，继而加强压抑和控制。经过长短不等的时间后，患者又再表现上述症状，在后悔和加强控制时还常常感到委屈。

易激惹有时表现：① 容易伤感，看电影小说忍不住流泪；② 好打抱不平；③ 弥散性敌意，“看什么都不顺眼”，有时会出现幸灾乐祸的思想。

3. 心情紧张　感心情紧张而无法松弛，认为得病是工作学习过度紧张，往往伴有头痛，全身酸痛，失眠，疲劳感和脑力活动效率下降等痛苦的症状。

过度紧张的人有以下几个特点：① 紧迫感，感任务迫在眉睫或事情太多而时间不够用；② 负担感，担心事情做不好或失败，怕犯错误，怕丢面子，生活、工作、学习均成了负担，体会不到生活的乐趣；③ 自控感，感到必须加强自我控制，以便使工作、学习免于失误；④ 精神过敏，感到自己不冷静，容易着急不耐烦，容易因偶然的刺激产生惊跳反应或猜疑；⑤ 效率下降感，感工作、学习进展缓慢，质量不佳，更加努力却成绩下降。

（三）心理生理障碍

1. 睡眠障碍　入睡困难，辗转难眠，心情烦躁，更难入睡，多梦，醒后不解乏，眠浅，缺乏真实的睡眠感。

2. 头部不适　主要为紧张性头痛，头皮下和后颈部肌肉紧张为此种头痛的根源，也可存在血管性头痛。患者叙述头痛、头昏、头部重压、头似箍着似的紧束感，后颈发僵，头发胀，等。有的患者述诉腰酸背痛或四肢肌肉酸痛。

3. 其他　眼花，耳鸣，心悸，心慌，气短，胸闷，腹胀，消化不良，尿频，多汗，阳萎，早泄，月经紊乱等。

（四）起病形式、病程和预后

神经衰弱起病缓慢，大多与重大生活事件相关，病程持续，时轻时重。

病程结局取决于人格和生活处境两个因素。消除病因，患者能正确对待疾病，合理安排工作和生活，适当治疗可促进康复。大多数病例半年至2年内缓解，超过2年的慢性病例，或合并人格障碍者，预后较差。

四、诊断与鉴别诊断

（一）诊断标准

1. 符合神经症的诊断标准。

2. 以脑和躯体功能衰弱症状为主，特征是持续和令人苦恼的脑力易疲劳和体力易疲劳，经过休息和娱乐不能恢复。

3. 至少伴有下列2项：① 情感症状，如烦恼、心情紧张、易激惹等，常与现实生活的各种矛盾有关，感到困难重重，难以应付。可有焦虑或抑郁，但不占主导地位；② 兴奋症状，如感到精神易兴奋，但无言语运动增多。有时对声光很敏感；③ 肌肉紧张性疼痛或头晕；④ 睡眠障碍，如入睡困难、多梦、醒后感到不解乏，睡眠感丧失，睡眠觉醒节律紊乱；⑤ 其他心理生理障碍，如头晕眼花、耳鸣、心慌、胸闷、腹胀、消化不良、尿频、多汗、阳痿、早泄，或月经紊乱等。

（二）鉴别诊断

1. 脑器质性和躯体疾病　神经衰弱症状可见于各种脑器质性疾病，如动脉硬化、颅内占位性病变、感染、脑外伤、中毒等；慢性躯体疾病，如肺结核、溃疡病、肝炎、内分泌疾病等。神经衰弱症状实为上述疾病的症状部分，病史与临床和实验室检查可资鉴别。

2. 精神分裂症　早期可显示神经衰弱症状外，尚有人格改变、孤僻、淡漠、行为奇特和思想古怪等表现，且对治疗要求不迫切。

3. 抑郁症　抑郁症情绪低落时间长，消极悲观，兴趣丧失，自杀企图或自杀行为，不积极求治等可资鉴别。

4. 焦虑性神经症、疑病性神经症　两者均可伴有抑郁情绪。焦虑症以心情紧张为主，表现不知为何紧张，伴植物神经功能亢进症状，坐立不安，出汗，震颤，心悸等。疑病症表现对健康的过分关注与担心，感觉过敏及疑病观念。

5. 疲劳反应　一般说疲劳无严重不适感，伴有松弛，导致动机减弱和疏懒。而神经衰弱病人感到很痛苦，情绪紧张，伴随着精神兴奋，在感到很累的同时却想的很多，欲念活跃。

疲劳时出现的头痛头昏、嗜睡、精力不足、注意不集中、烦躁、失眠、易怒等症状，历时短暂，疲劳因素消除，经充分休息后可迅速恢复常态，一般不引起患者烦恼或不愉快的体验。如果因素消除，适当休息症状仍存，时轻时重，迁延3个月以上即诊为神经衰弱。

五、治疗

（一）心理治疗

心理治疗是治疗神经衰弱的基本方法，可采用集体心理治疗、小组心理治疗、个别心理治疗、森田疗法。心理治疗的目的是让患者充分了解疾病，剖析病因，寻找对策，消除不利影响，减轻焦虑、烦恼，打破恶性循环。

（二）药物治疗

1. 抗焦虑药　常用苯二氮草类。可选用：安定7.5～15 mg/d，阿普唑仑1.2～2.4 mg/d，氯羟安定3～6 mg/d，舒乐安定3～6 mg/d，分3次服用，连用2周。

2. 镇静催眠药　睡眠障碍明显者可用。三唑仑0.25～0.5 mg，硝基安定5～10 mg，咪唑安定7.5～20 mg，舒乐安定1～2 mg，氯硝安定2～4 mg，每晚睡前服用，连用1～2周。为避免产生依赖,服用时间不宜过长,可间隔或交替使用。

3. β受体阻滞剂　交感神经兴奋的患者,紧张、心悸、震颤、多汗等症状明显者,可用心得安 10 ~ 20 mg,每日 3 次。

4. 抗抑郁药　三环类抗抑郁药对具有焦虑和抑郁情绪混合存在且伴有早醒者,可选用多虑平或阿米替林,25 ~ 50 mg 睡前服,以解除焦虑与抑郁情绪,延长睡眠。5 - 羟色胺再吸收抑制剂可斟酌使用。

一般地说,神经衰弱追求药物是一种回避行为,具有神经症性行为的性质,为了暂时利益,牺牲长远利益,容易产生药物依赖,应向病人说明这一点,以防药物依赖。

(三) 其他治疗

1. 体疗、理疗、体育锻炼和适当的体力劳动　可改善患者的躯体状况。理疗作为对症处理可减轻或消除患者的头昏、紧张性头痛等症状。

2. 中药、针灸、生物反馈疗法、音乐疗法　可改善躯体症状。

3. 合理安排生活　定时起居,工作、学习有计划,劳逸结合,生活有张有弛,有利提高学习和工作效率。长期休息,生活缺乏目标,对恢复健康不利。

神经衰弱的治疗,采用以心理治疗为主导,结合药物和物理治疗,可取得良好效果。4 周为一疗程,基本痊愈者达 60% 以上,数年后随访,疗效稳定者在 87% 以上。

教学病例

男,28 岁,未婚,大学文化,会计。因渐起失眠、易疲劳、注意不集中 1 年半,加重 3 月入院。

患者于 2 年前因备考研究生,每晚苦读至深夜一时许,持续半年后出现失眠,表现为入睡困难,眠浅,易惊醒,梦多,梦中内容多与工作、学习、考试有关。白天头昏头痛,易于疲劳,睡眠后疲劳亦不能消失,感精神萎靡,思考困难,联想和回忆增多且杂乱,注意力不集中,记忆减退,丢三拉四,常说错话,觉力不从心,担心工作任务不能完成,严重影响工作效率。看书时即心烦意乱,印象不深,甚至不知看的内容,对学习失去信心。先后在多家医院内科诊治,多项检查未发现特殊阳性结果,均诊断为“神经官能症”,“神经衰弱”,服用多种中药及西药(药名不详),疗效不显著。入院前 3 个月症状加重,头痛眼花,入睡更加困难,每晚仅睡 3 ~ 4 小时,醒后不易再睡,白天感精疲力竭,无精打采,心慌头晕,耳鸣,腹胀,便溏,注意力不能集中,每工作 30 分钟就要东张西望,左顾右盼,记忆力明显下降,情绪烦躁。门诊给予丁螺环酮及舒乐安定等治疗,未见明显改善,症状时轻时重,患者感焦虑不安,难以坚持工作而休息在家。

父因胃癌病故,母健在。姐弟三人患者居小,受父母及二个姐姐关心爱护。否认两系三代家族精神病史。病前性格固执,慎重,自信差,敏感,易急躁。否认慢性躯体疾病、传染病、头颅外伤及神经精神疾病史。

体查及实验室检查无特殊阳性发现。

精神检查:接触良好,检查合作,精神不振。自述为失眠所苦,后悔考研究生前长时间开夜车导致此病,记忆力、注意力下降,严重影响工作学习,病情顽固,难以治愈,因而烦躁着急、情绪不好。谈述清楚有序,语速适中,未发现知觉及思维逻辑性障碍,无明显悲观厌世情绪及飘浮性焦虑症状。检查时注意力能集中,远、近记忆正常,自知力存在,积极要求治疗。

第七节　疑病性神经症

疑病性神经症简称疑病症，是以疑病症状为主要临床特征的一种神经症性障碍。病人的注意对象或思想内容经常过分地集中于自己的身体健康，并对全身或某一部分的功能存在不切实际的疑病恐惧，与身体的实际情况和文化背景不相称，医生对疾病的解释及客观检查均不能消除患者对自身健康固有的看法。

一、流行病学

1982 年我国 12 地区调查，疑病症患病率为 0.15‰，占全部神经症的 0.7%。

国外内科病例中 3% ~ 13% 为疑病症，精神科患者中为 1% ~ 2%。

发病年龄多在 30 ~ 50 岁，发病高峰男性 40 岁，女性 50 岁。性别差异不明显，女性略高于男性。

二、病因和发病机制

（一）素质因素

1. 人格结构　孤僻内向，对周围事物缺乏兴趣，敏感多疑，主观固执，自我中心，对身体变化十分关注，具自怜自恋倾向的人格特点，可为疑病症发展提供重要条件。男性患者病前性格具强迫性特点，女性则与癔病个性有关。

2. 注意或忽视有关健康的知识、患病行为及社会文化背景等。

3. 青春期、更年期植物神经功能不稳定产生的症状，如心悸、潮热等，患者对之过分关注、曲解，导致疑病性不适感。

（二）诱因

1. 长期过累、紧张或挫折后，持久强烈的情绪扰乱，患者不能用语言表达情绪（情绪失读），只能用患病的措词表述，这就是疑病性诉苦。疑病症是使人免于羞耻或内疚的一种自我辩护，也可以免除某些社会责任和义务，有利摆脱困境。

2. 医源性影响　就诊过程中长期不能确诊，反复检查、误诊、治疗不当、被迫手术。

3. 人们谈论疾病，身边有患病的人，或见亲友死于某病，即怀疑自己也患有某病。

三、临床表现

（一）症状特征

1. 对健康的过虑和对疾病过分担心　其特征在于纠缠身体健康和疾病本身，而不是疾病后果。病人知道过虑对健康不利，却无法摆脱，控制不住自己，虽接受医生的解释，但打消一个顾虑随即又产生另一个顾虑。患者自称道理都明白，却控制不住自己。

2. 对身体过分注意和感觉过敏　患者对自己身体变化特别敏感，经常注意心跳、数脉搏，或特别注意消化功能。微小的变化、正常人认为微不足道的，患者特别关注，并不自觉地夸大、曲解。由于警觉水平提高，轻微的感觉也会引起患者明显不适，严重不安。身体不适可表现在全身或某一部位，或某一脏器。

3. 疑病观念　患者确信自己患有实际上并不存在的某种疾病，尽管理由不充分，也绝不是毫无依据，其推理也无明显荒谬之处，具有超价观念的特点，患者完全不接受医生的生物医学解释，纠缠医生争取特殊检查，力图用客观检查证实他的信念。

4. 疑病症的症状表现不尽一致　感觉性疑病症，疑病性不适感十分明显，伴有焦虑或抑郁。观念性疑病症，疑病观念突出，躯体不适或心境变化不著。单症状疑病症，表达具体而明确，但未达荒谬和妄想程度，如变形恐怖，难闻的臭气等。有的疑病症怀疑的疾病较模糊及广泛。

（二）起病形式、病程和预后

多缓慢起病，病程持续，常导致社会功能缺损。起病急，有明显诱因，及时得到正确治疗，预后较好。起病慢，无明显诱因，性格不良，多次就医未得到适当治疗，信心丧失殆尽，预后不佳。疑病症状的存在，常提示原发疾病的预后不良，如伴疑病症状的抑郁症、精神分裂症预后均不佳。女性患者预后好于男性。

四、诊断与鉴别诊断

（一）诊断标准

1. 符合神经症的诊断标准。

2. 以疑病症状为主，至少有下列 1 项：① 对躯体疾病过分担心，其严重程度与实际情况明显不相称；② 对健康状况，如通常出现的生理现象和异常感觉作出疑病性解释；③ 牢固的疑病观念，缺乏根据，但不是妄想。

3. 反复就医或要求医学检查，但检查结果阴性和医生的合理解释均不能打消其疑虑。

（二）鉴别诊断

1. 器质性疾病　神经系统或内脏器官的疾病均可有疑病症状，需根据病史和临床检查加以鉴别，如多发性硬化、系统性红斑性狼疮及甲状腺功能障碍等内分泌疾病。但如具有典型的疑病综合征，完全可以诊为疑病性神经症。

2. 神经衰弱、焦虑性神经症、强迫症　都可以有疑病症状，诊断取决于临床相中以什么症状为主，疑病症状在这些疾病中不占主导地位，随原发疾病的好转和治愈疑病症状即消失。较长时间的观察确定神经症的类型是必要的。

3. 癔症　发作时出现疑病症状，症状单一而生动，病人绘声绘色，忧虑害怕之情令人怜悯，发作有明显诱因（常为生活事件或医源性影响）。有时症状出于模仿（捡了别人的病），暗示治疗可消除症状或发生迅速明显的改变。

4. 精神分裂症　疑病症状不少见，但大多持续时间不长，疑病观念模糊，内容不固定且往往使人感到有些古怪、荒谬，患者不迫切求治，随着疾病的发展，精神分裂症特征逐渐明显。伴躯体性妄想的精神病，疑病性先占观念可能是精神分裂症的前驱症状。疑病性类偏狂患者由于确信不真实的躯体疾病，而构成错误的信念或妄想。

五、治疗

（一）心理治疗

是疑病症治疗应采取的积极措施，关键应首先了解患者的思想、情感，对疾病、对医生和对治疗的态度。医生与病人之间建立良好的和谐关系，不能操之过急，亦不能立即否定其疑病观念，应以科学合理的态度解释疾病的性质，帮助病员认识自己，逐渐引导患者从对自身的关注转移到外界，通过社交工疗等活动，逐渐摆脱疾病观念。可试用支持性心理治疗，森田疗法。

（二）药物治疗

有明显焦虑或抑郁情绪的患者，可试用抗焦虑药或抗抑郁药，如苯二氮䓬类、三环抗抑郁剂、5－羟色胺再吸收抑制剂以减轻焦虑和抑郁。哌迷清对疑病观念有一定效果，每日一次，最好晨服，一般剂量 2～12 mg/d，维持量 2～6 mg/d。

由于疑病症的病程较长，尽量少用或不用易产生依赖的药物。药物治疗的可能害处有：①强化病人的疑病心理；② 可能的副作用使病情复杂化；③产生药物依赖。

第八节　应激相关障碍

应激相关障碍是一组由严重或持久精神创伤所致的精神障碍。临床特点和病程经过与创伤性体验密切相关，伴相应的情感体验，容易被人理解，一旦消除致病因素或改变发病时处境，给予适当治疗，可恢复正常，预后好。

一、病因及发病机制

（一）病因

生活事件、个人生活重大不幸，如亲人突然亡故、身患慢性重病、失业破产、被强奸、毁容、遭抢劫；自然灾害或灾难、洪水、地震、火灾、空难、海难、车祸、战争；人际关系持续紧张或社会联系意外变化，如遭绑架扣为人质、离婚、移民、亲人生离死别等。

（二）发病机制

1. 急性超强刺激引起中枢神经活动兴奋、抑制和灵活性过度紧张与相互冲突，中枢神经系统超限抑制，低级部位的机能脱抑制，临床表现不受意识控制的情绪反应，无目的的杂乱动作和原始反应及不同程度的意识障碍或木僵状态。

2. 刺激的强度与个人利害得失之间的关系不同，其刺激作用的强度亦不同，如已保险的家庭财产被焚、多年闹离婚的配偶死去，对个人危害不明显，不构成明显精神刺激。

3. 个体对外界刺激具有不同的感受性与耐受性，刺激超过感受阈值才引起反应，超过耐受阈值才引起心理与生理功能障碍。

本组精神障碍的发生、病程和临床相与生活事件和生活处境，社会文化背景，人格特点，教育程度，智力水平和生活态度，信念等有关。

二、临床表现

本组疾病既往主要以临床症状和病程分型，目前国际分类倾向于以反应的时间因素分型。

（一）急性应激障碍

在遭遇强烈精神刺激之后数分钟至数小时内起病。应激源可以是势不可挡的创伤性体验。个体易感性或适应能力较差，或附加躯体过度疲劳、消耗及脑器质性因素（如老年），发生本障碍的危险性增高。

症状有很大变异性，表现意识障碍、运动增多或运动减少。

1. 意识障碍　典型表现最初出现“茫然”状态，意识范围局限，注意狭窄，定向障碍，感知觉迟钝,难以进行言语交流,自发言语,言语凌乱无条理,动作杂乱无目的性,偶有冲动行为。意识障碍表现为恍惚或朦胧状态,事后可遗忘。

2. 精神运动性兴奋　表现激越或叫喊,过度乱动,无目的漫游,逃遁,言语增多,内容与发病因素或个人经历有关。有的病人表现痉挛发作,情绪爆发,类似癔症。

3. 精神运动性抑制　较为少见,表现对环境退缩,缄默少语,或呆若木鸡,可长时间呆坐或卧床,无情感流露,对痛觉刺激也少有反应。

4. 常存在惊恐性焦虑的植物神经症状,心动过速、出汗、面赤。

有的病人可表现假性痴呆症状,对最简单的问题出现错误而近似的回答。

病程短暂,持续数小时至1周后症状可缓解,离开创伤环境后,精神状态可恢复正常。事后对发作情况部分或全部遗忘。

(二) 创伤后应激障碍

在经历异乎寻常的凶险强烈的打击和/或深重的灾害事件后引起的延迟性反应,又称延迟性心因性反应。精神障碍在心理创伤后数周至半年内发生。强烈的心理创伤引起长时间对应激的神经生物反应的变化,谷氨酸能,单胺神经递质(去甲肾上腺素能、五羟色胺能)和神经内分泌生物学失调,以及同时引起的脑结构异常,是延迟性心因性反应的部分病理基础;这些变化进而转化为许多临床症状。影响创伤后应激障碍发病的危险因素包括:以前的创伤、既往精神病史、家族精神病史、急性应激状态、生物学反应的性质、自发性高氮尿。这些因素也影响患者的易感性和疾病的自然缓解。临床表现有:

1. 患者的思维与记忆中反复地、不由自主地涌现精神创伤的情景,有时出现短暂"重演"性发作,再度身临其境,出现错觉,幻觉,意识分离性障碍,见物思人,触景生情,如见死者遗物、追悼会、周年祭等,引起强烈情感反应。反复出现创伤性梦境或恶梦。

2. 与他人疏远,对周围环境无反应,尽量避免接触与创伤情境有关的人和事。情感缺乏,兴趣减退,社会性退缩,对前途感渺茫,失望抑郁。

个别患者对创伤性情境不能回忆,出现心因性遗忘,经他人提醒亦予以否认,此为心理防御机制压抑的结果。

3. 植物神经过度兴奋,表现持续性警觉性与激惹性增强,过分警惕,易激惹,发脾气,注意不集中,惊跳反应增高,睡眠障碍(难入睡且易惊醒)。

4. 对亲人情感冷淡,麻木感和情感迟钝,常伴抑郁与焦虑情绪,少数病人产生消极念头,有自杀企图或过度饮酒与服用镇静药物。

创伤后应激障碍是一个趋向慢性过程的情况,大多数可恢复,少数长达数年,可有人格改变。预后基于多个因素,如合并症、对持续存在的环境应激源反应的症状、疾病早期自发缓解情况及慢性病情的波动过程。因而评定其治疗的转归应从核心症状的严重度、并发症情况(特别是抑郁症)、不良行为(暴力或饮酒)、社会/职业能力降低四个方面进行评估。

三、诊断与鉴别诊断

(一) 诊断标准

1. 急性应激障碍的诊断标准

(1) 以异乎寻常的和严重的精神刺激为原因,并至少有下列1项:① 有强烈恐惧体验的精神运动性兴奋,行为有一定盲目性;② 有情感迟钝的精神运动性抑制,可有轻度意识模糊。

(2) 在受刺激后若干分钟至若干小时发病，病程短暂，一般持续数小时至1周，通常在1月内缓解。

(3) 排除癔症、器质性精神障碍、非成瘾物质所致精神障碍，及抑郁症。

2. 创伤后应激障碍诊断标准

(1) 遭受对每个人来说都是异乎寻常的创伤性事件或处境。

(2) 反复重现创伤性体验(病理性重现)，并至少有下列1项：① 不由自主地回想受打击的经历；② 反复出现有创伤性内容的恶梦；③ 反复发生错觉、幻觉；④ 反复发生触景生情的精神痛苦，或周年等情况下会感到异常痛苦和产生明显的生理反应。

(3) 持续的警觉性增高，至少有下列1项：① 入睡困难或睡眠不深；② 易激惹；③ 集中注意困难；④ 过分地担惊受怕。

(4) 对与刺激相似或有关的情境的回避，至少有下列2项：① 极力不想有关创伤性经历的人和事；② 避免参加能引起痛苦回忆的活动，或避免到会引起痛苦回忆的地方；③ 不愿与人交往、对亲人变得冷淡；④ 兴趣爱好范围变窄，但对与创伤经历无关的某些活动仍有兴趣；⑤ 选择性遗忘；⑥ 对未来失去希望和信心。

(5) 社会功能受损。

(6) 精神障碍延迟发生(即在遭受创伤后数日至数月后发生)，持续至少3个月。

(7) 排除情感性精神障碍、其他应激障碍、神经症等。

(二) 鉴别诊断

1. 急性应激障碍的鉴别

(1) 抑郁症：有明显运动抑制现象，症状呈昼重夜轻节律性变化，病程迁延达数月之久，以往有躁狂抑郁发作史。

(2) 癔症：常在心理应激下发病，情绪反应具尽情发泄的特点，精神症状多样化，常有夸张或表演色彩，病程多反复且出现间歇，既往有类似发作史，病前性格具有自我中心、富幻想及暗示性强等特点。

(3) 精神分裂症：病初有个性改变，症状泛化，情感淡漠，思维联想和逻辑障碍，病程迁延或反复波动。

(4) 急性脑器质性综合征：如中毒性精神障碍、谵妄状态等，常有丰富生动的幻视，意识障碍有时重时轻的波动特点，可有相应的阳性体征及实验室检查的异常结果。

2. 创伤后应激障碍的鉴别

(1) 抑郁症：抑郁心境涉及较广，包括平时兴趣、喜好、个人前途等各方面，无固定的应激事件，常见消极、自卑、自杀企图，症状呈晨重夜轻节律变化，思维迟缓与运动抑制较重，抗抑郁药物疗效好。

(2) 焦虑性神经症：往往对自身健康过于忧虑，躯体主诉较多，甚至有疑病倾向，无明显精神创伤发病因素。

四、治疗

(一) 心理治疗

支持与解释性心理治疗，使患者情感释放与疏泄，指导患者如何应对有关刺激，进一步调动患者的主观能动性，尽快摆脱困境，同时给予有力的社会支持，以缓冲和减轻患者创伤性反应，促使早日康复。

（二）环境治疗

为减弱不良刺激的作用，尽快脱离创伤环境或转换环境，以消除创伤性体验，加速症状缓解。

（三）药物治疗

1. 抗焦虑药　紧张、害怕、焦虑、失眠及心烦不安可应用抗焦虑药及催眠药，以延长生理睡眠，调节高级神经活动，促使大脑功能恢复正常。常用药物如阿普唑仑，艾司唑仑，美达唑仑，氯硝西泮及丁螺环酮等，但不可过量与长期应用，以防中毒和产生依赖。

2. 抗抑郁药　适用于情绪低落、兴趣丧失、悲观的患者。可选用三环抗抑郁剂，如多虑平、阿米替林；5－羟色胺重摄取抑制剂（SSRI），如氟西汀、帕罗西汀、舍曲林、氟伏沙明等。

3. 抗精神病药　对精神运动性兴奋和妄想症状为主的患者，酌情选用抗精神病药物，如氯丙嗪、泰尔登、氟哌啶醇、氯氮平及利培酮等。

（四）支持治疗

不主动进食或进食量少者给予输液、补充营养等治疗。

教学病例

患者女，21岁，大学三年级学生，未婚。独女，幼年生长发育正常。性格偏内向，随和，胆小。学习努力，成绩优良，同学关系好。5年前父母离异，患者与母共同生活，母对其更加体贴关心，患者对母依赖较强，母女相依为命。

3天前母突遇车祸重伤，患者得知噩耗后急速赶到医院，其母已不治身亡，患者突晕倒在地，扶其离开，后嚎啕大哭，表情茫然，不认识亲人，向外奔跑，哭叫寻找，要带母一起回家，经使用镇静药后入睡。次日醒来喃喃自语："明天回家看妈妈"，"妈妈你去哪儿了……"。精神不振，意识恍惚，检查不合作，定向障碍，答不切题，接触不良，难以交流。经治疗3天后，意识清晰，定向力恢复，接触转好，谈及母意外伤亡声泪俱下，痛不欲生。经住院治疗半月后基本恢复正常，对住院前后经过大多遗忘。

（彭昌孝）

第二十章　脑器质性精神障碍

第一节　概　述

脑器质性精神障碍是一组由脑变性、脑血管病、颅内感染、颅脑创伤、颅内肿瘤或癫痫等器质性因素直接损害脑部所致精神障碍，不包括全身性感染、中毒、躯体疾患和精神活性物质及非依赖性物质所致的精神障碍。

一、临床特征

各种脑器质性精神障碍的病因尽管不同，但大多数病人可以出现共同的临床特征，这些临床特征往往根据病程进展的速度以及脑部病变范围和部位的不同而变化。

（一）急性脑病综合征

急性脑病综合征是由全面性暂时的脑功能障碍所引起的，主要临床特征为意识障碍，症状常有昼轻夜重的波动。一般起病急骤，病情发展迅速，病程相对较短，病变是可逆的，预后较好。主要临床表现如下：

1. 意识障碍　这是最早出现、最主要、最典型的症状，也是判定急性大脑功能紊乱及其严重性的重要依据之一。意识障碍的程度可以从轻度的意识模糊到严重的昏迷。有时意识障碍虽不明显，但在恢复后不能充分回忆当时的情况。还可伴有注意力不集中、定向力障碍和判断力受损。

2. 感知觉和思维障碍　感知方面可以出现丰富的错觉或幻觉，尤以幻视多见，且为原始性幻觉，内容常带恐怖性。此外，感知综合障碍也不少见，如视物显大或显小、视物变形、人格解体、非真实感等。思维障碍有思维迟缓、理解困难、逻辑推理障碍，很难形成复杂的概念，也可出现关系妄想、被害妄想等。

3. 记忆障碍　以近记忆障碍最突出，远记忆相对保持良好。严重时因记忆缺失而出现错构和虚构。意识障碍好转后往往有遗忘。

4. 情感障碍　情感反应相对平淡或淡漠，对环境缺乏兴趣和不关心。情绪不稳很常见，可以出现焦虑、紧张、恐惧、激越、易激惹，个别病人可有欣快。

5. 行为障碍　一般表现动作迟缓、犹豫不决、缺乏主动性，有目的性活动明显减少。有时可表现活动过度、兴奋躁动、吵闹不休，甚至出现冲动伤人或自伤行为。

（二）慢性脑病综合征

慢性脑病综合征是指慢性进行性大脑弥散性病变，特别是这类病变所引起的精神障碍。一般起病缓慢，病情进展较慢，呈逐渐加重趋势，病变常不可逆，预后也较差。临床上主要有以下几种表现：

1. 记忆障碍　呈进行性加重。早期以近记忆减退为主，表现为对新近发生的事情不能回忆,如忘记近期接触的人名、近几周内发生的事情,但即时记忆和远时记忆可以保留。随着病情的发展,远记忆也逐渐减退,病人对自己的记忆障碍不能察觉,为了弥补这方面的记忆空白,常产生错构或虚构。

2. 人格改变　在没有明显记忆和智能缺损以前,患者可表现为生活懒散,不修边幅,不讲卫生,对周围发生的事情漠不关心,对工作无责任心,以及对他人责任感或同情心减退。有的甚至出现性行为轻率,行为不顾后果或偷窃等反社会行为。有的患者以情绪不稳定为主,心情由正常可突然变为抑郁或焦虑,易为小事大发雷霆或不能控制哭笑等。亦有表现为欣快,情绪甚高,小事大笑不已,自觉身体良好,情绪饱满。有的患者仅是原有的人格特征进一步加重,如变得更加偏执、多疑、自我中心、紧张焦虑、强迫行为等。人格改变往往呈渐进性发展,越来越重,使病人变得与病前截然相反,判若两人。

3. 痴呆　早期主要表现为日常兴趣与工作效率减退,对复杂多变的环境适应能力减退;继而思维迟钝,言语动作趋向迟缓,分析综合能力差,难以学习和掌握新的知识和技能,过去学到的知识和技能也逐渐遗忘。病情进一步加重后病人的抽象思维能力及判断能力减退,表现为言语凌乱,病理性赘述,不能概括事物特征,有时出现失语、失用、失认等皮质功能障碍,常有定向障碍,在以前熟悉的环境中迷路,外出不知回家,严重时常识也可减退。痴呆后期则表现为情感淡漠、幼稚、欣快,行为刻板重复而无目的,忽视个人卫生,大小便失禁,日常生活不能料理等。

(三) 脑部局灶性损害所致精神障碍

脑部局灶性病变时,不同的部位可出现一些特征性的精神症状,虽然不能像神经科那样可明确作出受损部位的定位诊断,但对定位诊断仍有一定的参考意义。

1. 额叶　主要是人格改变,行为变得放纵和笨拙,道德与社会观念的损害,对亲人丧失感情,多有幼稚的幻想与不恰当的愚蠢的诙谐,对自己的疾病缺乏认识而自觉良好。有时表现为注意力分散,多动不安,自控力下降,轻视与侵犯他人等。智能障碍主要是缺乏计划性和主动性,近事遗忘,抽象思维能力下降,不能从经验中吸取教训等。

2. 顶叶　较少出现精神症状,但可出现各种神经心理障碍。优势半球顶叶受损可出现特征性的 Gerstmann 症状群。如双侧手指失认症、左右识别障碍、计算障碍与失写症,可伴有失读或失语。非优势半球顶叶损害以空间失认症为特征,如半侧躯体失认症、相貌失认症等。精神症状主要有定向障碍、非真实感、人格解体、精神活动迟钝等。

3. 颞叶　单侧颞叶病变通常可见智能障碍、学习困难,优势侧颞叶病变可损害听觉,还可出现幻听、幻视、感觉性失语及命名性失语等。双侧病变可产生遗忘综合征。颞叶癫痫发作表现为丰富的幻觉、记忆恍惚、精神自动症及焦虑恐惧等。情绪不稳、攻击行为及精神分裂症样精神病也常见。

4. 枕叶　任何一侧枕叶损害都可引起复杂视觉失认症,如物体失认、色彩失认及相貌失认等,还可以出现视错觉及视幻觉。

5. 胼胝体　胼胝体前部受损以情感障碍为主,后部则以智能衰退更为明显,还可出现语言障碍、行为冲动、人格改变、精神分裂样症状、木僵及痴呆等。

6. 间脑　可引起嗜睡和过度睡眠,情绪波动性大,伴有突发的情感爆发,记忆缺损表现为遗忘－虚构综合征;也可见进行性智能减退,行为幼稚,主动性降低,愚蠢的诙谐等人格改变;还可出现贪食及神经内分泌功能障碍。

二、诊断标准

(一) 症状标准

1. 有躯体、神经系统及实验室检查证据。

2. 有脑病、脑损伤,或可引起脑功能障碍的躯体疾病,并至少有下列 1 项:① 智能损害综合征;② 遗忘综合征;③ 人格改变;④ 意识障碍;⑤ 精神病性症状(如幻觉、妄想、紧张综合征等);⑥ 情感障碍综合征(抑郁综合征和躁狂综合征);⑦ 解离(转换)综合征;⑧ 神经症样综合征(如焦虑综合征、情感脆弱综合征等)。

(二) 严重标准

日常生活或社会功能受损。

第二节 阿尔茨海默病

阿尔茨海默病(Alzheimer disease,AD)是一种病因不明的原发性中枢神经系统退行性疾病,主要发生在老年期或老年前期,多缓慢发病,逐渐进展,以痴呆为主要临床表现。

传统上按发病年龄不同,将老年前期和老年期痴呆归为不同类别,后发现两者在病理上存在相似性,故目前倾向于将两者统称为老年期痴呆 AD 型或阿尔茨海默型痴呆。

在 AD 病例中,一部分有明显阳性家族史,称为家族性 AD 病,推测可能为常染色体显性遗传;另一种则为非家族性或散发性 AD。家族性 AD 除有明显遗传史外,还有起病较早、病情发展较快的特点。

一、流行病学

流行病学资料显示,在世界范围内总的痴呆患病率:65 岁以上为 2.2% ~ 8.4%,75 岁以上为 10.5% ~ 16.0%,85 岁以上为 15.2% ~ 38.9%。年龄越大,患病危险性越高,一般年龄每增加 5 岁,患病率将增加 1 倍。老年痴呆约占老年人群的 10%,其中半数以上是 AD。65 岁以上妇女患 AD 通常比同龄男性高 2 ~ 3 倍。在美国,AD 是引起死亡的第四位原因,每年死于 AD 者超过 10 万人。

二、病因、病理及发病机制

本病的病因目前尚未完全阐明。比较公认的与本病有关的危险因素有年龄、家族遗传史、脑外伤和唐氏综合征。高龄女性、丧偶、教育水平低、独身、生活贫困等因素的相互联系、互为因果,构成本病的发病诱因。AD 病理改变主要是脑皮层弥漫性萎缩,沟回增宽,脑室扩大;组织病理学显示大量神经元变性或脱失,可见特征性三联病理改变—老年斑、神经元纤维缠结和颗粒空泡变性。近年来,关于本病病因、神经病理学及发病机理的研究进展很快,主要反映在以下几方面。

(一) 胆碱功能研究

神经病理研究发现,AD 存在胆碱能神经元退行性病变,包括皮层胆碱能神经元及皮层下 Meynert 基底核、内隔核、斜嗅束核和兰斑等胆碱能神经核的广泛变性和脱失,由于胆碱能神经元与学习、注意和记忆机制有关,故推测胆碱功能低下可能在AD发病机理中起一定作用。

AD的特征之一是海马和皮层胆碱能神经元退行性变性,表现在胆碱乙酰转移酶(CAT)显著减少,而毒蕈碱受体密度相对正常。一般把CAT视为胆碱能神经元的标志,CAT减少是胆碱能神经元脱失的反映。CAT活性随年龄增长而递减,但以AD最为显著。在AD病人,CAT活性降低程度与老年斑、神经元纤维缠结的密度呈正相关,也与痴呆心理测验分值呈正相关,表明胆碱功能低下不是非特异性的濒死改变,而是AD病理生理的主要因素。CAT活性下降亦可见于唐氏综合征、酒精中毒性痴呆、帕金森病痴呆、Creutzfeldt－Jacob病,而多发性脑梗死性痴呆、亨廷顿病则否。另外,AD患者尸检或活检均显示,基底前脑内的胆碱能神经元有70%～80%的缺失,突触前乙酰胆碱的摄取功能显著降低,其程度与AD患者的认知功能障碍密切相关。

(二)淀粉样蛋白研究

AD最显著特征是老年斑和神经元纤维缠结。老年斑为破碎的神经纤维网,圆形或椭圆形结构,直径约10～150 nm,中心为淀粉样变性核心。老年斑集中在大脑皮质和海马、杏仁核、纹状体和丘脑。在老年斑内突触的连接性和功能改变损害了细胞间传递,破坏了突触在学习、记忆和认知上的作用。神经元纤维缠结是一种异常神经元,胞浆内充满直径约10 nm的以螺旋形式互相缠结的纤维丝,称为双螺旋丝,直径可达200 nm,是大脑损害的标志,痴呆的严重程度与神经元纤维缠结在新皮质中密度显著相关。

老年斑的核心和神经纤维缠结的双螺旋丝都由纤维蛋白组成,即一种难溶的不能被蛋白水解酶降解的多肽复合物。这种物质在神经细胞内沉着,占据大部分空间形成物理性阻塞,从而妨碍神经元的传导,导致细胞变性和死亡。现已分离出这种物质是由40多个氨基酸组成的淀粉样蛋白,其形成机理尚不清楚,可能是由695个氨基酸残基的大分子淀粉样蛋白前体(APP)水解断裂后,经聚合作用形成一种难溶解的原纤维或纤维丝复合物,后者具有神经毒性作用。

脑内APP生物合成的降解,由含有蛋白酶抑制因子的APP与缺乏蛋白酶抑制因子的APP两者之间的比例来调节。AD患者该平衡发生紊乱,含有蛋白酶抑制因子的APP增加,抑制降解APP的蛋白酶,导致APP的异常代谢和积聚。引起APP平衡紊乱的原因尚不清楚,可能与遗传有关。

神经纤维缠结中有两种蛋白,即Tau蛋白和泛肽或泛素。Tau蛋白是一种与微管蛋白有关的蛋白,被修饰后其生化性质和对蛋白酶的敏感性都发生了变化。泛肽在介导细胞内蛋白质降解、转录的调节及应激反应中起重要作用,它在神经纤维缠结堆积可能是神经元清除异常蛋白的反应。

(三)免疫学研究

很多证据表明,AD病人血清、脑脊液和死后脑组织存在大量特征性免疫反应,如急性期反应物、细胞因子、补体系统、小胶质细胞等改变,提示免疫反应和炎症在AD神经元的破坏中可能起着一定作用。

AD病人出现急性期蛋白水平升高,其种类达40多种,有些可造成利于淀粉样蛋白产生和沉淀的环境,从而促进了老年斑的形成。有人已发现老年斑核心存在免疫球蛋白。研究证实,AD患者脑组织产生的细胞因子有白细胞介素1,白细胞介素6和肿瘤坏死因子等,前两者均有促使APP合成的作用。现已发现,AD患者脑组织中存在的补体成分有从C1q到C5b－9,其中弥漫性淀粉样沉淀、老年斑和一些神经纤维缠结中 C3d、C4d 和 C1q 含量增高数倍。目前认为，淀粉样蛋白通过经典的补体激活途径和细胞膜攻击复合物的作用，产生细胞毒性作用，导致脑组织的破坏。还有研究发现，来源于巨噬细胞的小胶质细胞在老年斑周围明显增加，这种激活的小胶质细胞可引起淀粉样蛋白沉淀，与老年斑的形成有关。因此，小胶质细胞在 AD 的发病机理中也起了一定作用。

（四）遗传学研究

多数家系调查研究发现，AD 患者的家庭成员患 AD 的危险率比一般人群高 3～4 倍，推测可能为常染色体显性遗传传播。Constantinidis（1962）调查了 299 名老年性痴呆患者亲属的患病危险率，父母为（7.0±1.6）%，同胞为（5.5±1.1）%，子女为（4.3±1.2）%。在双生子研究中发现单卵双生子患 AD 的一致率明显高于二卵双生。有人报道 15 对单卵双生子中 7 对同病，7 对二卵双生子中 2 对同病，提示遗传因素与 AD 的发病密切相关。

近年来，应用分子遗传学和连锁分析技术发现，与 AD 有关的遗传位点至少有 4 个，分别位于 21、19、14 和 1 号染色体上。21 号染色体编码 β－淀粉样蛋白前体（APP），APP 基因产物 β－淀粉样蛋白与老年斑的形成密切相关。目前认为，在家族性 AD，由于 APP 基因突变，产生异常 β－淀粉样蛋白并沉积在大脑皮层、边缘系统和海马等脑区，引起机体免疫系统反应，导致大量胆碱能神经元退行性变和死亡，形成典型的老年斑，最终使患者的认知功能发生严重障碍。19 号染色体编码载脂蛋白（ApoE），ApoE 基因的 ε_4 等位基因是迟发性家族性 AD 的一种易感性基因，其基因序列呈多肽性，常与其他几种类型 AD 的错义突变平行存在。14 号染色体长臂上存在与早发性家族性 AD 发病有关的基因，已发现这种基因有 40 多处密码子发生错义突变。1 号染色体与家族性 AD 有关，其相关基因也有多个密码子的错义突变。目前推测，基因的错义突变可以产生空间构象突变的蛋白质，成为一种蛋白质致病因子，沉积在中枢神经系统，导致胆碱能神经元的退行性变和死亡，引起早发性家族性 AD，这方面研究还需进一步探讨。

三、临床表现

本病多隐袭起病，一般起病于 50～60 岁，40 岁前发病少见，60 岁以后发病增多。在疾病早期，尽管有记忆困难或轻度健忘，但人格和社会功能保持完整，故家属往往难以及早察觉。有些病人在环境突然改变、精神受刺激、躯体疾病的情况下，症状很快出现。

（一）精神症状

1. 记忆障碍　是本病的首发症状。初期以近期记忆减退（记住新知识能力受损）和记忆保持障碍（如 5 分钟后不能复述三件物品名称）为特点。病人常丢三拉四，忘记刚做完的事情，如刚吃完饭又要进餐。随着病情的进展，远期记忆也受损。病人记不清过去发生的重大事件，忘记许多重要的个人情况，如家住哪个城镇、自己的出生年月，严重时连亲人名字、岁数也忘记，并可出现错构、虚构症状。

2. 智能缺损　在记忆减退的同时，患者智能也逐渐减退。表现在抽象概括能力、判断推理能力和社会功能明显减退。患者往往出现工作能力明显下降，不能适应新环境和从事复杂脑力劳动，做事稀里糊涂，经常出错，甚至连简单的烧饭做菜也不能胜任。

3. 人格改变　患者人格改变颇常见，如病前是一个较有爱心的人，变得固执、乖戾、自私、对亲人漠不关心、无故打骂家人。也可能变得不讲卫生，不修边幅，捡破烂视为珍宝收藏，乱取他人之物。有的缺乏羞耻及伦理感，当众裸体或性行为异常。早期人格改变不像 Pick 病明显。

4. 情感障碍　情感淡漠是常见的早期表现，也可表现为焦虑、抑郁、欣快和易激惹。有误诊为情感性精神障碍可能，随病情逐渐加重，痴呆症状日益明显才被确诊。

5. 行为异常　自发行为减少，动作单调、刻板、笨拙，重复无效行为。痴呆晚期，行为障碍加重，病人可出现语言攻击，暴力行为，不停徘徊，无目的漫游、哭泣、叫喊等。病人还可出现伴有颞叶功能障碍的行为异常，如视觉认识不能，特别是不认识亲属的面貌或镜中的自我，用口探索物体，饮食过度等。

6. 其他　患者因记忆和智能障碍可出现片断的妄想，如怀疑有人偷他东西、怀疑自己配偶不贞，此类片断的妄想随痴呆症状的加重而渐消退。视空间技能也常在早期受损，病人在熟悉环境中迷路，外出找不到该走的路，最后在自己家中也发生定向障碍。睡眠障碍也不少见，表现为睡眠倒错或睡眠节律紊乱。部分病人在病程中可因更换新的环境、躯体疾病、外伤等因素出现精神症状急剧恶化，发生谵妄或精神错乱状态。

（二）躯体症状及体征

1. 神经系统　可出现失语、失用、失认和空间结构障碍，还可有肌肉萎缩、痛觉反应消失、脑神经麻痹，以及震颤、肌张力增高等锥体外系症状，约三分之一患者发生癫痫样发作，也可出现伸跖、强握、吸吮等原始反射，晚期可出现大小便失禁、痉挛、偏瘫及肌强直等。

2. 其他　外貌苍老，皮肤干燥多皱、色素沉着，毛发苍白，牙齿脱落。

（三）实验室检查

1. 生化　血清和尿常规检查正常。脑脊液正常或仅有轻度蛋白含量增加，外周和脑脊液 T 淋巴细胞免疫应答增高，血清中抗脑组织抗体水平增高。因 Tau 蛋白浓度在正常老人和 AD 老人间有重叠，近来研究检测过度磷酸化的 Tau 蛋白或寻找针对 AD 病人特异性的 Tau 蛋白的单克隆抗体来辅助诊断。

2. 神经电生理　脑电图异常比其他痴呆多见，起病时有脑电图波幅降低和节律减慢，α 节律减少甚至完全消失，以后出现弥漫性慢波。随病情进展，背景脑电图为低、中波幅不规则 θ 波活动，额叶逐渐重叠有明显的 θ 波活动，快波活动消失。脑电地形图可见 δ 及 θ 功率弥漫性对称性增强，α 功能在大部分区域下降。诱发电位可有 P300 潜伏期延长和波幅下降，且与痴呆程度和记忆损害程度及视觉记忆损害程度有关。

3. 脑血流　对 AD 病人的脑局部区域血流量（rCBF）检测发现，双侧大脑半球弥漫性对称性的 rCBF 降低，以联合皮层下降最为明显，大脑半球血流量下降平均值与痴呆的严重程度相一致。正电子发射断层扫描（PET）发现，AD 病人两侧皮层葡萄糖和氧化代谢降低，血流减少，早期以顶、颞叶明显，以后累及额叶。

4. 神经影像学　脑 CT 显示弥漫性脑皮层萎缩，也可有额、颞叶萎缩，脑室扩大，脑沟增宽。但脑萎缩的程度不一，也可能正常。海马萎缩与早期记忆损害有关，预示可能会发生 AD，故 CT 示海马萎缩可作为早期诊断 AD 的标志之一。脑磁共振成像（MRI）显示，随年龄增高可出现白质信号异常。

（四）病程和预后

病程呈进行性发展，一般 2～8 年，罕见 20 多年者。几乎无自行缓解或停止进行的病例，最后发展至严重痴呆。常因吸入性肺炎、泌尿道或压疮感染、营养不良、骨折等继发性躯体疾病、或因衰竭而死亡。

四、诊断与鉴别诊断

(一) 诊断

1. 症状标准

(1) 符合器质性精神障碍的诊断标准。

(2) 全面性智能损害。

(3) 无突然的卒中样发作,疾病早期无局灶性神经系统损害的体征。

(4) 无临床或特殊检查提示智能损害是由其他躯体或脑的疾病所致。

(5) 下列特征可支持诊断,但不是必备条件:① 高级皮层功能受损,可有失语、失认或失用;② 淡漠、缺乏主动性活动,或易激惹和社交行为失控;③ 晚期重症病例可能出现帕金森症状和癫痫发作;④ 躯体、神经系统或实验室检查证明有脑萎缩。

(6) 尸解或神经病理学检查有助于确诊。

2. 严重标准　日常生活和社会功能明显受损。

(二) 鉴别诊断

1. 多发性脑梗死性痴呆　该病在我国较 AD 多见。其鉴别要点为:病人常有高血压史及卒中病史,起病较急,呈波动性病程,早期为脑衰弱综合征表现,精神症状以人格相对保持完整的局限性痴呆为特征,并有局灶性神经系统症状和体征,脑 CT 显示多发性、腔隙性梗死及软化灶。

2. Pick 病　也是一种原发性退行性痴呆,但发病率比 AD 少得多,发病高峰为 50~60 岁,比 AD 早。临床最显著的特征是早期就出现人格和行为改变,脑电图一般正常,脑 CT 示额叶、颞叶明显萎缩,与 AD 的弥漫性脑萎缩相区别。

3. 老年期抑郁症　老年期初发的抑郁症,往往表现为精神运动性抑制、对周围环境缺乏兴趣等所谓假性痴呆的症状,容易造成误诊。鉴别的意义在于老年期抑郁是可逆的和可治疗的,可以从既往情感障碍史、起病相对急、病前无智力减退、主诉脑子迟钝和记忆力减退、CT 和 EEG 多正常、对抗抑郁药有效等与 AD 进行鉴别。

4. 正常颅内压脑积水　多在中年或稍晚发病,亚急性起病,病程呈波动性。临床表现为痴呆、步态不稳、尿失禁三联症。辅助检查脑脊液压力正常,气脑造影可见脑脊液流动梗阻,

5. 老年人良性健忘症　又称与年龄有关的记忆障碍,指 50 岁以上有健忘症状、而无痴呆证据者,是一种正常或生理性非进行性的大脑衰老过程。其特点是对事件某些细节的准确回忆困难,记不住人名、地点、电话号码,往往感到负担或主动求医,并采取弥补措施克服记忆障碍。与早期痴呆鉴别虽有困难,但随着痴呆病人的远记忆及智能受损症状的逐渐出现即可作出正确判断。

五、治疗

本病目前由于病因不明,故尚无特效治疗药物和方法,着重在维持和对症治疗,生活上的照顾和护理极为重要。

(一) 支持治疗与日常护理

首先应注意病人的饮食、营养、水和电解质平衡,对伴有高血压、心脏病、糖尿病等躯体疾

病要给予及时的治疗,应避免使用对脑功能有损害的药物。预防感染很重要,尤其是肺部和尿路感染。由于病人的生活自理能力下降,应有专人照顾。注意病人个人卫生及大小便通畅。不宜长期卧床,鼓励病人参加适当的活动,有规则的锻炼,以减缓精神衰退。还要采取措施预防自伤、自杀及冲动毁物等行为。对卧床的病人,要防止压疮的发生。

(二) 精神症状的治疗

首先,要根据不同的靶症状来选择药物;其次,还要考虑所用药物的副反应,如要避免使用具有明显抗胆碱作用的药物,以免影响患者的意识水平及加重认知功能障碍。对幻觉、妄想的症状,可用奋乃静、利培酮、奥兰扎平等;伴焦虑忧郁症状,可用阿普唑仑或5-羟色胺再摄取抑制剂,如舍曲林、氟西汀等;有睡眠障碍的患者,宜选用短效或中效苯二氮䓬类催眠药;对攻击行为可用小剂量氟哌啶醇、泰必利、丙戊酸钠等。因老年病人有其药代学的特点,选用上述药物时,剂量要特别慎重。

(三) 影响胆碱能系统的药物

中枢胆碱能系统与学习记忆关系密切,AD病人前脑胆碱能神经元的退化导致胆碱能功能的原发性缺损,胆碱酯酶(ACHE)抑制剂通过减少神经元间的乙酰胆碱的代谢来修复AD病人已丧失的胆碱能功能,是目前最常用的治疗药物,也是最有希望的治疗方法。第一代的胆碱酯酶抑制剂主要有毒扁豆碱、他克林(tacrine)等。毒扁豆碱能提高学习能力和增加词汇量,但缺点是半衰期短,个体间治疗剂量差异大。80年代初,美国开始使用半衰期较毒扁豆碱长、可口服的胆碱酯酶抑制剂他克林,对轻、中度AD病人有效率约30%~40%,主要对肝脏有毒副作用,需每4周查转氨酶一次。第二代胆碱酯酶抑制剂哈伯因(huperzine)、加兰他敏(galanthamine)已在临床应用。哈伯因是我国医药工作者从石杉科石杉属植物蛇足石杉中提取的一种生物碱(石杉碱甲),是一种高选择性的胆碱酯酶抑制剂,具有改善记忆和认知功能的作用,且毒副作用很低,剂量过大可引起头昏、恶心、胃肠不适等,一般可自行消失。通常每日2次,每次100~200 μg。

(四) 促神经元代谢药

AD病人大脑利用葡萄糖能力降低,而且代谢异常,故可使用一些促进脑细胞代谢药物,最常用的有氢化麦角碱(海得琴)、吡乙酰胺(脑复康)和吡硫醇(脑复新)。海得琴是一种α-肾上腺素受体阻断剂,主要用于治疗各种血管病,它能增加大脑血流量,促进脑细胞代谢,改善AD病人认知功能优于安慰剂,对情绪和记忆也有一定效果,剂量3~4.5 mg/d、分3次服,副作用有体位性低血压、鼻塞、胃肠反应。脑复康是γ-氨基丁酸衍生物,可增进脑细胞腺苷酸激酶的活性,促进ATP的形成和运转,增加葡萄糖的利用以及蛋白、酯类和RNA的合成,对注意力、记忆力有一定的改善作用,剂量1.2~2.4 g/d、分3次服,有口干、食欲减退、睡眠障碍等副作用。脑复新为$VitB_6$衍生物,剂量300~600 mg/d、分3次服,副作用少。

(五) 神经元保护剂

机体在有氧代谢过程中,线粒体不断产生活性态氧,后者对神经元和其他细胞的核酸产生损害。AD病人的大脑防御功能衰退,氧化损伤会加重。VitE可降低脂质过氧化,能增强海马细胞对缺氧的耐受,有人建议AD病人每日服用大剂量的VitE约800~1 000 IU可以改善疾病的进程。因钙离子能对缺氧神经元产生毒性,且在神经元纤维缠结的病理过程中又起一定作用,细胞内胞浆型钙离子浓度升高,可引起细胞凋亡,国内使用钙离子阻断剂尼莫地平的研究中发现,能改善AD病人的记忆和认知功能。

（六）其他

近来大量的证据表明，AD的脑组织破坏与炎症反应和免疫机理有关，因此提出用抗炎药物尤其是非甾体类抗炎药物治疗，以延缓AD脑组织破坏的进程或预防疾病的发生。流行病学研究发现，女性AD患者的发病与绝经后雌激素缺乏有关，雌激素替代疗法能延缓女性AD发病的年龄或降低发病的危险性，并可改善AD的临床症状。

我国中医研究认为，老年性痴呆表现为虚实两个方面，虚主要是肾虚和气血亏虚，实主要是瘀血、痰火，提出了补肾填经法、活血通窍法等中医治疗方案。

教学病例

患者男，62岁，已婚，汉族，农民，小学文化。

4年前家人发现，患者经常丢三落四，刚做过的事一会儿就忘，下田种地将农具忘在地里，外出买东西将所购物品忘在原处。以后下田劳动，竟找不到地方，出门在村子里常迷路，回不了家。近两年来，患者开始忘记原来很熟悉的编织鱼网手艺，育棉花苗的技术也遗忘了。有一次见水已烧开，患者不但不停止烧水，反而加大火力继续烧水。近1年来患者病情日益加重，亲戚来看他也不认识，不认识自己现在的家，吵着要回自己的家去，见到地上废纸、树枝等均装入衣袋中，在家无目的地东摸摸西摸摸。睡觉时也不知脱衣服，穿衣服时常将双手插入一个袖中，有时把裤子套在头上。到吃饭的时候不知主动进食，刚吃完饭又吵着要吃饭。患者不主动与人交流，待人冷淡，常呆立呆望，对以前感兴趣的事不再感兴趣，不关心家人。入院前两天，患者外出迷路，被家人找回送入医院。

既往史无特殊。母孕期体健，早产一周，顺产，出生后母乳喂养。发育基本和同龄人相同。7岁上学，成绩一般。病前性格开朗，好交流，关心他人。

入院时体格检查未发现明显阳性体征。辅助检查：脑电图示额叶有重叠的θ波活动。CT检查发现脑室扩大，皮质脑沟增宽，轻度脑萎缩。血、尿常规，肝、肾功能检查正常。

精神检查：发现患者有时间、地点、人物定向错误，将病房说成是家，将工作人员说成是邻居，分不清上下午，记不清自己刚做的事，但对自己什么时候结婚却记得。个位数加减法计算正确，两位数以后常出错。对一般常识能保持，知道一年有12个月，有春夏秋冬4季，但对复杂的推理判断能力下降，如不知道肉包子打狗是什么意思。患者情感淡漠，与其交流时面无表情，在病区到处摸索，夜里将别人的鞋子收藏起来。

第三节　多发性脑梗死性痴呆

多发性脑梗死性痴呆（multi-infarct dementia，MID）是指在大脑动脉硬化的基础上，反复多次发作脑血管意外所致的痴呆综合征。本病是由于多数脑血管梗死，引起相应脑区器质性改变所致，痴呆的特征决定于受累血管的特殊部位及梗死灶的数量。本病一般在50～60岁发病，男性约多于女性。常继一次卒中发作而发病，半数患者患有高血压，病程多呈阶梯式发展，多数伴有局限性神经系统症状及体征。

有人认为多发性脑梗死性痴呆并不能全面反映由脑血管障碍引起的痴呆。因为，一个面积较大或病变部位重要的梗死也可引起痴呆，由于脑缺血引起的白质脱髓鞘可以出现痴呆症状,脑梗死以外的脑血管病,如脑出血也可以发生痴呆的结局。因此,用血管性痴呆(vascular dementia,VD)这个名称较为确切。当然,其中多数患者是多发性脑梗死性痴呆。

一、病因及发病机制

引起本病的根本原因是在脑动脉硬化基础上发生的多发性脑血栓形成及脑栓塞所引起脑组织器质性改变所致。一般认为多发性小梗死灶对痴呆的发生有重要作用,小梗死灶越多,发生痴呆的机会也越多。

脑动脉硬化以大脑中动脉及基底动脉起始部多见,动脉内膜脂肪变性、胆固醇沉积、纤维组织增生引起血小板聚集、血流减慢而促使脑血栓形成。如果动脉硬化斑块脱落,可引起远端血管栓塞,栓子另一个主要来源是患病的心脏。

梗死灶多数位于两侧半球,呈非弥漫性均匀分布,主要位于白质内,为中等小梗死,大多属于大脑前、中动脉深穿支的供血区。梗死灶的大小往往不能决定是否发生痴呆及其严重程度,而病变部位却与痴呆发生密切相关。痴呆的好发部位有:额叶内侧面(扣带回)、纹状体前部、内囊前肢及丘脑,其他有额叶、颞叶及枕叶白质。双侧半球白质内的多发梗死灶与痴呆的关系最密切,尤其是扣带回至胼胝体处,由于阻碍了与额叶的纤维联系,而影响智能活动。另外,大脑中动脉、后动脉分界区内产生梗死,在优势半球病变的患者也可引起痴呆。

二、临床表现

(一) 早期症状

早期往往缺乏明确的神经系统损害的表现,除有主动性下降和轻度记忆力减退外,也无明显的痴呆表现。早期的特征性症状是躯体不适感,以头痛、头晕、耳鸣、失眠和肢体麻木为多见;也有首先出现精神不佳、易疲乏、注意力不集中、易悲哀、易怒、克制力减弱等情感脆弱及轻度忧郁的表现。另外,食欲不佳、胃肠功能紊乱、心慌等主诉也常见。一般将这些早期表现称为脑衰弱综合征。

(二) 局灶性神经系统损害

局灶性神经系统损害较突出的表现有假性延髓性麻痹、构音障碍、吞咽困难、共济失调、中枢性面肌麻痹、偏瘫、失语、失用或失认、癫痫大发作等。不同部位的脑梗死产生的局灶性症状不同,如大脑前动脉供血区发生障碍时,可产生对侧偏瘫、对侧感觉障碍及人格改变等。有的病人可发生短暂性脑缺血发作。有的在发生急性脑血管意外后,表现意识模糊状态,伴有幻觉妄想和行为紊乱,发作过后不仅使痴呆加重,往往由于各种并发症导致死亡。

(三) 痴呆

早期特征是近记忆减退,远期记忆相对完好,在相当长一段时间内自知力保持完整。病人常觉察到自已易忘事、记忆力下降,为了防止遗忘而准备好备忘录以努力弥补或主动求医。有的病人为此而产生焦虑和抑郁情绪。病人还可表现为说话啰唆、无主次、无次序等现象。因一般推理、理解力、判断力以及待人接物处理日常事务的能力均较长时期保持良好,人格相对保持完整,故有“网眼样痴呆”之称。随着痴呆的加重,部分病人可出现感知觉和思维障碍,并产生各种妄想,如关系妄想、被害妄想、嫉妒妄想、被窃妄想及贫穷妄想等。有的病人情绪不稳,易激惹,常为琐事烦恼,甚至哭泣或大笑,称为情感失禁。随着病情加重,在多种因素的影响下,特别是发生急性脑血管意外的情况下,痴呆症状呈阶梯式加重,晚期可表现为全面性痴呆,个人生活不能自理,与阿尔茨海默病鉴别也十分困难。

(四) 实验室检查

脑电图常有高波幅、尖波样的 α 波、广泛性 α 波、突发性慢波等。脑血流图检查有脑血流量减少,痴呆的严重程度与血流减少的程度一致。CT 扫描和磁共振成像可见腔隙性梗死征象,脑软化征象及脑萎缩、脑室扩大。

(五) 病程及预后

病程以跳跃性加剧和不完全性缓解相交替的阶梯式进程为特点。多数患者在全部病程中呈阶梯性、波动性变化的特点。少数患者病情缓解、稳定、不进展。病程可长达数年甚至 20 多年,死因以心、肾功能衰竭为多。

三、诊断与鉴别诊断

(一) 诊断

1. 符合器质性精神障碍的诊断标准。

2. 有脑血管病的证据,如多次缺血性卒中发作,局限性神经系统损害,及脑影像检查,如 CT、MRI 检查有阳性可见。

3. 在数次脑实质的小缺血性发作后,逐渐发生智能损害。早期为局限性智能损害,人格相对完整,晚期有人格改变,并发展为全面性痴呆。

4. 起病缓慢,病程波动或呈阶梯性,可有临床改善期,通常在 6 个月内发展为痴呆。

(二) 鉴别诊断

本病需与阿尔茨海默病、老年期抑郁症、正常颅内压脑积水相鉴别,其鉴别要点详见前节阿尔茨海默病。

四、治疗

本病的治疗原则是:改善脑血流,预防脑梗死,促进脑代谢,达到阻止恶化、改善及缓解症状。

(一) 卒中危险因素的防治

引起脑卒中的危险因素很多,而高血压被认为是最重要、最可治疗的危险因素之一,高血压的控制可阻止或延缓痴呆的发生。多发性脑梗死性痴呆患者伴有高血压时,收缩压应控制在 135 ~ 150 mmHg 之间。对高血脂和糖尿病也应积极控制。

(二) 改善认知功能

可给予改善脑功能代谢药,促进脑神经元对氨基酸、磷脂及葡萄糖的利用,如脑复康250 ~ 500 ml,每日 1 次静滴,10 ~ 15 天为一疗程;都可喜每次 1 ~ 2 片,一日 2 次。因多发性脑梗死性痴呆者的脑血流量比同龄对照组减低 1/3 以上,给予脑血管扩张药,可增加脑血流量,提高氧利用度,常用药物有西比林每晚 5 ~ 10 mg 口服,脑通每次 5 ~ 10 mg,每日 3 次。

(三) 缓解精神症状

针对不同的精神症状给予相应的处理。焦虑不安或抑郁状态时,应予抗焦虑药及抗抑郁药,如舒乐安定、阿普唑仑、马普替林、SSRI 类抗抑郁剂等;伴有妄想、幻觉或偏执意念时,应服用小剂量奋乃静、利培酮等;如有兴奋躁动、行为冲动时,可予小剂量氟哌啶醇、泰必利或肌注安定等。

治疗多发性脑梗死性痴呆的同时,患者其他躯体疾病的积极治疗,耐心周到的护理,良好的休养环境,适当的活动锻炼,以及并发症和其他意外的密切预防都是十分重要的,必须加以重视。

（侯钢　张晓斌）

第二十一章　酒精所致精神障碍

酒精是一种麻醉剂,为亲神经物质。酒精可以显著影响人的精神活动,也是一种精神活性物质。一次大量饮酒,可出现急性神经精神症状,长期饮用可产生酒依赖、酒精中毒性精神障碍,甚至出现不可逆的神经系统损害。

精神活性物质(psychoactive substance)系指来自体外可造成不同程度依赖且可显著影响精神活动的物质,由此所导致的精神障碍称为精神活性物质所致精神障碍。常见除上述的酒类以外,还有阿片类、大麻、镇静催眠剂、麻醉剂、兴奋剂及致幻剂等。

精神活性物质滥用(psychoactive substance abuse),简称物质滥用(substance abuse),指偏离医疗所需和有悖于社会正常模式,间断或不间断地使用某种或某些药物。依据精神活性物质的种类,可分为酒滥用、阿片类滥用等。

药物依赖(drug dependence),又称药瘾,系指为了谋求快感或避免因断药而产生的痛苦,强制性地渴求与反复使用某种药品。精神活性物质可由医生处方不当,多次重复使用引起依赖;也可由本人多次重复使用形成依赖。药物依赖有精神或心理依赖(psychological dependence)和躯体依赖(physical dependence)两方面,药物对机体产生躯体依赖性和精神依赖性是药物滥用的基本生物学原因。精神依赖是指病人对药物的渴求,以期获得服药后的特殊快感。所有精神活性物质都具有精神依赖的特点,此时病人从心理上对药物的渴求异常强烈,以致于为获取所依赖的药物而不择手段。躯体依赖是指反复服用药物使中枢神经系统发生了某种生理或生化改变,以致需要药物持续存在体内,以避免戒断综合征的发生。戒断反应的出现是判断躯体依赖性形成的标准。所谓戒断综合征(withdrawal syndrome)是指停用依赖药物所出现的躯体和精神症状,轻者全身不适,重者可威胁生命。

耐药性(tolerance)是指反复使用某种药物后,用药者出现药物效能下降或维持时间缩短,要取得与用药初期同等效力,必须增加剂量或增加给药次数。机体并不是对某药所有的作用都产生耐药性,而且对不同的药物或同一药物各种不同作用产生耐药性的速度和程度可以不同。此外,机体还可以出现交叉耐药性,即对某药产生耐药后,对其他同类药的敏感性也降低。如阿片类,海洛因、吗啡、杜冷丁等之间,酒精与镇静催眠药之间都存在交叉耐药现象。耐药性是可逆的,停止用药后耐药性将逐步消失,机体对药物反应的敏感程度可以恢复到原来水平。因此,对那些产生耐药性的药物依赖者,一旦戒断一段时间后再次滥用,且用量与断药前相同,就有可能因为耐药性变化,产生过量用药的危险,甚至导致急性中毒或死亡。

一、流行病学

由于研究者所采用的筛选工具及诊断标准、酒滥用指标的不同,加之饮酒者常常对自己的饮酒情况进行隐瞒、回避,酒滥用与酒依赖的确切患病率很难确定。一般只是从接受治疗的嗜酒人群以及肝硬变的患者数字来推测和估算。

社会文化因素、社会环境因素对酒依赖、酒中毒有较明显影响。如国家民族的文化特征、社会风俗习惯、信念和态度都可在一定程度上影响饮酒习惯、饮酒方式。一般来讲,美国、法国北部、波兰、俄罗斯北方、瑞典和瑞士的酒精中毒发生率较高;而中国、希腊、意大利、以色列、葡萄牙和西班牙则较低。1989 年我国 10 个协作单位 9 个城市对 4 种职业人群酒依赖患病率与有关问题的调查发现,检出酒精依赖患病率为 37.27‰,平均患病率以重体力劳动工人最高 68.89‰,轻体力劳动工人次之 33.25‰,行政干部 24.91‰,科技人员 17.69‰。

国内外调查资料表明,女性酒精依赖患病率一般均低于男性,性别是酒精依赖重要的危险因素。早期研究发现,在酒滥用问题上,男女之比为 7:1。但国外近年倾向于 2~3:1,反映出女性嗜酒者有增加趋势。亚洲酒依赖性别差别最悬殊。国内大样本调查显示,男女患病率之比为 304:1,提示社会文化因素对饮酒有重要的影响。就年龄而言,国外男性纵酒的高峰年龄为 18~20 岁,成年后纵酒的另一高峰年龄段为 35~39 岁。在女性间,高峰年龄段为 21~29 岁,40 岁以上为另一高峰年龄段。

二、病因及发病机制

(一) 生物学因素

1. 遗传　家系研究发现,酒依赖有家族聚集性,酒依赖者后代发展为酒依赖的危险性是一般人群的 4~5 倍。但家族成员所经历的社会文化及家庭等共同的环境因素亦可导致这种家族聚集现象,于是,近年人们加强了对双生子与寄养子以及一些染色体研究,结果揭示,嗜酒与酗酒的个体存在着遗传上的易感性。瑞典 Kaij 发现,单卵双生子酒中毒的同病率明显高于二卵双生子,并且酒中毒越严重,这一差别也越大。在寄养子研究中还发现,出生于双亲酗酒家庭而后发展为酒精中毒者,远远高于出生于双亲非酗酒家庭者。

这些研究证实了酒滥用的遗传易感性。但家系调查发现其遗传方式不符合孟得尔单基因规律,酒滥用的易感性由遗传因素和社会环境因素相互作用所决定,更符合多基因遗传模式,其外显率较低,主要由社会环境因素决定其表现度。

2. 神经内分泌　研究显示,酒中毒与一些内分泌腺如肾上腺皮质或甲状腺的功能低下具有相关性。但是迄今尚不能确定究竟系内分泌腺功能低下导致酒精中毒,抑或相反。

3. 神经递质　酒精与阿片类物质的作用极为相似,使用后都可引起欣快、耐药性和依赖性,由此提示酒依赖与内源性阿片系统可能有关。目前有证据表明,饮酒可刺激内源性阿片类物质的释放,从而通过阿片机制增强乙醇的某些奖赏效应;而纳曲酮有可能通过阻断乙醇的这种强化效应,从而减少或消除对乙醇的偏爱。现有的研究认为,酒精可能通过 3 个方式影响阿片受体:一是中间代谢产物乙醛与儿茶酚胺类形成阿片物质加合物,如四氢异喹啉和四氢罂粟碱,占据并兴奋内源性阿片受体;二是酒精可以通过多巴胺和 γ-氨基丁酸等递质系统引起内源性阿片类物质释放,间接兴奋其受体;三是酒精可非特异性地提高内源性阿片受体对阿片类物质的敏感性,产生欣快效应。此外,酒精还可通过影响多巴胺能递质系统、5-羟色胺递质系统、谷氨酸能递质系统、γ-氨基丁酸递质系统等,促进酒依赖的形成。

4. 酶　酒主要在肝脏经乙醇脱氢酶(alcohol dehydrogenase, ADH)和乙醛脱氢酶(aldehyde dehydrogenase, ALDH)代谢。前者将乙醇氧化为乙醛,后者将乙醛氧化为无害的醋酸,醋酸进一步氧化变成二氧化碳和水。ALDH 可为双硫酯(戒酒硫)所抑制,此时乙醛在体内堆积,引起面红、身体潮红和心悸,还有困倦、头昏、头痛、呕吐、无力等反应,故可作为戒酒用。东方人由于机体缺乏乙醛脱氢酶从而导致乙醛在体内聚积、释放胺等物质而引起的毒性反应,在少量饮酒后即出现潮红反应,如皮肤发红、头昏、头痛、嗜睡、呕吐、心率加快、低血压等,从而阻止了东方人大量饮酒。

血小板单胺氧化酶(MAO)与脑内 MAO 特征相同,但更易测定。大量研究一致报道,血小板 MAO 在酒精中毒患者中活性低于正常对照组。因为血小板单胺氧化酶含量在很大程度上受控于遗传因素,因此推测嗜酒者脑内的 MAO 活性降低是原发的,可能是导致酒滥用倾向素质的一部分。

(二)心理因素

1. 情绪冲突　从起始纵酒年龄上看,影响最大、涉及最广的是青少年。处于青春发育期青少年,其形态、生理、生化、内分泌发生巨大变化,心理状态也处于相对最不稳定时期,自我控制能力较差,情绪波动,感情脆弱,易受外界各种环境因素的影响。如果不能正确地认识和处理各种烦恼与困难,就有可能借助于酒精暂时摆脱心灵的痛苦或寻求精神上的满足,以减轻情绪的困扰,逃避现实矛盾。许多青年正是由于遭受来自社会、家庭、学校的问题的打击后,"借酒浇愁"开始酗酒,或在已经戒断以后再次复饮。

2. 人格倾向　个体的心理素质如人格、气质等对酗酒行为亦有重要影响。运用明尼苏达多相人格调查表(MMPI)测试嗜酒者发现,抑郁分值与精神病态分值显著增高,提示嗜酒者具有抑郁的个性倾向。但是,MMPI 测查的结果不尽相同,在日常生活中也可看到,酒依赖者的人格结构是有很大区别,因此有些受试测查结果与正常人差异无显著性。由于心理测试的受试多为已确定为酗酒的人群,因此测试结果往往是酗酒之后个性变化的临床后果,而不能准确地反映出酒中毒之前的人格倾向。

3. 心理动力学理论　心理动力学派认为,过量饮酒的原因应追溯到幼儿口淫期,这类人依赖性很大,就通过饮酒,寻求满足自己对母爱的渴望;在酒精作用下,得以再造那自从孩提时代就久违了的母亲的温暖、关怀和满足等美妙感觉。但也有的观点与之相反,认为饮酒成瘾,是由于从小被过分娇惯,过分放纵,以致不能面对生活的挑战的结果;这样当长大成年以后,只知如何逃避责任,不用多久,就会沉湎于酒精之中,以避开他们不得不面对的现实。

4. 行为理论　心理学中的行为理论模式认为,人的一切行为皆是通过学习获得,并由于强化而得到巩固,因此酗酒也可以看作是学习来的一种行为。持行为理论观点者认为,嗜酒者饮酒开始于解脱焦虑心绪,继而从中学习到一种完好的情绪体验。这时,物质的效应作为一种阳性强化因子,可以通过奖赏机制诱使人们再次使用,进而形成这种习得的习惯性行为,而固定化构成难以矫正的依赖行为。成瘾之后,一旦戒酒,出现的戒断症状又是一种阴性强化因子,为了避免戒断症状的痛苦,成瘾者只好继续饮酒,从此陷入恶性循环而不能自拔。行为学习理论迄今占心理理论上的很大阵地,但是这种理论难以解释在饮酒的人群中在相似的习得条件下,何以有些人发展为酒依赖者,而另一些人始终保持为社交性饮酒而不会发展为酒依赖。

(三)社会因素

社会心理学认为,人们的心理、精神和行为是社会文化的一种反映和表现形式,社会文化不仅可以指导和影响人们一定的行为、情绪和心理活动,而且可以提供某种价值观念和生活方式。家庭风俗、社会阶层、职业或社会团体可以诱发酒滥用,许多社会调查支持社会因素具有酒精中毒的形成作用。部分人接触酒精往往始于好奇心或寻求刺激,有些人,特别是年轻人则是因社交需要或为了表明自己已经成年而开始饮酒。社会群体对酒的可接受性,也是形成酒成瘾的因素之一。酒的可获得性,滥用者之间的互相影响,则在酒成瘾的形成与消除过程中,起着决定性的作用。社会因素中的变量很多,有时是许多因素相互影响起作用,因此很难就单一的社会因素进行评价。

(四)应激的重要作用

如上所述,生物医学因素、心理因素与社会因素的相互作用可以导致酒中毒。现实负担与冲突常常是饮酒的起因,一般来讲,许多嗜酒者的成瘾过程发生徐缓,需经年累月。但也有些嗜酒者继一场急性创伤性生活事件(如配偶的亡故,重大病症或延续的心理创伤)后产生以过量纵酒为解除焦虑与抑郁的心理应付手段。如此,有些具有成瘾素质的个体在不断增加饮酒量的情况下,不久就可演变为酒依赖者。此刻,即使摆脱应激的影响,也难短时改变这种发展趋向。

(五)酒中毒对大脑的损害

酒精对大脑的损害依赖多种因素,如饮酒方式、酒的质量、饮酒年数、饮食方式、是否发生过头部外伤、是否伴有肝病、营养不良和药物滥用等均对大脑有附加影响。

已有的研究证实酒中毒可以损害大脑。尸检发现慢性酒中毒患者大脑重量减轻,显微镜下大脑皮层神经元变性、缺失,神经细胞计数减少,胞体萎缩,树突减少。研究发现慢性酒中毒患者大脑白质中水含量增加,类脂和磷脂含量减少,大脑皮层的脑血流减少和糖代谢率下降;神经影像学显示,慢性酒中毒患者均具有弥漫性大脑萎缩和脑室扩大;神经心理测验可有广泛性大脑损害和认知功能障碍。

酒精对大脑有直接神经毒性作用。由于酒精是亲脂性物质,很容易通过血脑屏障,酒精可与卵磷脂结合,而脑组织中卵磷脂极为丰富,当酒精进入神经细胞膜的类脂层时,就开始出现其破坏性的毒性作用,最终使大脑皮层神经元萎缩、缺失、死亡,神经细胞胞体萎缩,突触减少。因此大脑比身体其他器官对酒损害更为敏感。

慢性酒中毒常引起营养不良,主要是硫胺缺乏从而导致脑代谢障碍。硫胺缺乏主要损害基底节、间脑、脑干上端和乳头体,而且乳头体明显萎缩是硫胺缺乏的特殊标志,同时硫胺缺乏还会损害大脑皮层,导致大脑结构异常。酒中毒病人硫胺缺乏的主要原因是摄入不足和吸收不良,特别是当病人以酒代餐,甚至连续多天不进食时,就会出现硫胺缺乏。

酒精能激活某些特殊的外源酶,产生异常的毒性产物,酒精降解产物乙醛也是一种具有毒性的物质,这些毒性产物均可导致大脑细胞的中毒、死亡。此外,酒精还抑制海马中 N-甲基-D 天门冬氨酸受体,而 N-甲基-D 天门冬氨酸受体对长期突触电位和学习记忆均起重要作用。酒的神经毒性和硫胺缺乏均可降低神经元活动,干扰神经递质合成、释放和回摄,使某些神经递质合成减少,如乙酰胆碱和去甲肾上腺素等,导致记忆障碍。

三、临床表现

(一)酒依赖

酒依赖(alcohol dependence)是指长期饮酒所致连续而强制性觅酒且不能中止饮酒的心理与生理状态。它是一种强烈的对酒的渴求状态,以体验饮酒的心理效应,或为了避免不饮酒所致的不适感。嗜酒者经过无节制饮酒期,渐渐在精神上和躯体上对酒产生依赖,对酒有不可遏止的欲望,可以为了喝酒而不择手段,甚至人格改变,失去对家庭、社会的责任感。一旦停饮便产生戒断症状。临床表现有以下几种:

1. 躯体依赖性(physical dependence)　躯体依赖是指反复饮酒使中枢神经系统发生了某些

生理、生化变化，以致需要酒精持续地存在于体内，以避免发生特殊的、称之为戒断综合征的病征。酒依赖症状的轻重取决于饮酒量与酒的种类，饮酒的持续时间与方式，种族差异与个体素质，文化背景等。严重的酒依赖患者，为了维持血中高浓度的酒精，其饮酒行为常变得单调，每天几乎总是以相同方式饮酒，甚至茶饭不思，把饮酒成为一切活动的中心，以避免戒断综合征的发生。

2. 精神依赖性(psychological dependence) 是指心理上对酒的渴求。酒依赖的患者多数体验饮酒初期的感觉，如情绪轻松愉快，兴奋话多，喜欢交往，缓和紧张或疲劳，思维敏捷，自我感觉良好。早期是对酒的一般渴求，随着饮酒时间的延长，患者心理上的渴求越来越强烈，生理上也出现明显的躯体依赖。患者一方面为了寻求饮酒后的轻松愉悦的感觉，另一方面害怕戒断症状所带来的痛苦，出现强烈的饮酒渴求，往往不顾后果，不听他人的劝告甚至警告，即使面临家庭解体、丢掉工作、躯体患病等后果仍不能节制饮酒，不能停止或减少酒精消费，将饮酒作为生活中的最重要的选择。

3. 耐受性(tolerance) 是指饮用原有的酒量达不到期待的药理效果，为了得到期待的效果必须增加用量。耐受性直接表现在饮酒量的逐渐递增而醉酒的次数减少。酒依赖者对酒耐受性相对其他精神活性物质，尤其是吗啡类物质，增加缓慢。

4. 戒断综合征(withdrawal syndrome) 是指酒精滥用者一旦中断饮酒或骤然减少饮酒量，随血中乙醇含量的下降出现的一组症状。戒断综合征是个体对酒已产生躯体依赖的重要标志。轻度戒断症状主要表现为焦虑、烦躁、坐立不安、情绪低落等心理反应，躯体上可出现恶心、呕吐、厌食、恶寒、出汗、心悸、脉频和不整、高血压等植物神经症状，还可有睡眠障碍，如恶梦、睡眠浅、入睡困难等。

震颤是酒精依赖者戒断的典型症状之一，常发生于停酒后7~8小时，首先表现为双手震颤，初期为意向型震颤，症状加重可累及四肢及躯干，多为粗大震颤。因此慢性酒精中毒患者常晨起手指及眼睑震颤，严重者可出现不能咀嚼和站立不稳，这种震颤可由于活动或情绪被激惹而出现或加重，又可由于饮用一定量的酒在数分钟内减轻或消失。这也是与其他震颤鉴别之点。震颤性谵妄是严重的戒断反应，常发生于断酒后48~72小时，是酒依赖患者后期戒断症状之一。

(二) 急性酒精中毒

急性酒精中毒可分为普通醉酒和异常醉酒。后者包括复杂性醉酒及病理性醉酒。

1. 普通醉酒(drunkenness) 又称普通急性酒中毒、单纯醉酒，是指一次过量饮酒所产生的急性中毒状态，其临床表现具有共同特征，绝大多数醉酒状态属此种情况。普通醉酒一般经过欣快到麻痹到昏睡的过程，系酒精直接作用于中枢神经系统所致，其症状的轻重与醉酒时血中酒精含量和代谢的速度有关。普通醉酒的饮酒量、血乙醇含量和中毒症状的关系，常因饮酒史、饮酒速度，以及个体的素质、情绪状态而表现不同。

患者多表现情绪高昂，欣快，话多爱动，好管闲事，心情愉快，无拘无束，行为轻浮，表情满意，精力充沛和幸福感，可以自我控制；也有少数的普通醉酒者其基本情绪不是欣快和满意，而是激情和抑郁混合在一起，这时把平时压抑的情绪和不满的事发泄出来，在愤怒发作的同时可出现悲哀、伤感、厌世等。其言语联想往往是与自己有关的事，而不会达到妄想的程度，也不会出现错觉和幻觉。有些人表现易激惹、冲动，有时甚至对周围人出现攻击行为，这些行为多在一定范围内，即使出现了放纵和运动兴奋也不致于任性胡为。同时伴有心率加快，面潮红，呼吸急促及各种反射亢进。此时意识无改变。随着饮酒量的增加,醉酒程度也加深,出现吐词不清,步态不稳,共济失调,眼球震颤等,精神兴奋症状则随之消失;此时患者情绪变得温和,对周围不再关心,活动欲求降低,周围定向力可一直保持,无显著的遗忘,有部分病人对当时情况有大体的记忆,极少数由于意识混浊加之处于兴奋状态可出现明显记忆缺损或完全遗忘,最后便沉沉入睡。普通醉酒进入麻醉期之后,不会再次出现兴奋。

急性醉酒后的身体反应与血中酒精浓度有直接关系。血中酒精浓度上升速度越快,浓度越高,机体反应就越严重,中毒程度也越深。

2. 复杂性醉酒(complex drunkenness) 是大量饮酒过程中迅速产生非常强烈并急速加深的意识混浊。这是介于普通性醉酒与病理性醉酒之间的急性酒中毒型式。通常具有脑器质性损害或严重脑功能障碍的基础,如颅脑创伤、脑炎、癫痫、高热、过度疲劳等。醉酒的全过程比普通醉酒更激烈,所表现的意识障碍程度一般也超出了普通醉酒。复杂性醉酒时大多口齿不清,步态蹒跚,出现激烈的精神运动性兴奋,有较明显的意识障碍。复杂性醉酒与普通醉酒的不同在于精神兴奋强度和持续性不同,醉酒过程中礼仪丧失,行为与平时完全"异质"。另外,对环境多保持粗略的定向力,记忆大多是概括记忆,或仅能片段回忆,这也是与病理性醉酒定向力丧失等的区别要点。

复杂性醉酒的兴奋与普通醉酒欣快性精神运动性兴奋不同,是在不愉快的基本情绪的背景上,又有严重的运动兴奋,易于被激惹并伴有狂暴行为,可导致攻击、伤害事件。复杂性醉酒处于较深的意识混浊状态和强烈的精神运动性兴奋,有时可出现妄想观念,由妄想观念支配也可伤人。复杂性醉酒进入严重麻痹期(如出现口齿不清,蹒跚步态),兴奋减轻后,又可由周围环境的刺激或自身因素再兴奋,与普通醉酒进入明显麻痹期后兴奋即刻消失有明显区别。也有的复杂性醉酒患者在处于极端抑郁状态时,频繁出现嚎啕大哭或激烈的绝望暴怒发作,自责自罪,在此状态的患者易出现自杀行为。这种自杀与普通醉酒患者于醉前已有准备的自杀不同。

3. 病理性醉酒(pathological drunkenness) 是指饮用少量酒后便可出现严重的醉酒反应,并同时产生严重的意识障碍。本病只出现于极少数人,其发生的原因不明,可能与一种至今尚不明确的素质异常或某种病理基础有关。病理性醉酒在兴奋强度和持续性方面与复杂性醉酒是一样的,患者无酒依赖史,无神经精神科病史。本病主要表现为明显的意识障碍(朦胧状态或谵妄状态),并很快达到极点,常伴有幻觉、错觉及片段妄想等异常体验,患者不能对现实环境中的事物作出正确的判断,在症状的支配下,常发生严重的冲动、攻击及破坏性行为,其行为盲目,无动机地指向周围的人或事,失去与现实的关联性,并常常具有幻想性,出现全面的错误感知,或行为受幻觉、妄想所支配。患者往往于睡眠后症状消失,醒后多不能回忆或只能保持部分回忆。

病理性醉酒急剧发生,一般持续时间不长,通常数分钟到数小时,少数病例可持续 24 小时左右。病理性醉酒可以单独发生,也可以出现在各种醉酒的不同程度和不同阶段。

从行为动机和意识状态两个方面来看,病理性醉酒行为无动机,意识有障碍,定向及辨认能力丧失;复杂性醉酒行为动机现实,定向及辨认能力存在,意志控制能力明显受损;而单纯性醉酒行为动机现实,定向及辨认能力存在,意志控制能力无明显受损。因此,复杂性醉酒与普通性醉酒的精神变化只是量的区别,而病理性醉酒其精神变化与普通醉酒则有质的差异。

（三）慢性酒精中毒所致精神障碍

1. 震颤谵妄(delirium tremens)　是指一种在慢性酒精中毒基础上急性发作性精神障碍。其死亡率可达5%～10%。有时由一些减弱机体抵抗力的因素，如外伤、感染或其他应激事件等所促发。震颤谵妄多发生在持续大量饮酒10年以上，由于戒酒或因躯体、精神疾病而减酒或断酒后3～4天，多则数日，突然精神状态发生变化。震颤多为粗大震颤，尤其多见于手指、面部、舌头等部位，也可出现于躯干或全身。首先表现的症状是戒断症状群，它总是在精神病状态发生前出现，持续不超过一昼夜。这时患者出现苍白、寒战、发热、大汗、脉快、血压波动、尿少、呼吸急促、厌食、恶心呕吐、全身震颤、腱反射变化、感觉异常、沿神经干感觉过敏、水平眼球震颤、全身无力及脱水表现。继之进入谵妄阶段，睡眠障碍出现较早，有时可以达到完全不眠的程度，早期意识混浊不严重，患者对外界刺激可有反应，自我意识保持，但因注意力涣散可出现时间、地点、及环境定向力丧失，并伴有各种各样生动的幻觉，错觉也不少见。幻觉以幻视为主，一旦出现，内容丰富多样，大多为小动物，如小猫、小狗、老鼠、蛇虫等，有的可相当生动，如见到小动物、昆虫在奔跑爬行。也可有内容鲜明，生动的幻听、幻触等，如听到喊叫声，威胁辱骂的言语等，感到被触摸或有针刺、虫爬等。大量的错觉幻觉可使病人出现明显的精神运动性兴奋，常表现为紧张、焦虑、恐慌不安、躁动喊叫。患者在强烈不安、兴奋躁动及幻觉的影响下，可突然出现盲目奔逃，或产生攻击行为，故而常需保护性约束。运动性兴奋剧烈的患者有导致心力衰竭的危险。症状具有一定的昼轻夜重规律，往往在暗处或深夜病情加剧，也可由于房间明亮或护理者的适当照护而减轻或被抑制。有的患者可出现职业性谵妄，这时，精神运动障碍明显减轻，而出现成套独特的刻板运动，它与病人的职业或日常生活方式有联系。实验室检查可见周围血象中白细胞增多，血沉加速，肝功能障碍，脱水及电解质紊乱等。如果没有合并严重躯体疾病的患者可在数日内恢复，恢复前先进入持续深的睡眠，从深睡眠中醒来症状完全消失。对谵妄体验大多遗忘。

对严重酒中毒谵妄，从对躯体、植物神经和神经系统紊乱特征，以及水电解质和酸碱平衡的病理变化分析，有学者将之分为“干”、“湿”二型。认为湿型表现为水化过度，皮肤充血，普遍水肿等症状；干型病人机体脱水，口渴，皮肤粘膜干燥，面孔瘦削，血压降低等。实验室检查可见湿型病人呈代偿失调的代谢型酸中毒，而干型病人PH和电解质朝酸型方向变动，血氧降低，CO_2分压升高，表明有更为严重的混合型酸中毒，而其肾与肺的代偿失效。认为针对不同分型进行区别性治疗，效果明显。

2. 酒精中毒性幻觉症(alcoholic hallucinosis)　在慢性酒中毒时可出现幻觉症，患者意识清晰，以鲜明较持久的听幻觉为主。幻听开始可以是单纯的嗡嗡声或说话音，具有原始的器质性幻听的特征。以后渐渐出现言语性幻听，内容多为责骂性、恐怖性、威胁性等，一般是不愉快性质，患者常为幻听的内容所烦恼。易产生继发妄想，多为嫉妒和被害妄想，个别有罪恶或夸大妄想，但这些妄想并不处于精神症状的中心。情绪焦虑或激动，可同时伴有相应行为反应，如攻击、逃避或自杀。幻视和幻触比较少见。不经治疗，病程易迁延而持续。

酒精中毒性幻觉症在症状初期常具有精神分裂症的一级症状，需与精神分裂症相鉴别。病前逐渐加量的饮酒史，常伴有慢性脑功能障碍表现，如记忆力减退、计算力下降、遗忘、人格改变等，脑电图及脑CT检查常见显著的皮质萎缩和脑室扩大，病前无精神分裂症样人格，缓解后不残留精神分裂症的慢性症状，是其与精神分裂症的鉴别要点。

3. 酒精中毒性嫉妒妄想(alcoholic delusion of jealous)　是指慢性酒中毒患者出现的坚信配

偶对己不贞的妄想，与一般精神疾病的嫉妒妄想类似，男性患者多见，是酒精中毒性精神障碍常见的临床类型之一。

本症的发生，有的学者认为与长期饮酒引起性功能降低、阳萎等使性生活不能满足有关。也有的学者通过研究发现，有嫉妒妄想的患者并不是都有性功能低下，在性功能低下的患者中仅有76%有嫉妒妄想，有嫉妒妄想的患者中约有一半无性功能障碍。故而本症可能与饮酒造成夫妻关系不和，伴侣对患者不信任和失望的态度，人际关系困难，饮酒所致的性功能不全或与此相反的性要求增高等综合因素有关。

嫉妒妄想的早期，患者可与妻子或想像的第三者保持相持状态，症状明显后往往导致对受猜疑对象进行攻击或敌视，还可能同时有被害妄想，严重者对妻子及怀疑的对象有强烈的攻击或暴力行为。妄想早期的患者可正常进行与嫉妒妄想无关的社会活动。晚期，随着脑器质病变的加重，嫉妒妄想更加荒谬。如病情不严重，长期停止饮酒后此症状可消失，否则日趋严重，发展成痴呆。

4. 科萨科夫综合征(Korsakoff syndrome)　缓慢起病，或紧接于震颤谵妄后发生。本症以严重近记忆力障碍，常伴有错构及虚构，定向力障碍及欣快为基本症状。科萨科夫综合征最显著的特征是近事遗忘明显，对所发生的事情缺乏记忆。刚说过的话便可忘掉，常记不住同室的病友及医务人员的姓氏，患者不能学习新的语言及非语言信息，往往要经过数周或数月的重复指导，才能记住自己的床位和医护的姓名。远期记忆也变得支离破碎。定向力丧失。有些人为了掩盖症状，编造或虚构一些生活经历，无中生有，如同亲历，表情欣快，无忧无虑。此外，还可见逆行性遗忘，智能可减退，但人格保持完整。科萨科夫综合征的诊断一旦确立，则预后不良，疗效欠佳。最终结局常常是某种程度的痴呆，严重者可在数年内死亡。

5. 酒精中毒性遗忘综合征　慢性酒中毒对大脑损害开始的标志是记忆障碍，这是一种以慢性记忆损害为主的综合征，远近记忆有时也可受累，而即刻回忆保留。其主要表现是学习新知识困难和回忆记忆信息来源的能力下降，虚构可为明显的症状，但也可阙如。由于其他认知功能常常相对保持完好，这种记忆障碍在日常生活中无异常表现。

6. 酒精中毒性人格改变　长期饮酒可以造成人格改变，这时患者为人处世的行为准则逐渐退化，对饮酒的需要超过其他一切活动，日趋加重的自我为中心，自私，言而无信，为了得到酒不诚实，好欺骗，甚至偷窃和诈骗，极力躲避工作、家庭及人际交往中的责任，丧失对家庭和社会的责任感。

7. 酒精中毒性痴呆(alcoholic dementia)　慢性酒中毒对大脑损害较重的表现是痴呆。患者的认知功能呈进行性衰退，远、近记忆受到损害，学习、利用新知识及解决问题的能力均明显受损。晚期患者常伴有人格改变，不注意仪表和社会行为准则，情绪不稳，易激惹等表现。

痴呆可能与酒精对脑组织直接作用、酒精中毒导致的痉挛、营养如维生素B族等的缺乏等对大脑综合性损害有关。酒精中毒性痴呆常隐袭发生，缓慢发展，初期可有倦怠感，对事物不关心，情感平淡等，往往被家人甚至专业人员忽视。因为患者常常饮酒过度，其痴呆表现与普通醉酒不易区别。继续发展可出现衣着不整，不讲卫生，失去礼仪的严重状态。这种状态多数经过一年多渐出现定向力及记忆明显障碍，生活需他人帮助的明显痴呆状态。一般饮酒终止3周以后，上述症状持续存在的可以诊断本症。这时患者脑电图可有低波幅慢波；头颅CT显示脑室扩大，大脑皮质特别是额叶显著萎缩。

8. Wernicke脑病　起病急骤，主要症状为眼肌麻痹、眼球震颤、共济失调及意识障碍，严重者可昏迷而死亡。患者常常伴发周围神经病，有时还常存在科萨科夫综合征的典型记忆和思维障碍。这是由于长期大量酗酒者往往忽视正常用餐，或酒精引起体内代谢紊乱、消化不良等因素，导致体内维生素 B_1 即硫胺缺乏，使得中枢神经系统变性。值得注意的是，Wernicke 脑病不仅见于酒依赖者，其他能引起维生素 B_1 缺乏的疾病及其他情况如上消化道肿瘤、血液透析等均可引起此症。由于 Wernicke 脑病的发病基础是维生素 B_1 缺乏，治疗措施应予以充分的维生素 B_1 及其他维生素，并加强一般支持疗法。此病预后差，如果病人幸存下来，一般都遗留科萨科夫综合征。

四、诊断与鉴别诊断

（一）诊断

有明确使用酒精或既往持续饮酒的证据，其用量和使用时间足以引起精神障碍；在使用精神活性物质后，出现心理和/或生理症状、行为改变，且有理由推断精神障碍由酒精所引起；社会功能下降是酒精所致精神障碍的基本诊断原则。

1. 酒依赖　长期或反复饮酒所引起的一种特殊心理状态，其表现应具备以下至少 2 条以上，方可诊断：

（1）对饮酒有强烈的渴望或冲动感。

（2）对酒精的使用难以控制。

（3）当停止或减少饮酒时出现戒断症状。

（4）为了减轻或避免戒断症状而使用酒精的意向。

（5）对酒精产生耐受性，饮酒量增大。

（6）为了饮酒而放弃其他娱乐活动或爱好，在获取、使用酒精或从其作用中恢复过来所花费的时间逐渐增加。

（7）不顾饮酒所带来明显的危害性后果，如严重躯体疾病、社会功能及心理损害，固执地使用酒精。

（8）多次试图戒酒失败。

2. 急性酒精中毒

（1）一次饮酒后急性发生的短暂状况。

（2）导致意识水平、感知觉、认知活动、情感或行为、或其他心理生理功能和反应的紊乱。

（3）普通性醉酒与复杂性醉酒、病理性醉酒应根据其饮酒量、意识状态、意志行为控制能力等方面进行鉴别。

3. 慢性酒精中毒性精神障碍

（1）有长期饮酒史，有理由推断症状是由于饮酒或戒断所引起。

（2）出现精神障碍，至少表现下述症状之一，如智能障碍、遗忘综合征、科萨科夫综合征、人格改变、精神病性症状或情感障碍、依赖综合征、戒断综合征等。

（3）社会功能下降。

（二）鉴别诊断

1. 急性酒中毒应与躁狂症或其他原因中毒所引起的急性躁狂状态及急性头部外伤、低血糖、癫痫等所引起的意识障碍相鉴别。

2. 酒精所致精神病性障碍应与严重的精神疾病相鉴别，如精神分裂症，前者常有饮酒史，如不再饮酒，常病程短暂，预后良好。应考虑到酒精加重或诱发另一种精神障碍的可能，如精神分裂症、情感性障碍等，此时，精神障碍出现在前，饮酒在后；或饮酒时间、饮酒量尚不足以导致精神病性症状。

3. 科萨科夫综合征应与重症感染中毒、代谢障碍、头部外伤、脑血管疾病等引起的器质性疾病所引起的类似表现相鉴别。

4. 酒精中毒性痴呆、人格改变、遗忘综合征应与其他脑器质性原因引起的相应症状相鉴别。

五、治疗

治疗期间应杜绝一切酒的来源，这是保证戒酒成功的基本条件。由于酒依赖患者精神与躯体的依赖性，特别是慢性酒中毒患者常深陷其中，不能自拔，因此，一般情况下，酒依赖患者应在住院下进行戒酒治疗。

（一）危急情况的处理

由于酒精可以对人体的许多器官系统产生影响，长期酗酒则会发生各种并发症。因此在对每一例酒依赖患者进行诊断治疗时，应首先考虑其有无需要紧急处理的危急情况，如有无危及生命的严重躯体并发症（如上消化道出血、急性胰腺炎等），有无自杀或凶杀企图。特别是对于有意识障碍的酒依赖患者，应注意鉴别是酒中毒或戒酒直接引起的，还是其他严重并发症如肝性脑病等所致。总之，需视情况进行急救或收住院严密监护治疗。

对急性酒中毒处于抑制期的患者，可以洗胃；如出现严重呼吸抑制，必要时进行人工呼吸或气管插管、气管切开；如出现脑水肿、颅压增高的情况，可予以脱水治疗。治疗中应注意保温和纠正可能出现的酸中毒，静脉补液以加速酒精的排泄。

（二）脱瘾与戒酒治疗

1. 酒依赖的脱瘾　酒依赖者欲进行戒酒，首先应接受脱瘾治疗。戒酒治疗一般采用一次性断酒，酒依赖的脱瘾治疗原理在于利用与乙醇具有交叉耐受性的中枢镇静剂进行替代疗法，然后缓慢逐渐减少替代药物的使用量，以防止药物的活性代谢产物在体内蓄积和导致药物依赖。传统上使用充分剂量的苯巴比妥，每日分次给药。每日总量需视酒滥用量而定，一般为0.4 g或稍多一些。近年来更多使用苯二氮草类镇静催眠药，其具有镇静与抗惊厥作用，可较好地缓解戒断症状，安全性好。如安定，每日总量40～50 mg，分次口服或肌注，效果良好。

2. 戒酒治疗　急性戒酒治疗以后，患者的躯体依赖性被解除，但精神依赖往往很难在短期内解决，不少人还会再度饮酒，因此需进一步的戒酒巩固治疗。戒酒治疗基本上采取厌恶疗法的原理，其代表性药物是戒酒硫（disulfiram，antabuse），当戒酒硫用于已脱瘾者，如再饮酒即产生强烈的生理上的不适反应，由此使嗜酒者转而对酒的厌恶或畏惧心理，达到心理上厌恶，起到行为矫正的作用。

戒酒硫的作用原理为阻断肝中的乙醛脱氢酶，使乙醇摄入体内并转化为乙醛后不能降解为乙酸，并使血中乙醛含量增长5～10倍，形成体内反应强烈的高乙醛血症。戒酒硫的代谢物二氢氨基甲酸脂（dihydrocarbamate）也阻断多巴胺β羟化酶，使脑中多巴胺含量增高。两者作用的结果即产生乙醇戒酒硫的严重生理反应，使患者产生一种见酒而生畏的情绪，从而达到厌恶疗法的目的。

使用戒酒硫后，当病人在用药期间再度饮酒，由于体内乙醛聚积产生相应的反应，面颈部赤红，头痛，血压升高或下降，恶心与呕吐，姿势性昏厥，出汗，心动过速，口渴，眩晕，视物不清，呼吸窘迫，焦虑与濒死感。如大量饮酒，可出现严重反应如惊厥、休克、昏迷、心电图改变（T 波扁平，ST 段下降，Q－T 延长），可有生命危险。

一般来讲，使用戒酒硫最常出现的副作用为精神萎靡，口中有金属或大蒜气味，产生头痛与疲乏感。少数人可出现精神异常，多为脑脊液中多巴胺 β 羟化酶含量低者，或每日使用戒酒硫超过 500 mg，或既往有重精神病史者。

在最后一次饮酒后的 24 小时开始应用戒酒硫。通常剂量是 0.25 g 或 0.5 g，每日口服 1 次，可连用 1～3 周。一般在晚上服用。使用初次剂量后 12 小时即可产生药效。药物自体内排出缓慢，故应警告病人，使用此药期间，甚至在停止使用后 1～2 周内，若再饮酒即可出现上述的戒酒硫－乙醇的生理反应。

戒酒硫适用于成年、无精神病史的自觉戒酒者。最适用于脱瘾后进入专门的康复项目之前的一项措施。戒酒硫不能连续使用超逾 3～6 个月，因为时间拖长体内蓄积时易出现严重副作用。治疗期内决不能再饮酒，也不能食入含酒的调味品或使用含乙醇的化妆品，以防止戒酒硫－乙醇反应。

（三）支持疗法

酒依赖病人，尤其慢性酒依赖患者常常以酒代饭，加之慢性酒中毒对重要器官系统的损害，特别是对肝脏的损害，一方面营养的摄入、吸收、利用减少，另一方面其消耗、损失过多，导致营养不良，维生素缺乏，尤其是 B 族维生素缺乏，因此应大量补充维生素 B 族和 C，尤其是 B 族。并及时补充营养，维持水电解质平衡。

（四）慢性酒中毒的药物治疗

1. 对症治疗　对戒断症状及慢性中毒的躯体及神经系统合并症，都应及时对症治疗。对于痉挛发作的戒断症状可给予安定 10 mg 肌注或静注，每 2～4 小时一次，发作消失后不需继续给药预防。对于中毒性幻觉症及嫉妒妄想可用小剂量的抗精神病药，但应比治疗精神分裂症的用药谨慎。如幻觉、妄想迁延成慢性可给予小剂量抗精神病药，以最小剂量达到最好疗效的在短期内使用为宜。有报道抗精神病药对酒精中毒性幻觉症无效时，改用苯二氮草类药可取得效果。对于存在明显抑郁、焦虑障碍的患者可给予抗抑郁药，但剂量不宜过大，并积极配合心理治疗。

2. 震颤谵妄的处理　对于疑为震颤谵妄的患者应密切注意，必要时可采用保护性约束措施。当出现谵妄状态时，努力使病人安静，应特别注意心脏和血液功能、肝功能、电解质情况，以及发生肺炎的危险。可给予对胃无刺激的流质，静脉补充液体、电解质及多种维生素，尤其是丰富的 B 族，纠正水与电解质的失调，密切监测生命体征，并予以安慰、保证、鼓励。对于较轻的谵妄用丁酰苯类（如氟哌啶醇）或苯二氮草类（如安定），治疗效果较好。此外，氯甲噻唑（distraneurin）在谵妄的治疗中，疗效明显好于其他镇静药，使谵妄的并发症和死亡率明显下降，它的毒性小，排泄快，但有成瘾的危险；禁忌证为严重的肺部疾病和由于氯甲噻唑成瘾而引起的谵妄。在对谵妄治疗的同时，应治疗其他合并症。

对严重酒中毒谵妄，根据前述干型病人由于肾、肺代偿失效，导致混合型酸中毒，血容量降低，有低钾血症与低钠血症；而湿型病人则有代谢性酸中毒，血容量增加和高钾血症与高钠血症。以此进行区别性治疗。在湿型患者，针对代谢性酸中毒，可静脉滴注 4% 的碳酸氢钠，采用渗透性利尿剂排去体内多余的液体和电解质。在干型患者，应针对混合型酸中毒和肾、肺代偿效能进行治疗，可静滴4%碳酸氢钠，给予湿润的氧吸入，补充血容量，静滴10%葡萄糖，补充钾盐和蛋白水解物等。据称针对性区别治疗较一般对症治疗效果明显。

（五）行为疗法

行为疗法的基础是经典的条件反射理论，行为治疗的核心是奖励和惩罚。各种行为治疗均致力于饮酒行为的改变，现行的治疗多将目标集中于饮酒行为，而不是人格或其他因素。在治疗中应定期评估进步或退步情况，根据各人情况制定不同的治疗计划和目标，注意疗效的巩固和复发的预防。行为疗法短期内可能会收到一定效果，但往往并不长久。因此，应致力于长期的巩固治疗，尤其是要防止重蹈覆辙。

最直截了当的方法是设法使饮酒本身成为一种惩罚性体验。如前所述服用戒酒硫治疗酒依赖，假如患者在服药期间喝酒，便会产生诸多令人不快的症状，从而达到戒酒的目的。应用阿朴吗啡和催吐剂根碱的厌恶疗法也可取得一定疗效。方法为给病人皮下注射阿朴吗啡后，让病人闻酒味，当病人产生恶心欲吐时立即给病人饮酒一杯，如此每日一次或隔日一次，连续10～30次后，即形成对酒的呕吐反射，通过对酒产生厌恶而断酒。

（六）家庭治疗

家庭治疗在酒依赖的治疗中也起着重要作用，其理论基础是系统论，即将家庭视为一有机运行的系统，家庭与个人之间互相影响，互相制约。个人的心身健康可以影响家庭功能，家庭功能障碍也会影响个人心身健康，家庭问题的造成不是家庭某一成员的责任，而是家庭所有成员的责任。因此，治疗应着眼于整个家庭，将整个家庭视为治疗对象。家庭治疗的特殊形式是婚姻治疗。临床上发现，许多酒依赖者的家庭存在这样或那样的问题，尤其表现在家庭人际关系上。如互相指责，互相埋怨，或遇事采取互相推诿的方式等。家庭治疗的中心就是找出问题的症结，并设法使之发生改变。

（七）酒依赖的康复

酒依赖经过一段时间的治疗后，虽然短期内有较好的效果，但疗效常常不能持久，不对病人继续照管，很多人在回到日常生活的环境中不久便重新复发。而且，原酒依赖者一旦再次饮酒，其对酒的依赖性、耐受性及其他特征均很快恢复到治疗前状态。防止酒滥用对心身危害和社会不良后果，并达到持久地戒除嗜酒习惯，是治疗酒依赖的最终目标。因此，酒依赖治疗应灵活多样，以脱瘾、戒除和康复作为一个连续的有机整体。

病人出院回到社会，康复治疗是避免复发的重要措施，改变病人的生活条件，解决生活中存在的问题，消除病人借酒解愁的不利因素，鼓励病人参加各种社会活动及文体活动，积极动员家庭成员及其他与个体的酗酒行为有关的人，一同加入康复计划中，在激发病人戒酒愿望的同时，促进其职业康复及社会适应。建立健全监督帮助体系，一旦患者遇到危机，及时提供帮助，消除心理应激，避免酒或药物的滥用。

国外推行的匿名者互戒会（Alcoholics Anonymous，AA），是一个世界范围的旨在帮助嗜酒者戒酒的民间组织，近年来成为治疗和预防酗酒即酒精中毒的重要方式。AA特别强调组织成员之间的互助，而AA的宗旨也就是，自己戒酒，并帮助他人戒酒。AA每周开会数次，通过说服、劝导、宗教誓言、友谊和一些心理治疗方法协助嗜酒者戒酒。

由于公众对酒滥用和酒依赖的知识了解很少，对它的危害存在明显的认识不足，动员社会力量广泛深入地宣传酒滥用危害乃当务之急，尤其是对青少年进行健康教育，改变对饮酒所持的错误态度，使有关知识深入人心，严格区分社交性饮酒与酗酒的区别，以防止形成酒依赖。

同时，社会应加强对酒类饮料价格、广告、销售等的控制，使之不再随时随地均可轻易得到，从而减少人们纵酒酗酒行为的发生。

教学病例

患者男，46岁，已婚，工人，汉族，小学文化。因习惯性饮酒20年，严重嗜酒7年，酒后出现凭空闻声和视物、步态不稳1月入院。

患者20年前开始饮酒，每天约2两，多喝一点则思睡，工作学习均正常。7年前开始酒量增加，每天喝0.5~1斤酒，不喝不行，家人劝阻则发脾气。近2年嗜酒如命，每次可喝1斤，时常记错时间。2年来多次出现面色青紫，浑身哆嗦，四肢无力，行走不稳，大汗淋漓，不省人事。入院前一天一次饮酒1斤多后，不认识家人，听到床下有小孩哭泣声，外面有人呼唤他或议论他，看见一小孩爬上其床顶，还看见院内有许多小鸟和蛇、有一个奇形怪状的动物。同时有口齿不清，言语零乱，步态不稳，大汗淋漓，家人扶上床后沉沉入睡。次日清醒后家人送他入院治疗。

体格检查：除血压20.0/12.0 kPa(150/90 mmHg)，双手细微震颤，右手小指、无名指工伤残疾外，余无异常发现。

精神检查：意识清楚，接触合作，无幻觉妄想，无错构虚构，能正确回答入院前后经过，但对入院前一天酒醉后的情况大部分不能回忆，只是模模糊糊记得看见床上挂着一个小孩头和一个不认识的动物。谓7年来嗜酒成癖，不喝心里不痛快，坐立不安，近两年来已无法控制酒量，脾气暴躁，手脚时常哆嗦。注意力尚集中，智能无障碍，情感反应适切。

辅助检查：血清胆固醇6.24 mmol/L，血常规、肝功能、X线胸透和心电图检查正常。

（陈进）

第二十二章　精神发育迟滞

精神发育迟滞(mental retardation)是指18岁以前发育阶段由于遗传的、先天或后天获得性有害因素作用于机体,影响大脑结构或/和功能的发育,临床表现以智力低下和社会适应能力欠缺为主要特征的一组疾病。精神发育迟滞以智力整体水平显著低于同年龄平均水平为突出表现,但智力障碍并非固定保持在某一恒定水平,绝大多数患者随着年龄的增长,智力也有所进步,但不能达到同龄人平均水平。部分精神发育迟滞的患者可表现出个别能力的超常,如音乐、特殊记忆、计算能力,甚至可达到惊人的程度而被誉为"白痴学者"。精神发育迟滞在智力低下同时伴有社会适应能力不同程度的缺陷。社会适应能力是指对生活、学习与工作的适应能力,达不到患者所处的社会文化环境所期望的标准。

一、流行病学

精神发育迟滞是导致残疾的主要原因之一,给家庭和社会带来严重的负担。世界卫生组织(WHO)报告,严重的精神发育迟滞患病率为4‰,轻度精神发育迟滞的患病率高达30‰。我国1982年对精神发育迟滞的调查结果显示,总患病率为3.33‰,城市患病率为2.1‰,农村为6.5‰,农村患病率高于城市,男性与女性的患病率一般无显著差异。

二、病因及发病机制

精神发育迟滞是由于出生以前与出生后发育阶段脑部的成长发育受到干扰、阻滞或损害的结果,造成此病的病因复杂且涉及范围广泛,包括生物、心理和社会等多种因素。随着近代医学科学的发展,一部分病例可查到真正的病因,但仍有许多病例尚未能发现致病的原因。

(一)遗传因素

1. 代谢异常　人体中的蛋白质、氨基酸、糖类、脂类、卟啉、核酸及胆红素等在体内的分解、合成及转化,都受到酶的催化。染色体上的基因发生异常,可造成酶活性不足或缺乏,形成代谢障碍,一旦影响到中枢神经系统的发育,则可表现出智力低下及其他精神异常。氨基酸代谢障碍是引起精神发育迟滞的重要原因之一,也是目前所有精神发育迟滞综合征中治疗效果最显著者,如能早期发现,及时进行饮食治疗,常可防止或减轻脑部损害,避免或减轻智力障碍。如苯丙酮尿症,就是由于肝内苯丙氨酸羟化酶不足或缺陷,不能将苯丙氨酸氧化成酪氨酸,造成苯丙氨酸在血液、脑脊液中大量蓄积,影响中枢神经系统的发育,从而出现智力低下。糖类代谢障碍的如半乳糖血症,通常是由于肝脏及红细胞内1-磷酸半乳糖甙酸转移酶缺乏,使半乳糖不能转变为葡萄糖而在血、组织内蓄积,对肝、脑、肾等细胞有损害,除其他症状外,这种儿童表现智力低下。脂类代谢障碍有很多种,与精神发育迟滞有关的都是神经类脂代谢的障碍,如家族性黑朦性痴呆,本病是由于氨基己糖酶的缺乏和引起GM_2神经节苷脂在神经细胞内不正常沉积引起,临床表现为视网膜黄斑部樱红色斑、精神发育迟滞、听到声音易引起全身肌肉过伸反应三联征。

2. 染色体畸变　常染色体与性染色体均可发生畸变,包括染色体数目改变和结构异常,数目改变如多倍体、非整倍体，结构改变如染色体断裂、缺失、重复、倒位和易位。染色体畸变除发生精神发育迟滞外，躯体和内脏常有先天异常。常染色体畸变较复杂，如唐氏综合征的染色体畸变，实际上包括好几种类型：约95%是由于G组21号染色体三体性所致；第二种类型为易位型，如D/G易位或G/G易位；另外还有联合体，即细胞内有两种以上的核型，多见于正常核型与21－三体二者嵌合；其他少见的还有21号染色体融合，21－三体性伴12－单体性等；其他的如18－三体综合征、5P缺失综合征（猫叫综合征）等。

性染色体畸变中，如多了一个X，称为先天性睾丸发育不全症或Klinefelter综合征。如性染色体丢失一个X，表现为先天性卵巢发育不全综合征，或称Turner综合征。此外还有超雌等，性染色体表现为XXY或XO/XXX嵌合体。一般认为性染色体X畸变数目愈多，智力低下发生愈高，程度愈重。有人认为，Y染色体异常可以导致人体性发育、智能发育和其他方面的异常；但也有人认为，Y染色体对人类身体及智能发育不全产生很大的影响。

最近人类遗传学研究发现，染色体的脆性部位与智力低下的关系，最常见的为脆性X综合征，它是一种X连锁智力缺陷的疾病，临床上以智力低下、巨睾症、特殊面容、语言行为障碍为特征，在男性群体中发生率约为0.19‰～0.92‰。

3. 颅脑畸形　如巨脑畸形、脑积水、颅骨缝钙化过早等，都表现有智力发育方面的障碍。

（二）母孕期有害因素的影响

母亲在妊娠期间受到环境中有害因素的影响，胚胎发育过程受到干扰，可使胎儿的中枢神经系统发育发生障碍，造成智力低下。

1. 感染因素　若在妊娠前3个月感染各种病毒如风疹病毒、巨细胞病毒、弓形体病毒等，病毒可侵及三个胚层，可抑制细胞的增殖分化，使细胞内染色体断裂的数目增加，影响DNA的复制，阻碍胚胎发育和器官的形成，最常累及的器官就有脑。例如风疹病毒，在妊娠头3个月感染最易引起精神发育迟滞、小头畸形、脑积水、先天性白内障及先天性心脏病等。又如巨细胞病毒，大多数感染发生在胎儿晚期，其中约1/3 000可发生精神发育迟滞，常见的有小头畸形、脑室周围钙化及癫痫发作。

2. 药物及毒性物质　孕期服用某些药物可导致胎儿畸形，一般以妊娠前3个月影响最大，4个月后较安全，但也有一些药物对整个妊娠期的胎儿脑发育有损伤，如水杨酸类、糖皮质激素、抗甲状腺素等。目前明确能引起精神发育迟滞的药物有他巴唑、碘化钾、丙基硫氧嘧啶、苯妥英钠及大剂量维生素D等。慢性铅中毒、一氧化碳中毒、有机磷农药中毒的孕妇都有可能造成胎儿发育畸形、脑损伤。有烟酒不良嗜好的孕妇所生下的婴儿往往体重低下，身体矮小，智力低下。

3. 营养不良　人类在胎儿期及出生后一岁以内严重营养不良，可引起脑细胞数目的明显减少，并引起精神发育迟滞的发生。但一岁以后，营养不良不会引起大脑细胞数目的减少，也不会导致精神发育迟滞发生。孕妇如严重缺乏人体所必需的某些微量元素，可影响胎儿的生长发育。母孕期的碘缺乏是造成小儿发育不良和智力低下的一个重要致病因素。

4. 孕母的健康状况　如果孕母合并有妊高血症、心血管疾病、严重贫血等都可以引起胎儿在发育过程中缺氧，影响大脑的发育。孕母年龄大于35岁，其胎儿畸形发生率约为对照组的4倍。孕母年龄偏高与某些类型的精神发育迟滞的发生有一定的关系。例如唐氏综合征，25岁的母亲所生子女的发生率为1/1 350，到孕妇35岁其发生率猛增到1/260，45岁以上的孕母其发生率高达1/50。与孕母高龄有关的还有无脑儿、脑积水等，可能与母亲卵细胞变老、质变因素有关。

5. 物理性损伤　胎儿在子宫内，由于羊水的保护，一般不易受到直接的机械性损伤。如果分娩时产程过长、使用产钳、早产等都易引起婴儿脑部损伤。新生儿发生窒息时间过长而幸运不死，可后遗精神发育迟滞。妊娠期母体腹部受到辐射线照射能对胎儿造成损害。放射性可使 DNA 断裂，损害胎盘发育，影响到中枢神经系统的发育。胎儿受影响的程度与照射剂量及受照射的时机有关。

（三）有害因素对小儿发育的影响

新生儿和婴幼儿时期，各种中枢神经系统感染，如化脓性脑膜炎、流行性乙型脑炎等，以及各种感染，如新生儿败血症、肺炎等，都可引起高热、昏迷、抽搐等，均可致后遗神经系统损害，包括肢体瘫痪、癫痫和智力障碍。新生儿时期可因各种原因引起病理性间接胆红素增高，导致核黄疸，可遗留智力发育障碍。小儿由于严重的脑外伤，各种原因引起的缺血、缺氧以及中毒等，均可能导致中枢神经系统损害和智力发育障碍。后天不良的心理社会因素对小儿智力发育影响重大，如在婴幼儿发育阶段与社会严重隔离、剥夺文化教育、缺乏社会交往及良性环境刺激等可产生智力发育迟滞。

三、临床表现

（一）临床分级

精神发育迟滞的基本症状是智力低下和社会适应不良，患者不能像正常人那样具有通过知识的学习与积累来提高认识与适应社会的能力。其临床表现与智力缺陷的程度密切相关。通过智力测验和社会适应能力评定结果，可确定智力低下的程度。智商（IQ）可作为评定精神发育迟滞分级的指标，智商（IQ）是指个体通过某种智力量表（如 Wechsler 量表）所测得的智龄与实际年龄相比，即 IQ =（智龄/实际年龄）× 100。智商（IQ）在 100 ± 15 为正常范围。智商（IQ）70 或 70 以下者为智力低下。临床上将精神发育迟滞分为 4 个等级：

1. 轻度精神发育迟滞　最为多见，80％的精神发育迟滞属于此类，一般没有脑部器质性损害，没有躯体畸形或异常。早年发育与正常儿童没有明显差异，往往要到入学后才能发现其智力缺陷。读写、计算和抽象思维能力比同龄儿童差，难以与同龄儿童一起升班，需特殊教育和帮助。患者的语言发育一般略迟，但长大后语言功能并无缺陷，患者的理解分析及综合能力较差，对事物的看法比较肤浅。社会适应能力低于正常水平，可以社会交往，建立家庭，但缺乏深刻的情感，能自理生活，能学会一些简单实用技能。

2. 中度精神发育迟滞　占本病的 12％左右，自幼语言运动功能和技巧能力发育都较正常儿童缓慢，词汇贫乏，不能完整表达意思，阅读及理解能力均有限，缺乏学习的能力。长大后能部分自理日常简单的生活，能做简单的家务劳动，但不能完全独立生活，需要经常的帮助和辅导，才能在社区中生活和工作。多数中度患者的躯体和神经系统检查常常有异常发现。

3. 重度精神发育迟滞　患者智力极差，语言发育水平低，言语极少，自我表达能力差，不能理解别人的言语，不能接受学习教育，运动功能发育受限，严重者不能坐、立和走路，有时常重复单调的无目的动作和行为。社会适应能力明显缺陷，日常生活需人照顾，不知危险和防御，经长期训练后可养成基本的卫生习惯。重度患者几乎均由显著的生物学原因所致，常伴有癫痫、先天畸形。

4. 极重度精神发育迟滞　较少见，约占 1％。大多数出生时就有明显的先天畸形，大多患者因生存能力薄弱及严重的疾病而早年夭折。患者完全缺乏自理生活能力，不会讲话，不会走路，生活完全需要人照料，无法接受训练。

（二）躯体特征

本症患者除智力低下和适应能力缺陷外，往往伴有躯体方面异常现象。轻度精神发育迟滞者一般并无躯体畸形或神经系统功能障碍，但中度、重度及极重度患者则常有这些异常。神经系统障碍以癫痫多见，约占重度精神发育迟滞者的1/3。其他较常见的神经系统障碍有手足徐动症、舞蹈样动作等。常见的躯体畸形有小头、面部畸形、耳低位、唇裂、腭裂、四肢和生殖器官畸形等。听力和视力障碍亦较为常见。

（三）心理活动特征

本症患者心理特征与中枢神经系统损害及智力缺陷的程度密切相关。对于缺陷儿童的心理特征的研究，有助于早期发现、诊断及特殊教育训练。这里简述智力低下儿童的心理特征：

1. 感知觉　通常是降低的，其程度与智力低下的程度成正比。严重者各种感知觉普遍迟钝，很难区分物体形状、大小、颜色的微小差异。有的则有感觉过敏，怕强光，怕鲜艳的色彩等。

2. 言语和思维　言语发育迟缓和缺陷，表达能力差，思考与领悟能力迟缓，缺乏想象和推理，判断能力差。重度或极重度者丧失言语能力，几乎无思维能力。

3. 注意和记忆　注意力不集中、不能持久，注意广度明显狭窄。记忆力差，不善于在事物间建立意义性联系，识记速度慢和再现不准确。

4. 情感　情感表现幼稚、简单、不够丰富，情感体验浮浅，情感调节功能薄弱，缺乏自我控制，易冲动，常表现胆小、害羞、孤僻、退缩等特征。

5. 运动和行为　常见运动不协调，动作笨拙或过度活动。行为固执、刻板和墨守成规，经常出现一些无意义的刻板动作，如：摇头、咬手、磨牙等，有破坏、攻击行为等。

（四）特殊类型

大多数精神发育迟滞患者的病因未明，有些病因较清楚或病理变化较特殊者如染色体异常、先天性代谢异常等所引起，临床构成了特殊类型。

1. 唐氏综合征（又称先天愚型或21三体综合征）　本综合征是最先被描述的，也是最常见的染色体疾病，由21号染色体三体引起，新生儿发生率约0.56%～0.64%，男：女约3:2。表现为生长发育迟缓，语言发育障碍，智力低下，头型短小，眼裂向外上方倾斜，眼距宽，鼻根低平，张口伸舌，舌表面有裂缝，耳位低，手（足）短宽，第1、2趾间距明显增宽，小指末节发育不良，常见心脏和胃肠道畸形。

2. 脆性X综合征（fragile X syndrome）　是一种X染色体连锁智力缺陷的疾病，在X染色体长臂末端有一“细丝部位”，细丝远端为随体结构，细丝部位易于断裂而造成远端随体样结构丢失，故称细丝部位为脆性部位，此X染色体即为脆性X染色体，位于Xq27.3。本病发生机制仍未完全明了，大多数为男性，临床表现为智力低下，语言及行为障碍，特殊面容（头大、脸长、前额突出、耳轮大、腭弓高、嘴大唇厚），巨睾症，大手大足。行为常表现胆小，羞怯，温顺，很少数有烦躁和脾气倔强等。

3. 结节性硬化（tuberous sclerosis）　约1/3的患者属常染色体显性遗传，是神经皮肤综合征的一种病，一般在2～6岁被发现。临床以智力低下、癫痫、皮肤症状为主要特征，可伴有行为异常或精神症状。大脑组织75%有钙化，钙化区向脑室壁扩展，呈“蜡滴状”影像，脑电图多不正常。

4. 苯丙酮尿症(phenyl ketonuria)　属常染色体隐性遗传,由于先天性苯丙氨酸羟化酶缺乏,使苯丙氨酸羟化为酪氨酸的过程受阻,苯丙氨酸及其代谢产物在体内蓄积,影响神经系统结构和功能。患儿出生后 48~72 小时出现高苯丙氨酸血症,随后可出现呕吐、易激惹、湿疹样皮疹,患儿身体有异常臭味,头发金黄,皮肤发白,虹膜色浅或呈蓝色,肌张力增高,共济失调,智力低下,癫痫发作。测定血中苯丙氨酸含量达 150~1 000 mg/L(正常为 8.4~26.4 mg/L),尿三氯化铁试验阳性。新生儿可用 Guthrie 微生物抑制试验筛查。早期发现即可采用低苯丙氨酸乳制品喂养,可以防止智力障碍的发生。

5. 半乳糖血症(galactosemia)　系常染色体隐性遗传,由于肝脏及红细胞内 1-磷酸半乳糖尿甙酸转移酶缺乏,使半乳糖不能转变为葡萄糖而在血及组织内堆积,对脑、肝、肾、眼等造成损害。出生后不久出现拒食、呕吐、腹泻、白内障、肝脾肿大、低血糖、蛋白尿和氨基酸尿、智力低下。早期发现即完全停止乳类食物,以谷类制品为食物。

6. 地方性呆小病(endemic cretinism)　发生于甲状腺肿流行地区,由于地方性缺碘所引起。临床表现为智力低下,情感淡漠,言语、听力障碍,反应迟钝,身体矮小,口唇厚,眼距宽,运动障碍,合并瘫痪,性发育迟缓。血清甲状腺素(T_4)减低,促甲状腺素(TSH)增高。甲状腺扫描可见甲状腺发育不全。缺碘地区进行补碘可减少此病的发病率;早期诊断,并在出生 3 月内开始激素治疗可改善疾病的预后。

四、诊断与鉴别诊断

(一) 诊断依据

1. 详细了解病史,特别应注意患儿父母是否近亲结婚,家族中有无类似患者或其他遗传性疾病,母孕期及分娩时有无高危因素,患儿早年的发育情况和家庭对患儿的照顾、教育等。

2. 体格检查　神经系统检查十分重要,包括注意视觉及听觉功能、语言有无障碍,有无脑性瘫痪、不自主运动及癫痫发作。注意躯体有无先天性畸形,毛发色泽,皮肤有无结节或斑块,检查全身发育状况,如身高、体重、头围、头形。

3. 实验室检查　包括脑电图、脑诱发电位,头颅 CT 或 MRI,生化检查和遗传细胞学检查等。

4. 心理发育评估　包括智力测验、发育评估及对社会适应能力的评估。

(1) 智力测验:智力测验是诊断精神发育迟滞主要依据之一。目前国内有多种常用的智力量表和发育评定量表。对 2~3 岁以前儿童精神发育评定有 Gesell 发展测验、Denver 儿童发展筛选测验。对 3 岁以后儿童的智力测验有 Wechsler 学龄前期智力量表(WPPSI)、Wecheler 儿童智力量表修订本(WISC-R)、50 项提问智能测验法(适用于 4~7 岁儿童)、画人测验(适用 4~12 岁)。

(2) 社会适应能力的评估:社会适应能力的评估是诊断精神发育迟滞的另一重要依据,目前我国尚无较为理想的检查量表,一般以同龄、同背景的人群来与患儿作对照,可观察儿童在家中的表现,与邻居、同龄人相处的能力,在学校中教育活动的情况,对空间时间的安排和利用,以及自我料理的能力等。

(二) 诊断标准

1. 轻度精神发育迟滞

(1) 智商 50~69 之间,心理年龄约 9~12 岁。

(2) 学习成绩较差(在普通学校中学习时常不及格或留级),或工作能力较差(只能完成较简单的手工劳动)。

(3) 能自理生活。

(4) 无明显言语障碍,但对语言的理解和使用能力有不同程度的延迟。

2. 中度精神发育迟滞

(1) 智商 35~49 之间,心理年龄约 6~9 岁。

(2) 不能适应普通学校学习,只能计算个位数加、减法;可从事简单劳动,但质量低,效率差。

(3) 可学会自理简单生活,但需督促、帮助。

(4) 能掌握日常生活用语,但词汇贫乏。

3. 重度精神发育迟滞

(1) 智商 20~34 之间,心理年龄约 3~6 岁。

(2) 表现显著的运动损害或其他相关的缺陷,不能学习和劳动。

(3) 生活不能自理。

(4) 言语功能严重受损,不能进行有效的语言交流。

4. 极重度精神发育迟滞

(1) 智商 20 以下,心理年龄约在 3 岁以下。

(2) 社会功能完全丧失,不会逃避危险。

(3) 生活完全不能自理。

(4) 言语功能缺失。

(三) 鉴别诊断

1. 儿童孤独症　起病于婴幼儿期,主要表现为严重的内向性孤独,对他人完全缺乏情感反应,言语发育不良或迟缓,重度刻板、单调的动作或行为,和对某些物体的依恋,约 3/4 患者智力低下,一般无躯体异常和明显的呆滞面貌等可以区别。

2. 婴儿痴呆　本病特点是发病前常有 3~4 年正常的发育阶段,发病数月内其以往获得的多种功能迅速丧失,最突出是语言能力的倒退,出现烦恼、哭闹和激惹等症状,一般无躯体和神经系统方面的异常发现。

3. 儿童精神分裂症　精神分裂症的儿童早年发育正常,常有幻觉和妄想等感知觉及思维的特殊症状表现。这些特殊症状的产生是在正常发育的认知和言语功能的基础上才能产生。但学龄前儿童精神分裂症常表现为孤独、退缩、言语障碍、智力低下,易误诊为精神发育迟滞。

4. 儿童多动症　因注意力不集中影响学习,不守纪律,适应社会能力差,易被认为精神发育迟滞,但检查其智力在正常范围,学习困难和成绩时好时坏,是由于注意力不集中和多动的影响,经督促或服药治疗后,多动症状、学习成绩可显著改善。

五、治疗

(一) 病因治疗

对于一部分遗传性代谢病,如苯丙酮尿症、半乳糖血症、肝豆状核变性等,如能早期诊断,及早进行饮食治疗,可避免发生严重智力障碍。对地方性克汀病,早期采用饮食疗法和甲状腺素类药,可以防止精神发育迟滞的发生。对于某些性染色体畸变所引起的内分泌不足,可以适当给予性激素,以改善患者的性特征发育。但对大多数精神发育迟滞患者目前无法进行病因治疗。

（二）促进和改善脑细胞功能

过去曾用过许多药物企图帮助脑发育，增强智力，如 γ－氨酪酸、脑复新、脑磷脂等，但都无肯定效果。近年研究发现脑活素对中、重型患者可促进言语及运动功能发育，5～10 日为一疗程。对脆性 X 综合征可用叶酸治疗。

（三）对症治疗

对兴奋不安、烦躁易激动的患儿可予安定、利眠宁等弱安定剂。对具有明显精神兴奋、幻觉、妄想者，可用奋乃静、氟哌啶醇、氯丙嗪等抗精神病药物。对伴有冲动行为者可用利培酮和碳酸锂治疗。如有癫痫发作，要及时积极地治疗，因癫痫发作一次，对大脑就是一次损伤，常用药物有苯巴比妥、苯妥英钠、妥泰等。

（四）教育及训练

绝大多数精神发育迟滞患者，随着年龄的增长和大脑的发育，智力可有一定程度的提高，故教育与训练起着重要作用。可根据智残程度不同、身体和智力的实际情况不同，采取切实可行的教育训练和医学康复医疗综合措施，帮助其智力及运动功能提高，以适应生活及简单职业需要。近年来，除了有专门的特殊教育学校、幼儿园、训练中心以外，还要利用家庭和社会的力量，协助家长按训练的步骤和目标进行教育训练。

（五）预防

精神发育迟滞的预防工作任重而道远，有许多因素都可导致本病的发生，且某些病因一直未明。预防的基本措施主要包括：做好婚前检查、避免近亲婚配、预防遗传性疾病的发生；对高危患儿进行定期访视及早期干预。积极防治患儿的情绪及行为障碍，给予患者特殊的教育和训练，减少残疾，提高补偿能力

教学病例

患儿女，10 岁，小学二年级，因学习成绩不佳前来门诊。

患儿自幼不聪明，1 岁多才能独坐，2 岁多开始喊爸妈，5 岁左右才会讲简单的句子，6 岁进入幼儿园。8 岁上小学一年级，考试勉强能够及格，但上课时不爱回答问题，做游戏时不如同年龄小朋友灵活。念二年级时，留级一次后，语文和数学仍然考不及格。老师认为患儿可能存在智能问题，送来求医。患儿在家时作业经常做不出，要请父母帮忙，能做一些简单的家务活。在学校有时不爱与同学一起玩，怕同学欺负她。

患儿系足月顺产，第一胎，母孕期健康。父母认为她幼时发育慢一些，并未想到是病态，无重大疾病史。母乳喂养到 1 岁，以后吃软饭、面条。父母非近亲婚配，均系农民，小学文化。家族中无痴呆或精神病患者。

体格检查：一般发育营养可，躯体无畸形，皮肤无皮疹，心肺无异常，腹软，肝脾未扪及。头颅大小正常，脑神经无异常发现，四肢活动自如，肌力好，肌张力不高，无病理征。

精神检查：未见幻觉妄想，思维联想无障碍，智力普遍性降低，不知道一年有几个月、分几个季节。不会讲同义词或反义词，词汇量少。抽象思维能力、理解判断力均差，计算力差，知道 $3+8=11$，但算不清 $100-7=?$，$7\times8=?$

WISC－R 结果：智商 60

（张晓斌　侯钢）

第二十三章　儿童期精神障碍

第一节　概　述

儿童期精神障碍是指发生于16岁以下的儿童少年的各种精神和行为障碍。

一、临床类型

按照目前精神疾病诊断和分类标准，儿童期常见精神障碍有：

1. 发育障碍　包括精神发育迟滞、特殊发育障碍和广泛性发育障碍。

2. 儿童行为和情绪障碍　包括多动症、品行障碍、抽动症、儿童情绪障碍和儿童社会功能障碍。

3. 儿童重精神病　包括儿童精神分裂症和情感性障碍。尽管与成人相比，儿童重精神病的症状有其特殊性，但仍套用成人的诊断标准。

二、年龄因素

儿童精神障碍的类型和临床特征与年龄有关，不同的疾病好发于不同的年龄段。如儿童孤独症常见于3岁的男孩，瑞特综合征多见于2岁的女孩，精神分裂症多见于少年。年龄越小，症状越简单、泛化、不典型，随着年龄增长，临床表现趋于复杂而接近成人。

三、病史特征

儿童精神障碍的诊断主要是临床诊断，依靠完整的病史。与成人不同之处在于：

1. 儿童对情绪、情感的体验和表达不十分明确，内心体验不深刻，症状不典型。

2. 病史主要来源于父母、教师和监护人，病史资料比较间接。

3. 供史者对患儿的了解程度和供史者的性格特征均对所提供的病史真实程度有影响。

4. 儿童在不同的环境中可能有不同的表现，需要了解其在家庭、学校和社区中的表现。

5. 必须熟悉正常儿童不同年龄阶段的心理发育水平，才能评估患儿的行为和情绪表现是否正常。

第二节　儿童孤独症

儿童孤独症属于广泛性发育障碍中一种类型，最早由Kanner(1943)描述。患病率为0.05%，男比女多(4～5∶1)。该病的主要特征是：起病于3岁前，缓慢起病，主要表现为社会交往障碍、交流障碍及奇特的行为，可导致终身残疾。

一、病因

目前认为儿童孤独症是多种生物学原因引起广泛性发育障碍，导致认知功能缺陷。已知本病与下列因素有关：

（一）遗传因素

家族和双生子研究显示，孤独症的同胞患病率（2%～3%），比一般群体高50倍；单卵双生子同病率比二卵双生子高（40%～95%；10%～23%），提示该症与遗传有关。实验室研究发现，孤独症儿童X染色体脆断率增加；已知染色体15q11～13基因位点与孤独症密切相关，也支持该症有遗传缺陷。

（二）生物学因素

1. 5－羟色胺　孤独症儿童外周血液中5－羟色胺（5－HT）增高，中枢5－HT受体下降，但意义尚不明确。

2. 儿茶酚胺　孤独症儿童血浆肾上腺素和去甲肾上腺素增高，血小板中肾上腺素、去甲肾上腺素和多巴胺降低，提示边缘系统的蓝斑部位可能与孤独症有关。

3. 内啡肽　脑内吗啡水平增高可出现孤独症症状，用盐酸纳曲酮治疗，可改善孤独症状。

（三）器质性因素

孤独症儿童在母孕期及围产期时并发症的发生率明显高于正常儿童；部分孤独症儿童有先天性神经系统发育缺陷，这些并发症可损伤脑组织。由于脑器质损害，故孤独症儿童脑电图的异常率明显增高；患儿的脑诱发电位也有明显异常；MRI检查时发现孤独症儿童的第三脑室扩大，额叶结构异常。

二、临床表现

（一）早期症状

1. 大多数在3岁前起病。

2. 患儿的社会心理发育进度和次序异常；如正常儿童能够达到的，患儿不能达到，或者相反，过早出现一些能力；有的患儿7个月就能讲单词，2岁对认字特别感兴趣，很快就能认几百个字，但是2岁时大小便仍不会表示。

3. 大多数患儿没有亲子依恋过程；7～8个月时，不能区分亲人与陌生人。

（二）临床特征

1. 社会交往障碍　是本症的核心症状，患儿社会交往存在质的损害，表现在：

（1）没有与外界交往的愿望：似乎生活在自我的世界里，显得极度孤独。大部分患儿在婴儿早期即表现出对人没有兴趣，避免与他人目光接触，对父母不亲，对父母的离开或返回没有情感反应。

（2）缺乏与人交往的技能：常以不恰当的方式，如推人、咬人、搂抱引起他人的注意。

（3）不会与他人建立友谊：对集体游戏不感兴趣，不会玩角色游戏和模仿游戏，即使将其与小朋友放在一起，也很快跑开。

（4）没有感情共鸣：当自己或他人遇到困难和悲伤时，不知道寻求安慰或表达同情。

2. 言语交流障碍　患儿语言功能发育出现质的损害，表现为：

（1）语言发育延迟或不发育：大部分患儿语言功能发育迟缓，半数患儿丧失语言功能，少数患儿在2～3岁前有表达性语言，起病后语言功能逐渐退化。患儿常以手势或其他特殊形式表达自己的要求。

(2) 语言使用障碍：患儿不知道语言是一种交流手段，表现为自顾自地说话，并不在意别人是否在听，经常使用与环境无关的词语，外人很难理解。患儿还常有代词的运用错误，如你、我、他。

(3) 语言理解障碍：患儿对简单的指令不能理解，对问话没有反应。

(4) 语言的表达形式异常：患儿常有刻板重复性语言或模仿性语言，还常表现为自言自语，旁人很难理解其讲话内容。有的患儿还可表现为语音平淡，缺乏抑扬顿挫的感情色彩。

(5) 非语言交流功能障碍：患儿不会使用体态语言和面部表情进行交流。不知道一些约定俗成姿势的含义，如点头、摇头等。有些患儿会使用特定的手势或表情表达自己的要求，只有最亲近的人才能理解。

3. 奇特的兴趣

(1) 与众不同的兴趣：患儿对一般儿童喜欢的玩具和游戏不感兴趣，而专注于一些重复性较多的事物，如圆的可以旋转的物体、广告词、天气预报等。

(2) 患儿对物体的非主要特性感兴趣，如对图画书内容不感兴趣，喜欢反复触摸图画书光滑的表面。

(3) 依恋某些无生命的物体，如塑料袋、木块、砖头等，整天带在身边，如果强行拿开，则烦躁不安。

4. 重复刻板动作和行为

(1) 重复刻板动作：常反复扑翼样振动手臂，旋转，蹦跳；将手置于眼前，长时间的凝视。

(2) 扑打、撞击自己的头部和身体，常将自己弄伤，兴奋和烦躁时更频繁。

(3) 强迫、刻板性行为：如反复触摸物体表面，拿到的任何东西都要先闻一闻。拒绝改变自己的生活习惯和环境，不得已改变时则吵闹不安。

5. 感知异常

(1) 痛觉迟钝：因此常有撞头、抓伤等自伤行为。

(2) 听觉过敏或/和迟钝：对汽笛、狗叫声特别敏感和恐惧，唤其名字却反应迟钝。

6. 智能障碍

(1) 约80%患儿有智力低下，其中55%为中、重度(智商低于49分)，25%为轻度(智商为50～70)。

(2) 智能发育的不平衡性，即大部分智力水平极差，机械记忆能力却很强；或者生活自理能力很差，但推算日期、背诵数字，乃至音乐、绘画才能却很强。

(三) 预后

预后与疾病的严重程度、病前语言功能、智商高低、病因、是否能得到及时治疗有关。大约5%～17%的孤独症预后良好，虽然在社会交往和人际关系方面存在困难，但能接近正常生活，少数可达到大学文化程度；17%～25%的孤独症预后中等，具有独立生活能力，交往和行为方面有问题，不能胜任工作；60%～70%的患者预后较差，生活不能自理，需要终身监护。

三、诊断与鉴别诊断

(一) 诊断标准

1. 年龄标准　通常起病于3岁以内。

2. 人际交往存在质的损害，至少有2条

(1) 对集体游戏缺乏兴趣，孤独，不能对集体的欢乐产生共鸣。

(2) 缺乏与他人进行交往的技巧，不能以适合其智龄的方式与同龄人建立伙伴关系，如仅以拉人、推人、搂抱作为与同伴的交往方式。

(3) 自娱自乐，与周围环境缺少交往，缺乏相应的观察和应有的情感反应(包括对父母的存在与否亦无相应反应)。

(4) 不会恰当地运用眼对眼的注视，以及用面部表情、手势、姿势与他人交流。

(5) 不会做扮演性游戏和模仿社会的游戏(如不会玩过家家等)。

(6) 当身体不适或不愉快时，不会寻求同情和安慰；对别人的身体不适或不愉快也不会表示关心和安慰。

3. 言语交流存在质的损害，主要为语言运用功能的损害

(1) 口语发育延迟或不会使用语言表达，也不会用手势、模仿等与他人沟通。

(2) 语言的理解能力明显受损。

(3) 学习语言有困难，应用代词混乱。

(4) 重复使用与环境无关的言词或不时发出怪声。

(5) 有言语能力的患儿不能主动与人交谈、维持交谈，应对简单。

(6) 言语的声调、速度、节律、重音等方面异常。

4. 兴趣狭窄，活动刻板，重复，坚持环境和生活方式不变

(1) 兴趣局限，常专注于某种或多种模式。

(2) 活动过度，来回踱步、奔跑、转圈等。

(3) 拒绝改变刻板重复的动作或姿势，否则会出现明显的烦躁和不安。

(4) 过分依恋某些气味、物品或玩具的一部分，并从中得到满足。

(5) 强迫性地固着于特殊而无用的常规或仪式性动作或活动。

5. 排除儿童精神分裂症、Asperger综合征、Heller综合征和Rett综合征。

(二) 鉴别诊断

1. 精神发育迟滞　精神发育迟滞儿童的社会交往能力及语言功能与其智龄相称，且多愿意与人交往，能进行模仿性游戏，无奇特重复性行为。孤独症患者有与年龄不相称的社会交往障碍、语言障碍和奇特、刻板的行为。小年龄及重症病人鉴别时会存在困难，有时需要随访观察。

2. 儿童精神分裂症　精神分裂症儿童起病前发育正常，起病年龄多在10岁以后，其核心症状为幻觉、妄想等。而大部分孤独症儿童起病前即有语言发育障碍，2.5～3岁起病，其核心症状是社会交往障碍，语言及语言交流障碍和奇特的兴趣及行为。

3. 选择性缄默　尽管因退缩和焦虑，不愿与同伴游戏，但可与家人交谈，在社交场合能理解别人的语言，并能用体态语言进行交流，如：点头、摇头等。孤独症与任何人都没有交流，不但没有口头语言交流，也不会使用约定成俗的体态语言。

四、治疗

孤独症是一种致残性疾病，对孤独症尚无对病因性药物治疗，也无针对核心症状的药物治疗。目前提倡综合治疗方法，即根据患儿的症状，有选择地使用各种心理干预技术，辅以药物

治疗,用药的目的在于改善特定的症状,为心理干预提供条件。

（一）药物治疗

1. 氟哌啶醇　可改善活动过度、激惹、攻击和刻板行为。常用剂量为 0.25 ~ 0.5 mg/d。副作用有过度镇静、锥体外系症状等,如出现明显的副作用应减少药量。

2. 利培酮　可改善多动、攻击、刻板行为、兴奋及情绪不稳定。常用剂量为 0.5 ~ 2 mg/d。该药副作用较其他抗精神病药物为轻,常见的有镇静、体重增加及便秘等。

3. 氟西汀　对强迫行为和焦虑情绪有改善作用,常用剂量为 2.5 ~ 10 mg/d。用药 1 ~ 3 周后起作用。常见副作用为恶心、头痛、失眠和皮疹等。

4. 盐酸纳曲酮　国外有报道该药可改善患儿的孤独和社会交往障碍,减少自伤行为。常用剂量为每日 0.5 ~ 2 mg/kg。目前国内尚未在临床应用,其确切疗效有待进一步证实。

（二）心理干预

心理干预的目的是提高患儿的生活技能,促进其环境适用能力的改善。主要方法有两种:

1. 特殊教育　教育训练的目的是针对孤独症儿童在社会交往、交流和日常行为方面的缺陷,发展其代偿功能,弥补其缺陷,使患儿的社会交往、日常生活和工作技能等日常生活的必须技能得以提高。其重点不是直接消除有关缺陷,而是发展其代偿能力,使有缺陷方面的功能得以提高。如孤独症儿童语言功能退化,不会交流,可训练其使用实物、卡片和手势达到交流和沟通的目的。目前使用结构化教学和生态化教学。特殊教育是一项长期甚至终身的过程。

2. 行为干预治疗　通过有效地控制环境操作因素,强化患儿的适应性行为,降低不适应行为。通常选择阳性强化法和消退法,主要依据操作性条件行为的理论,即在一种行为之后即给予奖惩强化,使这种行为增加或减少。该方法用于矫正患儿奇特行为、学习生活技能。

教学病例

患者男,4 岁,因语言逐渐减少约 1 年就诊。

患儿出生后发育与同龄儿童相似,2 岁时,会讲完整的句子,会背诵简单的儿歌、唐诗,表现聪明、活泼,比同龄儿童聪明。大约从 2 岁后,患儿逐渐表现语言越来越少,至今不主动叫"爸爸、妈妈",在家人的强迫、哄骗下,会勉强叫一声;且不会注视别人的表情,与父母不亲。特别喜欢看电视广告和天气预报,嘴巴里经常嘟囔一些广告词和天气预报的术语。不喜欢与小朋友一块玩,即使将他与小朋友放在一起,也很快跑开;经常用手做出各种姿势,放在眼前注视、玩弄;家人唤其名字没有反应;原来喜欢的玩具,现在都不爱玩,只喜欢玩小汽车的轮子,喜欢摸妈妈的皮鞋表面光滑处;活动多,整天不得安宁;喜欢反复蹦跳、拍手、尖叫。能自己进食,大小便知道用痰盂,会穿脱简单衣服。

个人史:患儿系第一胎,足月顺产,母孕早期时曾有轻度先兆流产。说话较早,约 1 岁会讲单词,2 岁会讲完整语句。走路略迟,16 个月会走路。

既往史:无重大疾病史。

家族史:二系三代均无精神疾病及类似疾病患者。

体格检查与神经系统检查无异常发现。

精神检查:患儿表现好动,坐不住,反复蹦跳,像鸟一样振动手臂。问话不回答,唤其名字无反应。要求其母亲离开诊室患儿无明显情感反应。嘴巴里经常嘟囔几句话,外人很难听懂。有时模仿周围人讲话,如见到医生时,妈妈指着医生对他说"小明,叫阿姨",患儿则重复"小明,叫阿姨”。检查过程中,注意涣散,与人无眼对视。

脑电图检查轻度异常。头颅 CT 检查未见异常

第三节　注意缺陷多动障碍

注意缺陷多动障碍又称儿童多动症,是指发生于儿童期,表现为与同龄儿童相比,有明显的注意力不集中和活动过度的一组行为障碍。

一、流行病学

本症流行病学调查资料较多,差异也较大。比较公认的患病率是 3% ~ 5%,男孩多见,男女之比为 4:1。

二、病因及发病机制

本症的病因和发病机制至今不明。1984 年,Weiss 认为注意缺陷多动障碍是生物 - 心理 - 社会多因素形成的疾病。

(一) 遗传因素

家族聚集研究显示,多动症近亲中同病率较高,且反社会人格障碍、酗酒、癔症的患病率也较高。有研究提出,多动症的遗传率为 0.55% ~ 0.92%,单卵双生子的同病率为 51%,二卵双生子的同病率为 33%。分子遗传学研究已发现与注意缺陷多动障碍有关的基因,证明该病具有遗传性。

(二) 神经生理学因素

多动症儿童的脑电图异常率高,具有阵发性或弥散性慢波增加,提示该症儿童有觉醒功能不足,大脑皮质抑制功能障碍,从而诱发皮质下中枢活动释放,表现出多动行为。脑诱发电位测试发现,多动症儿童 N100、P200、P300 波幅较正常儿童低,潜伏期延长,提示患儿脑发育成熟迟缓,并且有认知功能缺陷。

(三) 神经解剖因素

使用单光子发射计算机体层扫描(SPECT)发现,多动症儿童两侧前额叶、尾状核、基底神经节区域脑血流减少,感觉区和感觉运动区血流量相对增加,可能导致多动症儿童被动注意活动相对过强,而主动注意的能力相对不足。对大脑皮层葡萄糖代谢功能测定显示,多动症儿童低于正常儿童 8.1%,降低最多是在前运动皮层和前额叶,这些区域新陈代谢的降低可能导致注意力不集中和冲动行为。

(四) 神经生化因素

有研究资料表明,本症可能与中枢神经递质代谢缺陷有关,神经递质对心境、警觉、活动度、认知和很多外表行为起作用。其功能与遗传有关,同时又受毒素、感染、缺氧、营养不良和应激等因素有关,还与患儿的年龄和社会经验有关。与本症有关的主要是单胺类中枢神经递质,包括去甲肾上腺素(NE)、多巴胺(DA)和 5 - 羟色胺(5 - HT)。已有的研究认为,去甲肾上腺素和 5 - 羟色胺是两个功能互相拮抗的中枢神经递质系统,当 5 - 羟色胺的活性低于去甲肾上腺素时,动物出现高度警觉和攻击行为;反之,当去甲肾上腺素的活性低于 5 - 羟色胺时,动

物出现镇静。还有报道提出,多巴胺功能低下和去甲肾上腺素转化可引起多动症状。对神经递质和酶的研究,虽然目前尚无明确结论,但无疑是本症病因和病理机制研究的一个有价值的领域。

(五) 器质性因素

围产期以及出生后的各种原因如:母孕期疾病、分娩损伤、婴幼儿期的感染和外伤等导致轻微的脑额叶损伤,影响神经系统功能,可能会出现多动、注意力不集中等症状。

(六) 心理社会因素

不良的社会环境,破裂家庭,经济过于贫困,父母性格不良,管教方法不当,均可是本病的诱因。但这些诱因也可导致儿童出现其他行为和情绪障碍,并未发现与多动症有特殊的因果关系。但家庭和社会因素对本症的发展和预后有肯定的影响作用。

三、临床表现

(一) 临床症状

儿童注意缺陷障碍伴多动的症状出现于7岁前,核心症状是注意缺陷、多动和冲动。

1. 注意障碍　多动症儿童的注意障碍主要是主动注意功能减弱,被动注意相对亢进。表现为:

(1) 与年龄不相称的注意力集中短暂,包括在学习和游戏时;如在课堂上不能集中思想听课,难以约束和控制自己的注意力,放学后做作业注意力也难以集中。

(2) 粗心,在学习和其他活动中常因此而犯错误,如在作业中常出现屡教屡犯的错误。

(3) 不专心,如与其讲话时,表现心不在焉,似听非听。

(4) 没有恒心,患儿很难有始有终地完成一件事情;如不能按时完成作业,并非因为患儿故意与家长或老师对抗,或不理解学习的重要性。

(5) 没有条理性,患儿做任何事情都是乱七八糟,物品摆放凌乱,常常丢失自己的文具和玩具。

(6) 注意力极易随境转移,如患儿做作业时注意力很容易被桌上的物品(包括文具)、窗外的风景和喧闹声所吸引。

注意力难以集中的原因可能是大脑分析综合能力较差。当多种不同刺激同时出现时,患儿不能作出正确的选择,予以综合分析,形成一个完整的概念,作出统一的反应,而是对每一种刺激都同时发生反应,因而出现注意力不集中。

2. 活动过度　表现为与年龄发育不相称的活动水平过高,其多动不仅是量的增加还有质的改变,患儿的多动具有盲目性,不顾危险,富有破坏性。表现为:

(1) 早期症状:多动症状常在婴幼儿期即出现,表现为好哭、易激惹、睡眠少、进食无规律、生物节律紊乱、难以养成有规律的生活习惯。

(2) 多动不分场合:在需要静坐的场合难以静坐;患儿手脚总是闲不住,即使是在上课或考试也不停地玩课本、文具,触弄周围的东西,屁股在凳子上不停地扭动。

(3) 多动不受纪律约束:患儿不能遵守纪律,在课堂上随便插嘴,大声喧哗;在集体活动时不能遵守秩序和规则,如不能等待轮换。

(4) 多动具有干扰性和挑衅性:患儿好插嘴,好撩人,在课堂上干扰其他同学听课,在课外常与其他同学发生矛盾,在家中亦影响成人的活动。

(5) 多动具有盲目性：患儿的活动没有目的性，不顾后果，无法自制，不知道危险，做其他孩子不敢做的事情。如患儿会突然横穿马路不顾来往汽车，从高处往下跳，打碎物品，不会游泳者突然下水。其行为具有破坏性和危险性。

3. 情绪不稳，任性冲动　患儿由于自控能力差，表现意志薄弱，耐受力低。遇到困难急躁不安，遇事易冲动，对一些不愉快的事情会作出过分的反应。有什么要求必须要立即得到满足，否则就大发脾气，常为一点小事大吵大闹。

4. 学习困难　多动症儿童的智商与正常儿童一样，有高有低，但都在正常范围，其学习困难多继发于多动和注意涣散。部分多动症儿童可同时伴有学习能力障碍，需要下两个诊断。

5. 行为问题　部分患儿出现咬指甲、异食癖等不良习惯；或因不听管教，出现说谎、打架、逃学等行为问题。

(二) 实验室检查

1. 心理测验

(1) 智力测验：常用中国修订的韦氏学龄前儿童智力量表和韦氏学龄儿童智力量表，多动症儿童多无智力缺陷，可用于了解儿童的智能发育情况及与智力低下相鉴别。注意力测验：常用持续性操作测验。此测验特异性不高，敏感性较高。

(2) 量表：目前常用的量表有 Conner 父母问卷、教师问卷及检查者评定；其简化量表父母与教师均可使用，采用四级评分法(0～3分)，总分大于15分即为可疑多动症者。

2. 脑电图　多动症儿童脑电图异常率大约为50%，明显高于正常儿童，主要表现为慢波增加。脑诱发电位检查(ERP)，多动症儿童 ERP 有明显异常，有一定的诊断价值，可作为一项客观指标。

3. 影像学检查　多动症儿童头颅 CT 和磁共振检查可有轻微异常改变，但这些改变缺乏特异性，不能作为诊断依据。

(三) 预后

在自然病程中，大约30%～40%注意缺陷多动障碍儿童成年后仍残留注意缺陷症状，或伴有人格障碍、情绪问题和精神病。经过正规治疗后，这一比例可下降至10%～20%。另外大约有10%由于注意缺陷、行为问题和情绪不稳定而导致学业问题、人际关系紧张，从而影响其社会功能。

四、诊断与鉴别诊断

目前本症的诊断主要为临床诊断。CCMD-2-R 的标准过于简单，ICD-10 和 DSM-Ⅳ 基本相似，已出版的 CCMD-3 也趋向于此，即将症状标准分为两大类描述。

(一) 诊断标准

1. 症状标准

(1) 注意障碍：至少有下列4项：① 学习时容易分心，听见外界任何声音都要去探望；② 上课很不专心听讲，常东张西望或发呆；③ 做作业拖拉，边做边玩，作业又脏又乱，常少做或做错；④ 不注意细节，在做作业或其他活动中常常出现粗心大意的错误；⑤ 丢失或特别不爱惜东西；⑥ 难以始终遵守指令完成家庭作业或家务劳动等；⑦ 做事难于持久，常常一件事没有做完，又去干别的事；⑧ 与他说话时，常常心不在焉，似听非听；⑨ 在日常生活中常常丢三拉四。

(2) 多动：至少有下列4项：① 需要静坐的场合难于静坐，或在座位上扭来扭去；② 上课时常做小动作，或玩东西，或与同学讲话；③ 话多，好插嘴，别人问话未完就抢着回答；④ 十分喧闹，不能安静地玩耍；⑤ 难以遵守集体活动的秩序和纪律；⑥ 干扰他人的活动；⑦ 好与小朋友打逗，易与同学发生纠纷，不受同伴欢迎；⑧ 容易兴奋和冲动，有一些过火的行为；⑨常在不适当的场合奔跑和登高，好冒险，易出事故。

2. 起病于7岁前。病程至少持续6个月。

3. 对社会功能(如学习成绩、人际关系等)产生不良影响。

4. 排除精神发育迟滞、广泛性发育障碍、情绪障碍。

(二) 鉴别诊断

1. 正常顽皮儿童　轻度多动症患儿较难与正常顽皮儿童相鉴别，一般可根据下列各点来区别：① 多动症儿童的活动无目的性，杂乱无章，有始无终；顽皮儿童的多动多出于某种动机，并会为达到自己的目的而想方设法；② 多动症儿童的行为常不分场合，不顾后果，无法自制；正常顽皮孩子的多动受时间、地点限制，会有所约束；③ 正常顽皮孩子的错误行为经批评教育会有所改正；多动症儿童则很难改正错误行为，屡教屡犯。

2. 精神发育迟滞　多动症儿童受症状影响，可以影响智力测定结果。但多动症儿童学习成绩特点是呈"波浪形"，很不稳定，若有家长、老师的严格督促或服用药物治疗后，学习成绩会很好；反之，学习成绩会有明显下降，好坏差异明显。而精神发育迟滞儿童，即使给予严格督促和强化辅导，学习成绩提高也不明显，甚至毫无效果；除了学习成绩较差以外，他们还伴有社会适应能力缺陷，不善于与他人交往，自理能力较差；大多有脑损伤病史，头颅CT检查可有器质性改变。要注意精神发育迟滞儿童也可伴有多动和注意力不集中，必要时可试验性用药。

3. 儿童精神分裂症　儿童精神分裂症早期可表现为好动，注意力不集中，学习任务不能完成；但随着病情进展，患儿逐渐出现性格改变，情感淡漠，感知觉障碍，精神活动与环境脱离。仔细观察不难鉴别。

4. 品行障碍　本症常与多动症同时存在，同病率可达到30%～58%。单纯的品行障碍主要表现为明显违反与其相应的社会规范或道德准则的行为，损害别人或公共利益，如：说谎、逃学、打架、偷窃等，其行为有目的性，并非不能控制，用精神兴奋剂治疗无效。

五、治疗

对注意缺陷多动障碍要采取综合性治疗方法。

(一) 药物治疗

总有效率可达到90%，药物可以增加多巴胺或肾上腺素的翻转，控制多动和冲动，促进认知的完成和注意力的集中。

1. 精神兴奋剂

(1) 哌醋甲酯(利他林)：该药半衰期为2.5小时，较为理想的剂量是0.45 mg/kg。大概在用药45分钟有认知行为改变，疗效持续约4小时。使用该药要注意从小剂量开始，饭后服用，下午四点钟后尽量不要服药，周末和节假日停药。该药的副作用是食欲下降，睡眠障碍，心慌，头痛，生长发育迟缓，表情呆板，刺激性抽动。减药或停药后，大部分副作用均可减少或消失。

(2) 匹莫林：治疗作用和副作用与利他林相似，半衰期较长，可以每天1次用药。少数病人可有肝功能改变，应定期检查肝功能。

2. 抗抑郁剂　常用的有三环类的丙咪嗪、去甲丙咪嗪,常用剂量为12.5～50 mg/d,副作用有轻度激动、嗜睡、口干、头晕和肌肉抽动。5－羟色胺再摄取抑制剂(SSRI)氟西汀和万拉法新对伴有情绪和睡眠障碍的注意缺陷多动障碍儿童效果较好。

(二) 心理治疗

1. 认知行为训练　训练患儿自我控制、自我指导、多加思考和提高解决问题的能力,使患儿养成“三思而后行”的习惯,加强自我调节。

2. 行为矫正治疗　利用学习原理,在训练中合适行为出现时给予奖励,以求保持;不适当行为出现时给予适宜的惩罚和漠视,使其逐渐消退。

(三) 特殊教育

特殊教育包括对学习方法、社会化技能、躯体训练的治疗,提高患儿的学习成绩、社会交往能力和自律、自我控制。

教学病例

患者男,9岁,因调皮多动、学习成绩下降前来就诊。

患儿从小即表现活泼多动,睡眠时间比同龄儿童少,好哭闹。入幼儿园后常与其他小朋友发生矛盾。6岁上小学,开始学习成绩尚好,以后逐渐下降,三年级后下降明显。目前上四年级,学习成绩中下等。入学后即表现上课注意力不集中,很少能坚持听课10分钟。上课时小动作多,玩铅笔、书本。用小刀将橡皮切成各种形状,或切成碎片。有时用小纸团掷其他同学,有时做鬼脸,逗得全班哈哈大笑,破坏课堂纪律,干扰其他同学听课。做作业拖拉,边做边玩,所用时间常是其他同学的3～4倍。作业本和文具常常丢失。下课后与他人哄闹,好撩人。常闯祸,有一次在教室里扔球,将玻璃窗砸碎。容易冲动,发脾气。

患儿系第1胎,早产1个月,出生时有轻度窒息。母乳喂养6个月。自幼发育营养正常。无重大疾病史。

父亲幼时也好动,学习成绩不太好。家庭关系和睦,患儿常因顽皮受责打。

体格检查:无异常。神经系统检查,对指和指鼻试验阳性。

精神检查:合作,在诊室里动的不停,当家长诉说其所犯的错误时表现激动,大吵打闹。

韦氏智测 IQ 104分,数字划消测验阳性。

脑电图正常。

第四节　儿童情绪障碍

儿童情绪障碍是发生于儿童少年时期的焦虑、恐怖、退缩和强迫等情绪异常,与儿童的发育及所遇到的环境有一定关系,与成人期神经症无连续性。

儿童情绪障碍并不是成人神经症的翻版。理由:① 两个不同时期的情绪障碍之间并无连续性;② 部分儿童情绪障碍只是在儿童发育的某一阶段中,某种情绪受到强化,而并非是病理性改变;③ 儿童各种情绪障碍之间的分界,没有成人那么清楚。

一、流行病学

儿童情绪障碍的发生率在儿童精神障碍中占第二位，仅次于儿童行为问题。但儿童情绪障碍的患病率，目前的资料结果差异较大。英国 Rutter(1970)报道各种情绪障碍在儿童少年中的患病率为 2.5%。国内湖南省 4～16 岁儿童流行病学调查结果为 1.05%。患病率城市高于农村，大城市高于小城市。女孩的发病率高于男孩，男女之比为 1:2.2。

二、病因及发病机制

儿童情绪障碍的病因尚不明确，多数研究认为与遗传易感素质及社会心理因素有关。

（一）遗传因素

1. 双生子的高同病率　有报道单卵双生子的同病率为 47%，焦虑症的一致率为 35%。二卵双生子的同病率为 18%，焦虑症的一致率为 4%，提示遗传因素起一定作用。

2. 易感素质　在人群中约有 20%先天素质属于行为抑制的儿童，表现被动、害羞、胆小，在新的和不熟悉的环境中表现退缩。这类儿童易患情绪障碍。

（二）社会心理因素

1. 幼年发育经历　近期有报道，儿童少年如果在婴幼儿期没有形成正常的母婴依恋关系，这些儿童中约 80%会发生情绪障碍。

2. 环境因素　不良的环境因素，如家庭关系紧张、教育方法不当、学习压力、同学之间的竞争和矛盾、在学校受到羞辱等；强烈的生活事件，如父母离婚、亲人去世等，均可诱发情绪障碍。

三、临床表现

（一）分离性焦虑障碍

本病多见于学龄前儿童，当与亲人暂时分开时，表现强烈的不安，毫无理由的担心亲人离开自己后会发生意外事故；或自己会被人拐骗。总之，在与亲人分开时，担心会有大祸降临到亲人或自己身上，使自己和亲人永远不能见面。虽然知道自己的推测是不合情理的，但是不能控制，表现为不愿与亲人分开，不愿意上幼儿园或上学。强迫其与亲人分开，即出现强烈的情绪反应。

幼儿因语言、运动功能发育不完善，对内心情绪体验不能完全理解，表达能力有限，不能叙述自己的情感体验，因此，主观性症状不明显，客观上多表现烦躁，哭闹不安，不易抚慰与照管。

学龄前儿童仍因词汇缺乏，不能完全表达内心体验，表现为不愿与父母分开，胆小，害怕，惶恐不安，哭哭啼啼。

学龄期儿童表现为紧张，恐惧，焦虑不安，情绪烦躁，不停地抱怨，发脾气；上课注意力不集中，学习任务不能完成；常与同学发生矛盾。

患儿还可表现出躯体症状，如食欲不振、消化功能减弱，时有呕吐、腹泻，呈营养不良貌。同时还可伴有植物神经功能紊乱的症状，如头昏、头痛、出汗、心慌、呼吸急促等。

（二）社交性焦虑障碍

患儿在进入新环境时，表现恐惧、害怕、紧张，竭力躲避新环境；在与陌生人交往时，包括与同龄人交往时，表现为过分的紧张不安、尴尬、不知所措，自觉很痛苦，尽量回避与陌生人交往，并影响其社会功能。患儿在与家人或熟悉的人在一起时,表现自如。

(三) 恐怖性焦虑障碍

患儿对日常生活中的某些物体或某些场景产生异常强烈的、持久的恐怖。常见的恐怖对象有:黑暗、昆虫、动物、闪电、雷声、孤独、细菌、生病、出血、死人等。患儿明知道恐怖对象对自己没有任何伤害,也知道自己的恐怖是毫无道理的,但无法控制自己的情绪,尽量回避恐怖对象。如果突然被暴露于恐怖对象前,可出现强烈的恐怖、紧张、焦虑情绪反应,并伴有植物神经功能紊乱的症状。患儿可因回避恐怖对象而影响正常社会功能。

在儿童恐怖性焦虑障碍中的一个特殊类型是学校恐怖症。该症发病年龄有三个高峰:5~7岁为第一个高峰,可能与分离性焦虑有关;11~12岁为第二个高峰,可能与升入中学,环境改变及学习压力增加有关;14~15岁为第三个高峰,可能与青春期发育,情绪不稳定有关。

学校恐怖症的突出症状为拒绝上学,患儿为了达到不上学的目的,可以找出各种理由。如果被强迫送到学校,可出现强烈的焦虑情绪反应。有的患儿常不能等到放学即逃离学校,患儿一离开学校,所有的情绪反应消失。这些患儿常有逃学。有的患儿在每周一早晨可出现各种躯体症状,如头痛、腹痛、呕吐,如果同意患儿不去上学,留在家中,则所有症状均可消失,此被称为"周一综合征"。

(四) 儿童强迫症

本症包括强迫观念和强迫行为,其症状表现与成人相似。与成人不同之处在于,患儿内心的强迫体验不明显,患儿对自己反复出现的动作并不感到痛苦。有时患儿不仅自己保持强迫状态,还强迫家人一起参与其强迫性的仪式动作。如强迫父母反复回答某一个问题,或做同样的强迫动作,如果父母拒绝,则表现烦躁、焦虑不安。

(五) 预后

儿童情绪障碍经过治疗后大多预后较好。如果没有得到及时治疗约20%~30%会转为慢性情绪障碍,对儿童的个性、智力水平的发育造成不良影响。

四、诊断与鉴别诊断

(一) 诊断

本病诊断主要是临床诊断,因此起病形式、临床特征、病程和患儿的情绪体验均为诊断提供依据。

(二) 鉴别诊断

1. 儿童行为问题和品行障碍　由于儿童受年龄限制,对情感的体验和表达不确切,一些情绪障碍可能会以行为问题形式表现出来,如好发脾气,与双亲过分对抗,不服管教,恶作剧,逃学,甚至离家出走。仔细分析患儿的行为,会发现其行为带有情绪色彩,且其逃学等行为问题对父母并不隐瞒。品行障碍者常对父母说谎,多有不良伙伴。

2. 儿童精神分裂症　儿童精神分裂症的早期可表现出情绪障碍,如烦躁,过分依恋,纠缠父母,或对家人十分冷淡。但随着疾病的进展,分裂症的症状将日趋严重,不难鉴别。

五、治疗

(一) 药物治疗

随着对情绪障碍的病理机制的研究,目前主张对各类情绪障碍及时用药,以提高患儿的耐受性。

1. 抗焦虑药　苯二氮䓬类药物,起效较快,对急性焦虑发作可用肌内注射。常用药物有氯硝西泮、阿普唑仑。丁螺环酮疗效亦较为理想。

2. 选择性 5－羟色胺再摄取阻滞剂(SSRI)类药物　对焦虑、恐怖及强迫性症状均有治疗作用。起效较慢,可与苯二氮䓬类药物合用。常用药物有氟西汀、帕罗西汀和舍曲林等。

(二) 心理治疗

采用支持性心理治疗,认知疗法,行为矫正及家庭治疗。可根据患儿不同症状,灵活选择。

第五节　抽动障碍

抽动障碍是指起病于儿童少年期,主要表现为不随意的突发、快速、重复、非节律性、刻板的单一或多部位肌肉抽动或发声,并可伴有其他行为症状。

一、流行病学

短暂性抽动障碍(抽动症)的患病率大约为 1%～7%,男孩多于女孩,起病年龄多见于 4～7 岁。慢性运动或发声抽动障碍的患病率约为 1%～2%。抽动－秽语综合征(TS)的患病率尚不确切,各种报道悬殊较大,比较公认的患病率是 0.1%～0.5%,男性多于女性。

二、病因及发病机制

本症病因及发病机制尚未完全阐明,近年来的研究提示,本症与遗传、神经生理、神经生化等因素有关。

(一) 遗传因素

抽动症具有家族聚集性,家族成员中的患病率为 10%～60%,单卵双生子的同病率为 75%～95%,二卵双生子的患病率为 8%～23%。

(二) 器质性因素

围产期损伤、感染、外伤等可能与抽动障碍有关。有些患儿在局部感染后,如结膜炎、鼻炎,出现刺激性抽动症状,并持续较长时间。TS 患儿脑电图异常率为 50%～60%。头颅 CT 和 MRI 显示轻度改变。正电子发射断层扫描(PET)显示 TS 患儿双侧基底节、额叶皮质和颞叶的葡萄糖代谢率较正常儿童明显升高。

(三) 社会心理因素

各种负性生活事件可导致抽动症状,成为一种应激性反应。

(四) 神经生化因素

近年来,对神经生化方面的研究发现,TS 可能是由于中枢神经递质功能紊乱,包括多巴胺能、5－羟色胺、去甲肾上腺素、胆碱能和 γ－氨基丁酸。通过对抗精神病药物作用机制的研究发现，阻滞多巴胺受体的抗精神病药物，如氟哌啶醇等可缓解抽动症状。据此推断，抽动症的病理部位可能位于纹状体多巴胺能系统，由于多巴胺活动过度或受体超敏所致。

三、临床表现

（一）短暂性抽动障碍

初发症状多为简单性运动抽动，即迅速、突然、反复、无意义的一组肌肉的运动抽动。部位以头面部多见，持续数周或数月后，症状可向四肢和躯干转移。常见症状为眨眼、耸鼻、皱眉、皱额、咬唇、叩齿、张口、点头、摇头、伸颈、耸肩等，少数可出现简单发声抽动，即快而无意义的反复发声，如清嗓音、干咳、哼声。症状一般不影响患儿的社会功能。病程不超过1年。

（二）慢性运动抽动和发声抽动障碍

慢性运动抽动和发声抽动障碍主要表现为简单运动抽动或复杂运动抽动，或简单发声抽动。运动抽动和发声抽动不会同时出现。以头面部的抽动症状为多见，症状的部位相对固定。病程超过1年。多不影响患儿的社会功能。

（三）发声与多种运动联合抽动障碍

发声与多种运动联合抽动障碍又称抽动－秽语综合征（Tourette syndrome，TS），症状表现复杂多样，几乎所有肌群均可出现抽动症状。初期可表现为简单运动抽动，逐渐波及全身，发展为复杂运动抽动。动作奇特怪异，包括猥亵行为，强迫性行为，如反复触摸自己或他人的性器官，抓、刺自己的身体，出现自伤性行为。有的出现仪式样强迫行为，如下蹲、跪地、触摸门框、来回旋转等。大多数病人可同时伴有发声抽动，有简单发声抽动，如“啊”声、吠叫声、吐痰等。复杂发声抽动，如秽语，一句短促的粗话，可以是重复刻板的同一句话。

抽动－秽语综合征常伴有行为和情绪障碍，常见症状为多动，注意力不集中，冲动，攻击行为，自伤行为，强迫行为，强迫观念等。

本征为慢性神经精神障碍，病程呈缓慢进展，反复发作，症状时轻时重，对患儿的社会功能有明显影响。

（四）预后

短暂性和慢性抽动障碍预后较好。抽动－秽语综合征病程缓慢进展，症状常反复发作，有伴随症状者治疗较为困难，严重影响患者的社会功能和个性发育。

四、诊断与鉴别诊断

（一）诊断

诊断主要根据病史和临床检查，直接细致地观察抽动症状和一般行为表现，对诊断具有重要作用。

（二）鉴别诊断

1. 儿童时期常见的各种原因所致运动障碍　如肌震颤、小舞蹈症、肌阵挛、肝豆状核变性。这类疾病均有器质性基础，经相应的实验室检查，大多可以明确诊断。

2. 药物引起的抽动症状　如抗精神病药、中枢兴奋剂和左旋多巴等。一般停药后，抽动症状均可消失。

3. 癔症和儿童精神分裂症　可出现痉挛样抽动和面部鬼脸样动作，但一般无发声抽动，且同时伴有相应的精神症状可以鉴别。

五、治疗

短暂性抽动障碍大多数可自行缓解，对症状较轻、不影响日常生活者不需要药物治疗。慢性运动抽动或发声抽动障碍一般也不需要药物治疗，如对社会功能有影响者应及时治疗。对抽动－秽语综合征患者应及时进行治疗。

（一）药物治疗

1. 氟哌啶醇　治疗抽动障碍的有效率约为80%。从小剂量开始，每日0.5～1 mg，分2～3次口服，逐渐加量，治疗剂量为每日1.5～12 mg，最低有效血药浓度为2 ng/ml，若治疗有效，应维持治疗。常见副作用为嗜睡、乏力、头昏和锥体外系反应。约20%～30%的患儿不能耐受药物的副作用，可减少剂量或换药。

2. 哌迷清　治疗有效率约为65%，半衰期较长，可每日1次用药。开始剂量为每日0.5～1 mg，治疗剂量为每日0.5～6 mg。该药镇静作用较轻，锥体外系作用和迟发性运动障碍较少，但对心脏副作用较多见，在服药过程中要监测心电图变化。

3. 泰必利　治疗有效率约为75%，起效较慢。开始剂量为每日25～50 mg，治疗剂量为每日50～300 mg。主要副作用为无力、嗜睡、恶心和呕吐，少数有肝功能改变。

（二）心理治疗

患儿的精神因素和情绪对症状有明显的影响，应同时给予相应的心理治疗，包括行为治疗、支持性心理治疗、家庭治疗等。

（王民洁）

第二十四章　精神疾病的特殊治疗

第一节　电休克治疗

电休克治疗(electric shock therapy, electric convulsive therapy)又称电抽搐治疗,是以一定量的电流通过脑部,引起中枢神经系统癫痫样放电产生全身性抽搐发作的一种治疗方法。此疗法于1938年由Cerletth和Bini在戊四氮药物抽搐疗法(Meduna,1935)的基础上发明的。此方法因操作简便,奏效迅速,得到广泛应用。20世纪50年代以来,由于各种精神药物的问世和不断发展,电休克治疗日渐少用。现在改良的方法采用麻醉和肌肉松弛剂,通电后不发生抽搐,更为安全,也易被患者接受,称为无抽搐性电休克治疗。

一、适应证和禁忌证

(一) 适应证

1. 有强烈自伤、自杀行为的抑郁症或精神分裂症患者。
2. 极度兴奋躁动的躁狂症或精神分裂症患者。
3. 有严重暴力行为的躁狂症或精神分裂症患者。
4. 拒食的抑郁症或精神分裂症患者。
5. 处于木僵状态的抑郁症或精神分裂症患者。

(二) 禁忌证

1. 急性全身感染。
2. 中枢神经系统疾病,如癫痫、脑肿瘤、脑血管病等。
3. 心血管疾病,如冠心病、心肌梗死、高血压、主动脉瘤等。
4. 严重的呼吸系统疾病。
5. 骨关节疾病,尤其新近的骨折。
6. 严重的肝、肾疾病。
7. 青光眼或视网膜脱落。
8. 60岁以上老人、儿童及孕妇。

二、治疗方法

(一) 治疗前准备

1. 治疗前应进行详细的体格检查,特别是神经系统检查,必要的实验室检查,以排除有关的禁忌证。应向病人作必要的解释,消除紧张、恐惧情绪,争取合作。

2. 每次治疗前应测血压、脉搏和体温。

3. 治疗前4小时内禁食,排空大小便。病人进入治疗室后取下活动假牙和发卡,解开衣带和领扣。疗前30分钟常规予阿托品0.5~1.0 mg肌内注射,以减少呼吸道分泌物和防止迷走神经过度兴奋造成心跳骤停。

4. 治疗室应准备好各种急救药品和器械。

(二) 操作方法

1. 病人应仰卧在平坦的治疗台上,四肢自然伸直,两肩胛间垫一砂枕,使脊柱前突。在病人口腔一侧上下臼齿间放置压舌板,以防止咬伤。操作人员用手紧托病人下颌,另外两名助手保护病人的四肢及关节等。

2. 电极安置　将涂有导电冻胶或生理盐水的电极紧贴于病人的头颞侧。如仅置于非优势半球一侧,即单侧电极,此法副作用较小。如双侧都放电极,即为双侧电极,其抽搐效果较单侧的好。

3. 电量调节　原则上以引起痉挛发作的最小电量为准。具体通电的电量和时间需根据机型的不同而定。

4. 抽搐发作　抽搐发作类似于癫痫大发作的4期表现,即潜伏期、强直期、痉挛期和恢复期。一般年轻男性,未服镇静、抗癫痫药者,较易出现抽搐发作。

5. 抽搐后处理　抽搐停止、呼吸恢复后,应将病人立即侧卧使口涎流出。如呼吸恢复迟缓,应立即行人工呼吸。病人至少卧床休息30分钟,需专人护理,观察血压、脉搏及意识恢复情况,若病人出现躁动则要防止跌伤。待意识恢复后方可离开治疗室。

6. 治疗次数　一般隔日1次,每周3次。一疗程6~12次。

三、并发症及处理

1. 电休克治疗后常有头痛、恶心、呕吐和焦虑副反应,一般无需特殊处理。记忆减退多在治疗后数日内恢复。

2. 脱位与骨折　脱位以下颌关节脱位为多,发生后应立即复位。骨折以4~8胸椎压缩性骨折为多见,治疗时两肩胛间垫一砂袋可减少骨折。胸椎骨折无特殊处理,应改卧硬板床,以利骨折愈合。

3. 呼吸停止　一般抽搐停止后10~30秒内呼吸自行恢复,如未恢复则应立即进行抢救,包括保持呼吸道通畅、人工呼吸、给氧、呼吸中枢兴奋剂使用等。

4. 心血管并发症　包括心肌梗死、心律紊乱和循环衰竭,如病人在治疗中突然面色苍白或青紫、脉速而弱、血压下降,应迅速进行抢救。

四、无抽搐性电休克治疗

为了减轻肌肉强直和抽搐,避免骨折和脱位等并发症的发生,有人采用了注射肌肉松弛剂的方法,即无抽搐性电休克治疗。此法在治疗前肌注阿托品0.5 mg,治疗时先用1%硫喷妥钠诱导病人入睡,然后用0.2%氯化琥珀胆碱16~60 mg静注,并观察肌肉松弛程度。当腱反射消失或减弱、面部和全身出现肌纤维震颤、呼吸变浅时,立即通电。以手足出现轻微抽动、持续30秒为一次有效治疗。无抽搐性电休克治疗与有抽搐的方法疗效相仿,但适用范围广,安全性高,并发症少,已被多数国家作为标准的电休克治疗方法。

第二节　精神外科治疗

精神外科(psychosurgery)治疗,是指用神经外科手术的方法对某些精神疾病进行治疗。通过手术切断脑的某些联系纤维,或切除部分脑皮质,或在脑特定部位制造局限病变,以改善脑功能,消除或减轻功能性精神疾病的症状,达到治疗目的。

一、历史回顾

(一) 启动

早在1891年,瑞士学者 Gottliab Burchhardt 偶然看到毁坏某些大脑皮层区域引起动物行为改变的报告,从中得到启发,对精神病患者进行了初步尝试,但遭到当时医学界的强烈反对。1910年,Luduig Puusepp 等采用切断额叶与枕叶的联系纤维,治疗了3例躁狂抑郁症患者,但效果不佳。

(二) 探索

1935年 Garlyle Jacobsen 切除黑猩猩的双额叶后,结果出现挫折性性格改变。在此启发下,葡萄牙神经病学家 Egab Moniz 和神经外科医生 Almeida Lima 用酒精注射破坏大脑额叶的方法治疗精神病,效果不佳。后改为将冠状缝水平切断额叶皮质下白质,保留其脑皮质的连续性,并命名为"标准额叶切断术"(standard frontal lobotomy)。1936年报道20例病人手术情况,效果良好。此后欧美各国神经外科和精神科医生争相仿效,短期内手术病人达千余例。

美国学者 Walter Freeman 和 James Watts 于1942年合著了一本额叶切除术的专著,命名为《精神外科》,从此开创了这一学科的命名。1946年 Freeman 经过改进,做出了首例经眶脑叶切断术(transorbital lobotomy),较以前手术明显简单。

经过万余例手术实践,发现总有效率为50%~80%不等,对严重及慢性精神病的疗效只有20%。其副作用包括智力下降、人格改变、无进取心,甚至完全不能独立生活,需长期留院;加上最初由于缺乏经验,滥用情况也不少,从而引起非议。20世纪50年代中期,精神外科转入低潮,标准额叶切断术在许多国家已废弃不用。

(三) 改良

20世纪60年代精神外科手术涉及额叶内侧面的扣带回,其疗效远胜于"标准"及单侧额叶切除术。同时,许多医生尝试做局限性双侧额眶区手术,也取得优异成绩。这两种手术都无明显的智能及人格改变。后来被立体定向术所取代。

(四) 复兴

1947年 Spiegel 和 Wycis 首先应用立体定向术毁损丘脑背内侧核,治疗情绪和行为紊乱病人,效果较好。1962年 Foltz 通过毁损扣带回皮质下白质,治疗顽固性情感性精神障碍,效果良好。1968年 Brown 及 Lighthill 作了改良,在中线旁作双侧额部钻孔,插入电极后对双侧扣带回作多点破坏,其疗效明显改善。1975年 Cox 和 Brow 行双侧扣带回、双侧杏仁核及双侧无名区作多点破坏,效果显著,70年代后精神外科复兴,并有了很大发展。

(五) 中国精神外科

20世纪50年代初,我国曾有几位神经外科医生完成了几十例"额叶白质切断术",并取得一定疗效。后国际精神外科进入低潮,我国的精神外科也被封杀。1981 年史玉泉教授撰文对精神外科作了公正的评价。此后神经外科医生又用立体定向术治疗精神疾病,到 1991 年底为止,已施行了精神外科手术千余例。在此基础上,制定了《全国精神病外科协作组关于现代精神外科手术治疗的要求》(草案),对我国精神外科的健康稳步发展起着保证作用。

二、基础理论

1. 边缘系统　Papez(1937)认为,来自新皮质的神经冲动依次到达海马、穹窿、乳头体和丘脑前核,最后到达扣带回皮质感受区。从扣带回发出的冲动又进入海马,形成一个封闭的环路,此即边缘系统的内侧环路(Papez 环路)。此环路可能与情绪、感觉与行为有关。该环路的刺激性病变可引起精神活动过多综合征,如焦虑、强迫观念、强迫行为、兴奋激动等;而破坏性病变则引起精神活动减低综合征,如淡漠、不动不语、睁眼昏迷等。用立体定向术破坏该环路,对缓解活动过多综合征有效。其中扣带回和杏仁核是破坏的重要靶点。

2. 前额叶　系指运动区以前的额叶皮质和扣带回膝部,与精神活动关系密切。已经证实前额叶皮质发出很多往返纤维,通过内囊前肢投射到丘脑的背内侧核。目前临床上有人采用内囊前肢毁损术治疗焦虑症和强迫症,收到较好的效果。其理论基础也正在于此。

3. 胼胝体　是位于大脑纵裂底部两大脑半球间的一条横向连合纤维带。其嘴和膝部有两侧额部纤维通过,是两侧额叶信息联系的主要通路,与情感及精神活动有密切联系。用手术方式切断嘴和膝部的神经通路,可望使精神病患者恢复正常。

三、病例选择

精神外科发展至今,其手术方法均取立体定向术。其优点是:① 破坏范围小而轻,易于操作,病人痛苦较轻;② 能精确破坏靶点,有效率提高;③ 安全性好,术后并发症如精神运动性抑制、类木僵或人格改变较少,癫痫大发作和尿失禁少,几乎无死亡者。

其手术适应证是:① 顽固、强烈而反复自杀企图者,如重性抑郁症;② 高度躁动、攻击等不可遏制的兴奋状态,扰乱治安,妨碍生产,影响集体和家庭安全者,如慢性期精神分裂症和癫痫性精神障碍。

上述各类适应证务必经各种药物、电休克、心理、中医和其他治疗无效后,方可考虑采用。而且在严格挑选病例时,要系统、详细地检查神经系统和躯体状态,在没有禁忌证及取得病人家属和有关单位的同意且病人不抗拒的情况下,方可施行。国外将强迫症、焦虑症、抑郁性神经症、疑病症和癔症都包括适应证之中。我们认为这些神经症的治疗方法较多,原则上不作为精神外科治疗的适应证。

四、方法与靶点

1. 术前准备　患者术前应全身体检,尤其注意有无心血管疾病。进行血、尿常规化验,脑电图、心电图、肝肾功能检查,拍胸片等,并行头颅 MRI 或 CT 检查。请精神科医生作智能和记忆测验,用精神病量表评价其病情变化。

2. 操作方法　在 CT 室或手术室,消毒患者头部,注射局麻药,将定位框架套于病人头部,将 4 个固定用钢钉收紧。患者平卧于 CT 检查床。头部定位框架与 CT 床头适配器呈磁性结合,确保扫描精确。静脉注射增强剂,行头颅 CT 扫描。在定位框架上有“N”形定位标志。在

CT 不同层面中，定位框架上“N”形定位标志的直槽（棒）与斜槽（棒）的截点位置不同，通过此计算出靶点在立体定向仪上的三维坐标参数 X、Y、Z 值。定位扫描完成后，患者送手术室，仰卧位，将固定头部的定位框架与定向仪耦连，消毒头部。在全麻或局麻下，取术侧鼻根后 12～13 cm，中线旁开 3～4 cm，长约 3.0 cm 皮肤切口，切开皮肤，颅骨钻孔，剪开硬膜，电灼脑表面。根据 CT 扫描所得 X、Y、Z 参数值，调整脑立体定向仪。调节导向装置，将手术器械导入靶点。毁损灶制作多选用射频热凝或冷冻法。毁损灶大小以达到直径 1.0 cm 左右为宜。毁损完成后，取出手术器械，缝合头皮，包扎，拆除立体定向架。立体定向术也可用 X 线或 MRI 引导。

3. 损毁靶点　毁损不同靶点对不同精神病有效。损毁双侧扣带回对消除恐惧、忧郁、焦虑、紧张、强迫症和神经性厌食的效果较好。损毁双侧杏仁核可终止患者的攻击性行为。损毁内囊前肢对强迫症疗效最好，对焦虑症的疗效也较好，而且对精神分裂症和躁狂症也有效。损毁无名区对行为异常的慢性精神病患者短期疗效较好，长期疗效有待观察。损毁丘脑背内侧核对攻击行为的疗效较好。损毁中央中核内侧可明显减少攻击性行为。损毁中央中核外侧则可减轻运动过度症状。损毁双侧的疗效优于损毁单侧。损毁内髓板可治疗攻击行为。

五、疗效

1. 损毁扣带回　1972 年在美国费城举行的一次关于扣带回毁损术的讨论会上，7 位学者报道 683 例手术，严重并发症仅 3 例，其中死亡 1 例，偏瘫 2 例；70%～90%难治性情感障碍者获得满意效果。Ballemtine 等报道立体定向双侧扣带回毁损术治疗严重情感障碍病人 154 例，75%患者术后显著进步而无严重并发症。

Laitinen 等报道用该方法治疗精神分裂症和严重神经症，手术远期效果（平均随访 1.5 年）令人鼓舞，半数病人痊愈或近愈，恢复劳动能力，76%患者显著改善，无严重并发症。手术前后的心理学检查未发现智力、记忆力和注意力损害，也无人格改变。

2. 损毁杏仁核　Narabayashi 报道双侧杏仁核毁损术治疗难治性爆发性攻击行为、破坏行为及精神发育迟滞患者，术后攻击行为 40%的明显减少，36%的中度减少，总有效率为 76%。Balasubramaniam 报道双侧杏仁核损毁术的病人偶见记忆障碍、行走不稳、嗅觉减退及性欲亢进，多系暂时性的。

3. 损毁内囊前肢　1961 年 Leksell 做了 116 例内囊前肢损毁术，远期疗效为 80%的抑郁症、焦虑症和恐怖症疗效显著，20%的患者强迫症症状完全消失，多数症状明显减轻。

4. 损毁丘脑背内侧核　1971 年 Roeder 等人报告，双侧丘脑背内侧核损毁术可改善患者的幻觉和攻击行为。1972 年 Hassler 等发现该术对强迫症有可靠而持久的疗效。1991 年蔡焯基等人对慢性难治型精神分裂症患者施行该术，结果多数患者的妄想症状有不同程度缓解，而患者的智力、记忆力均无变化。

六、后遗症

立体定向术的后遗症有：

1. 阴性症状　包括迟钝、淡漠、孤独、退缩、少动、寡言、缺乏主动性和注意力减退等。

2. 50%～60%的病人出现人格改变。

3. 躯体症状　包括大小便失禁，30%的下肢瘫痪和 10%～45%的癫痫大发作。

七、伽玛刀(γ-刀)治疗

1. 机理　γ-刀是立体定向放射外科的一部分,属于立体定向外科范畴。1967年,第一名立体定向放射外科治疗装置在瑞典问世。采用179个同心的^{60}Co放射源,球形排列,所发出的γ射线聚集在中心点,照射后的脑组织形成一盘形坏死灶,其边界清晰,尤如刀切一般,故名为"γ-刀"。70年代的第二代和80年代以后的第三代γ-刀,设计了201个^{60}Co放射源,经过4 mm、8 mm、14 mm、18 mm的外准直器,产生近球形的射线剂量分布,更适合治疗颅内病变。90年代,我国自行研制的旋转式γ-刀,30个^{60}Co放射源有序排列,在旋转中进行聚焦照射。利用射线几何聚焦原理,γ-刀在精确的立体定向技术辅助下,将经过规划的大剂量γ射线于短时间内集中照射于颅内的预选靶点。由于靶点区域放射剂量场梯度极大,靶区组织所接受的总剂量极大,使得靶组织内几乎所有细胞出现不可逆的放射性损害,即使有少数细胞存活,也很难再进行有丝分裂。在靶区以外的脑组织,射线剂量的分布锐减,虽然也可能出现一些放射性反应,但脑组织损害极小以致可以忽略不计。γ-刀主要通过病变组织与正常组织所接受的放射线剂量差异而达到治疗目的,这与通过两种组织(如正常组织和癌组织)对放射线敏感性差异实现治疗目的的常规放疗很有区别。

2. 优点　γ-刀相对于外科手术有显著优点:① 治疗时间短,无痛苦,易被患者接受;② 术后无出血,无感染危险,治疗精确,并发症少;③ 治疗效果逐渐产生,患者有一较平稳的心理调适过程。

3. 适应证　主要限于严重的强迫症和焦虑症。但也有学者认为,凡能行立体定向手术的精神病患者均可行γ-刀治疗。

4. 手术过程　治疗程序与立体定向术有类似之处。首先消毒病人头部,局部注射麻药,将立体定位框架套于头部固定。在MRI/CT室,先将MRI/CT图框安装到立体定位框架上,再将立体定位框架安置在与MRI/CT定位床连接的适配器上,行MRI/CT扫描,获取靶点图像。将其输入治疗计划系统。进行图像处理和剂量规划,确定治疗方案,将治疗方案输入γ-刀控制系统。将病人送γ-刀治疗室,卧于治疗床上。依据治疗计划系统计算出靶点X、Y、Z轴的数据,精确调整X、Y、Z定向调定器,固定好病人头部。调整γ角或调整三维可调屏蔽块,保护眼球视神经、视交叉、脑干等重要结构。根据治疗方案,对靶点进行照射治疗。治疗结束后,控制系统自动将病人退出,同时关闭屏蔽门扇。卸下立体定位框架。

5. 靶点选择　对于严重强迫症和焦虑症患者,γ-刀损毁靶点选择内囊前肢。一般使用4 mm准直器,中心剂量130～180GY,毁损体积达50 mm^3左右。其他类型精神病可选取杏仁核、扣带回、尾状核下神经束等靶点。

6. 疗效　伽玛刀对精神病的治疗不是根治性的,不能完全取代药物治疗。如果靶点选择适当,定位准确,范围适中,患者年龄较轻,病程较短,术后有一个和睦的家庭,良好的生活工作环境及适当的康复治疗计划,则γ-刀治疗的效果较好。一般起效时间在4个月左右。起效时间与治疗剂量(80～160GY)密切相关,剂量越大,损毁灶形成越早,起效越快;但剂量过大,会引起严重放射性脑水肿反应,甚至造成周围脑组织损伤。

(郭　强　喻东山)